Sophie Lauenroth

Du darfst heilen

SOPHIE LAUENROTH
@PSYCHOLOGIN_Sophie

Du darfst heilen

Wie deine Erziehung dich geprägt hat, du innere Verletzungen hinter dir lässt und ganz auf dich vertrauen kannst

GOLDEGG

Bildrechte Umschlag: Umschlaggestaltung: Kathrin Steigerwald, Hamburg unter Verwendung von Motiven von Farina Deutschmann
Rechte Autorinnenfoto: Farina Deutschmann

Der Verlag und seine Autor:innen sind für Reaktionen, Hinweise oder Meinungen dankbar. Bitte wenden Sie sich diesbezüglich an verlag@goldegg-verlag.com.

Der Goldegg Verlag achtet bei seinen Büchern und Magazinen auf nachhaltiges Produzieren. Goldegg-Bücher sind umweltfreundlich produziert und orientieren sich in Materialien, Herstellungsorten, Arbeitsbedingungen und Produktionsformen an den Bedürfnissen von Gesellschaft und Umwelt.

ISBN: 978-3-99060-393-2

Unter den Linden 21 • D-10117 Berlin
Telefon: +49 800 505 43 76-0

Goldegg Verlag GmbH, Österreich
Mommsengasse 4/2 • A-1040 Wien
Telefon: +43 1 505 43 76-0

E-Mail: office@goldegg-verlag.com
www.goldegg-verlag.com

Layout, Satz und Herstellung: Goldegg Verlag GmbH, Wien
Printed in the EU

Widmung

Dieses Buch widme ich all den Menschen, die ihre eigenen Bedürfnisse hintenanstellen, die die Probleme anderer zu ihren eigenen machen, die ihre eigenen Wünsche schon so lange ignoriert haben, dass sie gar nicht mehr wissen, wer sie eigentlich sind. Dieses Buch ist all den Menschen gewidmet, die stets die Schuld auf sich nehmen, sobald die Harmonie in einer Beziehung anfängt zu bröckeln, all den Menschen, die sich geistig und emotional erschöpft fühlen, weil sie die Welt als eine große Ungerechtigkeit erleben, allen, die eine tiefe Leere in sich spüren und stets versuchen, diese Leere zu füllen, sei es durch Alkohol, Drogen, Essen, Geld, Arbeit oder Fernsehen. Dieses Buch ist all den Menschen gewidmet, die sich am Maß des Mehrwertes messen, den sie glauben, für die Welt leisten zu müssen, sich dabei jedoch vollkommen selbst vergessen.

Inhaltsverzeichnis

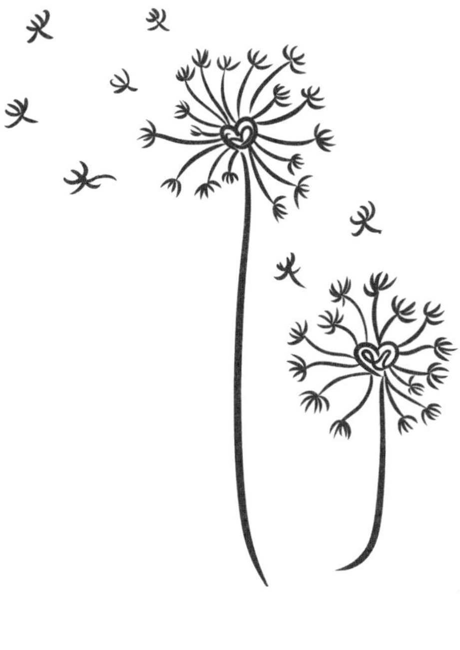

Vorwort

Wie heißt es doch so schön: Freunde können wir uns aussuchen, die Familie jedoch nicht. Egal ob wir uns mit der eigenen Familie verstehen oder nicht, die Einflüsse, die unsere Eltern, Geschwister und vorherige Generationen auf uns haben, sind unbestritten. Von Kindesbeinen an werden uns bestimmte Eigenschaften, Glaubenssätze, Erwartungen, aber auch ungeheilte Traumata mitgegeben, die unsere Entscheidungen bis ins Erwachsenenalter prägen und einen Nährboden für psychische und physische Beschwerden oder gar Krankheiten bilden. In der Psychologie spricht man hier von Transgenerationaler Weitergabe.

Viele Botschaften und Aufträge, die ihnen innerhalb der eigenen Familie erteilt wurden, sind den meisten Menschen gar nicht bewusst, und können ungehindert wirken. Unsichtbare Bindungen und die Kraft der familiären Loyalität lassen sie in einer großen Sehnsucht nach Anerkennung und Liebe in einem Abhängigkeitsverhältnis stehen, das sie nicht nur an die eigene Familie bindet, sondern ihre Entscheidungen über das eigene Leben maßgeblich beeinflusst. Jedes nicht verarbeitete traumatische Erlebnis, jede psychische Verletzung, die eine nicht geheilte Wunde hinterlässt, wird sich im Leben der nächsten Generation widerspiegeln. Von Flucht, Verdrängung, Kriegen, Vergewaltigungen oder anderen schlimmen Verbrechen, die unsere Vorfahren durchleben mussten, bleibt bei jedem von uns ein Stückchen hängen. Doch wer den Teufelskreis der transgenerationalen Weitergabe nicht durchbricht, wird die familiären Wunden unbewusst an die nächste Generation weitergeben. Es liegt in deiner Hand, dem vergangenen Leid deiner Familie im Jetzt ein Ende zu setzen.

Dieses Buch wird dir, so hoffe ich, dabei helfen. *Teil eins: Verstehen* ist ein detaillierter Einstieg in die Themen Trauma, toxische Familiendynamiken, transgenerationale Weitergabe und Wege der Heilung. *In Teil zwei: Verändern* geht es darum, aus deinen antrainierten Überlebensmechanismen auszubrechen, dein Verhalten nachhaltig zu ändern und dein Denken sowie deine Selbstwahrnehmung zu transformieren. Du wirst deine inneren Anteile entdecken, lernen, wie du mit ihnen arbeiten und mit schwierigen Gefühlen umgehen kannst, wie du gesunde Grenzen setzt und vieles mehr. *In Teil drei: Vertrauen* bekommst du praktische Tools, Übungen und Meditationen an die Hand, die dich auf deiner Reise der Heilung dauerhaft unterstützen und dir zeigen, wie du auf dich selbst vertrauen kannst.

Indem du erkennst, dass deine heutigen Probleme eng mit deiner Kindheit, deinen damaligen Bezugspersonen und Vorfahren sowie deren Erfahrungen, Glaubenssätzen und Botschaften verbunden sind, wird sich eine neue Welt für dich öffnen. Du wirst verstehen, warum und wie du zu dem Menschen geworden bist, der du heute bist. Aber was noch wichtiger ist: Du wirst verstehen, was du tun kannst, um dein Leben neu auszurichten. Und dir selbst die Erlaubnis erteilen: Du darfst heilen.

Bist du bereit, dein Leben zu verändern?

Danksagung

Ich möchte in erster Linie Verena und Elmar und dem ganzen Team des Goldegg Verlags danken, dass sie an mich geglaubt und mir die Chance gegeben haben, dieses Buch zu schreiben.

Ein großer Dank gilt meiner Schwester, die mich bei der Ideenfindung für dieses Buch unterstützt hat und mich stets durch alle Krisen des Lebens begleitet.

Selbstverständlich möchte ich meine tiefe Dankbarkeit gegenüber meiner Instagram- und TikTok-Community ausdrücken. Ihr seid die treibende Kraft hinter meiner Mission, offene Gespräche über psychische Herausforderungen zu führen und den schmerzhaften Zyklus der transgenerationalen Weitergabe zu durchbrechen. Mit jeder Unterstützung und jedem Like, den ihr mir schenkt, werden wir nicht nur als Einzelpersonen stärker, sondern auch als ein Kollektiv, das die kommende Generation positiv beeinflusst.

Eure Unterstützung hat mir die Kraft gegeben, Tabus zu brechen und darüber zu sprechen, was viele von uns verbergen. Gemeinsam zeigen wir, dass es in Ordnung ist, verletzlich zu sein und sich Hilfe zu suchen. Wir ermutigen andere, ihre eigenen Geschichten zu teilen und sich ihren inneren Dämonen zu stellen. Indem wir diesen Kreislauf durchbrechen, gestalten wir eine Welt, in der mentale Gesundheit ernst genommen wird und in der unsere Kinder und Enkelkinder in einer Umgebung aufwachsen, in der sie sich frei ausdrücken können, ohne Angst vor Stigmatisierung.

Lasst uns weiterhin gemeinsam stark sein und für eine Welt eintreten, in der Offenheit, Empathie und Unterstützung im Mittelpunkt stehen. Ihr seid nicht nur meine Community, sondern auch meine Inspiration, jeden Tag aufs Neue. Danke, dass ihr ein Teil dieser Reise seid. Gemeinsam werden wir Großes erreichen.

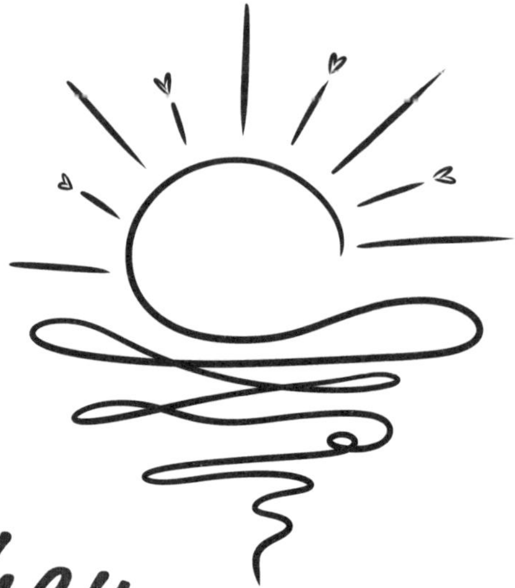

Teil eins:

Verstehen

Der Schmerz wird so lange ein stummer Reisender durch die Generationen der Familien bleiben, bis jemand bereit ist, ihn zu heilen.

Auf den Spuren des Traumas

Eltern, die dich nicht wollten, Probleme nicht sehen oder dich zu einem Menschen formen wollten, der du nicht werden wolltest – all das und vieles mehr kann dich und deine Persönlichkeit prägen oder gar traumatische Erfahrungen darstellen. Ein Trauma hinterlässt Spuren, unabhängig davon, wo, wie und wann es passiert. Ein Trauma kann teilweise oder ganz vergessen oder unterdrückt werden. Gleichzeitig kann es uns dazu bringen, keine Freude oder Intimität mehr zu erleben, wenn wir das Geschehene nicht verarbeiten können. Es kann uns das Gefühl geben, niemandem mehr vertrauen zu können und ständig auf der Hut sein zu müssen. Der Einfluss eines Traumas geht sogar so weit, dass dadurch unsere biologischen Grundlagen einschließlich unseres Immunsystems beeinflusst werden. Doch nicht nur die Betroffenen selbst spüren täglich die Auswirkungen traumatischer Erfahrungen, sondern auch nahestehende Personen, die das Leid sehen können. Menschen, die Traumatisches erlebt haben und dies nicht verarbeiten konnten, geben ihre Wunden ungewollt an die nächste Generation weiter. Anhand zahlreicher Studien konnte z. B. gezeigt werden, dass Frauen ein höheres Risiko haben, an Depressionen zu erkranken, wenn ihre Lebenspartner an einer Posttraumatischen Belastungsstörung (PTBS) leiden.[1] Kinder depressiver Mütter werden später eher zu unsicheren, ängstlichen Erwachsenen. Haben sie zudem noch Gewalt erlebt, wird es ihnen mit hoher Wahrscheinlichkeit schwerfallen, später gesunde und sichere Bindungen zu anderen Menschen aufzubauen.[2] Und das sind nur wenige der vielen möglichen Auswirkungen traumatischer Erfahrungen.

In diesem Kapitel schauen wir uns an, welche Spuren ein Trauma hinterlässt, sowohl auf geistiger als auch auf körperlicher Ebene. Bitte beachte, dass ich mich in diesem Kapitel speziell auf die Symptome von Patienten und Patientinnen mit einer diagnostizierten Posttraumatischen Belastungsstörung (PTBS) beziehe. Nichtsdestotrotz können einige der beschriebenen Symptome auch unabhängig einer PTBS-Diagnose auftreten. Lass dich hierzu am besten von einer Psychiaterin oder einem Psychotherapeuten beraten. Du wirst außerdem erfahren, was im Gehirn passiert, wenn eine Erinnerung an eine traumatische Situation (Flashback) hochkommt, wie diese Erinnerungen auf eine gewisse Art und Weise verzerrt oder unterdrückt werden können und warum sich manche Menschen nach dem Schmerz des Traumas sehnen und sich deshalb immer wieder in toxische Beziehungen begeben. Außerdem sprechen wir darüber, welche typischen Verhaltensweisen von Traumata Betroffene häufig zeigen und welche schädlichen Bewältigungsstrategien sie aufgrund des Erlebten entwickeln.

Wenn die Vergangenheit zur Gegenwart wird

Traumatisierte Menschen werden von *Flashbacks* heimgesucht. Darunter kannst du dir Erinnerungen, wie z. B. Bilder, Geräusche oder Gefühle aus der Vergangenheit, vorstellen, die Betroffene mit dem traumatischen Ereignis verbinden. Das kann ein Geruch sein, der an eine bestimmte Person von damals geknüpft ist, ein Geräusch, das vor dem traumatischen Ereignis zu hören war, oder einfach ein fremder Mensch, der dem Täter oder der Täterin von damals ähnelt. Warum aber verspüren Betroffene während eines Flashbacks so eine enorme Angst, als würde ihr Trauma noch einmal stattfinden?

Genau dieses Phänomen war Teil der Untersuchung des Psychiaters Bessel van der Kolk und seiner Kollegin Rita Fisler. Sie wollten herausfinden, was im Gehirn ihrer PTBS-Patienten passiert, während sie sich an ein traumatisches Erlebnis erinnerten. Die Teilnehmenden wurden dazu angeleitet, sich in einen Gehirnscanner zu legen. Der erste Teil der Untersuchung bestand darin, dass diese ein Skript ihres traumatischen Erlebnisses anhörten, das ihnen von den Untersuchungsleitern vorgelesen wurde. Diese gaben dabei besonders darauf acht, bestimmte Bilder, Geräusche und Gefühle des Traumas möglichst detailreich zu beschreiben. Währenddessen wurde im Gehirnscanner gemessen, welche Areale des Gehirns beim Zuhören eine Aktivität zeigten. Im zweiten Teil der Untersuchung wurden die Teilnehmenden gebeten, eine Geschichte aus ihrem Alltag zu erzählen, in der sie sich besonders sicher fühlten, z. B. bei ihrer gewohnten Morgenroutine. Dies wurde ebenfalls gemessen, um Basiswerte zu erfassen und diese mit den Werten aus der ersten

Sitzung zu vergleichen. Bessel van der Kolk bemerkte, wie schwer es den Untersuchungsteilnehmenden vor allem während der ersten Sitzung fiel, ruhig im Gehirnscanner liegen zu bleiben, da sie große Angst hatten. Er zeigte sich durchaus besorgt und fragte sich, ob die neuen Erkenntnisse der Untersuchung das Leiden, dem die Teilnehmenden ausgesetzt waren, rechtfertigten. Doch es sollte genau diese Untersuchung sein, die für die weitere Forschung von zentraler Bedeutung sein würde.

Die Ergebnisse zeigten deutlich, dass die Amygdala während der ersten Untersuchung eine Alarmreaktion auslöste, während die Flashbacks der Teilnehmenden aufgezeichnet wurden. Und das, obwohl das traumatische Ereignis teilweise bereits Jahre zurücklag. Die Aktivierung der Amygdala sorgte für eine enorme Ausschüttung von Stresshormonen, sodass der Körper in den Flucht- oder Kampfmodus schaltete, so als würde das Trauma gerade stattfinden. Dieser physiologische Zustand konnte bei jedem einzelnen Teilnehmenden gemessen werden, obwohl alle wussten, dass sie sich in Sicherheit befanden. Das Problem einer PTBS besteht darin, dass das Trauma nicht als Teil der Vergangenheit abgelegt werden kann, wodurch sich jederzeit körperliche Traumareaktionen (Hyperventilation, Schweißausbrüche, Panik etc.) einstellen können. Individuelle Reize, *Trigger*, lösen diese Reaktionen aus und lassen Betroffene diese Momente noch einmal durchleben. Es fällt ihnen unglaublich schwer, sich abzugrenzen und das Geschehene als einen Teil ihrer Vergangenheit zu sehen.

Um zu verstehen, warum es Betroffenen so schwerfällt, über ihr Trauma zu sprechen oder die schrecklichen Dinge, die ihnen widerfahren sind, in Worte zu fassen, müssen wir uns anschauen, welche bahnbrechenden Erkenntnisse Bessel van der Kolk und Rita Fisler anhand der Gehirnscans hatten. Bei näherer Betrachtung der Scans stellten sie unter anderem fest, dass das Broca-Areal eine deutlich verringerte neuronale Aktivität aufwies. Das Broca-Areal liegt im linken Teil des Gehirns und wird auch als das *Sprachzentrum* bezeichnet. Die verringerte Aktivität dieses Bereichs während der Untersuchung erklärt, warum traumatisierte Menschen häufig keine Worte finden für das, was sie gesehen oder erlebt haben. Viele verlieren sogar ihre Stimme, Kinder weigern sich zu sprechen. Selbst Jahre nach den schrecklichen Erlebnissen wissen Betroffene nicht, wie sie das Geschehene artikulieren sollen. Das Entsetzen und die Hilflosigkeit verweilen noch in ihnen, genauso wie der Reflex zur Flucht, zum Kampf oder zum Erstarren, der durch die Amygdala in Gang gesetzt wird. »Sprache basiert auf gemeinsamem Erleben oder auf einer der Vorstellung zugänglichen Vergangenheit«, erklärt Bessel van der Kolk in seinem Bestseller »Das Trauma in dir«[3]. Damit ist nicht gemeint, dass Traumatisierte nie in der Lage sein werden, über das Trauma zu sprechen. Mit der Zeit schaffen es viele Betroffene, eine logisch klingende Geschichte zu entwickeln, die annähernd die Größe des Traumas widerspiegeln kann, obwohl das volle Ausmaß und die damit einhergehenden Gefühle, Gedanken und Ängste für Außenstehende vermutlich nie zu einhundert Prozent nachvollziehbar sein werden.

Zurückgeholte Erinnerungen und die vergessene Kindheit

In den letzten Jahrzehnten wurden zahlreiche Studien durchgeführt, die sich mit der Unterdrückung und der Rückkehr traumatischer Erinnerungen beschäftigten. Aber auch Gedächtnisverluste waren für Forscher nicht uninteressant. Unzählige Menschen empfinden Naturkatastrophen, Unfälle, Kriege oder ähnlich schlimme Erfahrungen als so traumatisch, dass sie die Erinnerung daran schlichtweg unterdrücken oder einfach vergessen.

So ein Gedächtnisverlust tritt übrigens am häufigsten nach sexuellem Missbrauch in der Kindheit auf.[4] [5] Es ist ein Schutzmechanismus, der die Seele davor schützt, ganz zu zerbrechen. Kindliche Erwartungen an die eigenen Eltern spielen dabei eine große Rolle. Die Vorstellung, dass Eltern alles nur aus Liebe zum Kind tun, ist weitaus leichter zu verarbeiten als der Gedanke, dass die eigenen Eltern schlechte Menschen sind. Die US-amerikanische Soziologin Linda Meyer Williams konnte in einer eindrucksvollen Studie zeigen, dass weibliche Missbrauchsopfer das traumatische Erlebnis häufiger vergaßen, je jünger sie zum Zeitpunkt des Auslösers waren, und von Menschen missbraucht worden waren, die sie kannten,[6] und sich später erst wieder daran erinnerten.

Die Erkenntnisse aus Williams' Studie ließen sich durch weitere neurowissenschaftliche Forschungsergebnisse bestätigen. Es konnte gezeigt werden, dass wieder zugänglich gemachte Erinnerungen in der Regel verändert in den Gedächtnisspeicher zurückgeschrieben werden. Bessel van der Kolk schrieb hierzu: »Solange eine Erinnerung unzugänglich ist, kann der Geist sie nicht verändern. Doch sobald eine Geschichte erzählt wird – und insbesondere, wenn dies wiederholt geschieht –, verändert sie sich – der Vorgang des Erzählens selbst verändert die Geschichte. Der Geist kann nicht anders, als aus dem, was er weiß, einen Sinnzusammenhang zu entwickeln, und der Sinn, den wir unserem Leben zuschreiben, verändert, wie und an was wir uns erinnern.«[7]

Das Phänomen, dass viele Menschen sich nicht an ihre Kindheit erinnern können, ist komplex und kann verschiedene Ursachen haben. Ein möglicher Grund sind traumatische Erfahrungen und/oder eine unsichere Bindung zu den Bezugspersonen. Dieser Schutzmechanismus des Gehirns kann dazu führen, dass traumatische Erlebnisse aus dem Bewusstsein entfernt werden, um das Kind vor weiterem emotionalem Schmerz zu schützen. Dies wiederum äußert sich später in einer »vergessenen Kindheit«. Natürlich müssen nicht zwangsweise traumatische Erlebnisse in der Kindheit stattgefunden haben. Manche Menschen erinnern sich möglicherweise nicht bewusst an ihre Kindheit, weil sie ihr keine große Bedeutung beimessen oder weil sie sich eben mehr auf andere Lebensphasen oder Ereignisse konzentrieren. Wenn Kindheitserinnerungen nicht aktiv gepflegt oder mit Bedeutung versehen werden, können sie verblassen. Denn je weiter eine Erinnerung in der Vergangenheit liegt, desto schwieriger wird es, sie detailliert abzurufen. Sich nicht an seine Kindheit erinnern zu können, kann, muss aber kein Hinweis auf ein Trauma sein.

Vom Trauma zur Sehnsucht nach einem lebendigen Leben

Warum fühlen sich so viele traumatisierte Menschen von Situationen, die ihrem Trauma ähneln, geradezu angezogen? Bessel van der Kolk berichtet vom Schmerz der Lust und der Lust am Schmerz. Was meint er damit? Van der Kolk und sein Kollege Mark Greenberg waren zusammen für die Leitung einer Therapiegruppe von Vietnamveteranen zuständig, die »trotz ihres Entsetzens und ihrer Trauer lebendig zu werden schienen, sobald sie über ihre Helikopterabstürze und ihre sterbenden Kameraden sprachen«. Gleichzeitig klagten diese traumatisierten Vietnamveteranen von Gefühlen der Leere und Langeweile, wenn sie sich nicht mit den ersetzlichen Erlebnissen auseinandersetzten oder an sie erinnerten. Dieses Phänomen findet man auch häufig bei Menschen, die sich wiederholt in toxische Beziehungen begeben und dabei sogar Vergewaltigung, Misshandlung und Prostitution auf sich nehmen. Warum tun diese Menschen das?
Der Psychologe Richard Solomon konnte bereits in den 1980er Jahren erfolgreich zeigen, dass das menschliche Gehirn und der Körper lernen können, sich an die unterschiedlichsten Arten von Reizen anzupassen, auch wenn diese Reize negativ oder schädlich für uns sind.[8] Dadurch entsteht im Körper eine chemische Balance, die dafür sorgt,

dass wir diese Erlebnisse als ein Hochgefühl erleben. Dies hat allerdings zur Folge, dass wir uns nach solchen Erlebnissen sehnen, sprich süchtig nach ihnen werden. Diese Theorie könnte unter anderem eine Erklärung dafür sein, warum Menschen sich gewollt Schmerzen und Demütigungen aussetzen oder sich zu Menschen hingezogen fühlen, die ihnen nicht guttun und sie verletzen. Sie haben möglicherweise in ihrer Kindheit genau solche Erfahrungen machen müssen und sehnen sich nun im Erwachsenenalter nach den emotionalen Hochs, die sie aus ihrer Kindheit kennen. Bekommen wir diese Hochs jedoch nicht, zeigen wir Entzugserscheinungen. Das könnte auch erklären, warum Menschen, die sich jahrelang in toxischen oder gar gewalttätigen Beziehungen befanden, eine Leere oder Langeweile in sich spüren, wenn sie mit einem Partner oder einer Partnerin zusammen sind, der sie liebevoll behandelt. Für Betroffene von Gewalt, vor allem wenn die Ursprünge in der Kindheit liegen, bedeutet Liebe Verletzung. Und wer so etwas jahrelang durchmacht, fängt an, es für normal zu halten und begibt sich immer und immer wieder in Beziehungen mit Menschen, die in Wahrheit schädlich für ihn sind, in der Hoffnung, die ungeheilte Wunde aus der Kindheit nachträglich heilen zu können.[9]

Die verzögernde Wirkung des Schocks

Als Kind wurde ich einmal von einem großen Schäferhund gebissen. Er hieß Rex und war der Hund meiner besten Freundin. Ich erinnere mich noch, als wäre es gestern gewesen. Ich muss zwischen acht und zehn Jahren alt gewesen sein und war auf dem Weg zu meiner Freundin. An besagtem Tag machte ich das Tor zum Hof auf, wo ihr Schäferhund Rex stand. Rex kannte mich, hatte allerdings nie viele Streicheleinheiten bekommen und war körperliche Nähe zu Menschen nicht gewohnt. Ich dachte mir als Kind nicht viel dabei und hockte mich auf den Boden, um ihn zu streicheln. Rex war anscheinend so überfordert mit der Situation, dass er mich als Gefahr einstufte und zuschnappte – mitten in mein Gesicht. Ich spürte nichts, keinen Schmerz, keine Angst ... einfach nichts. Dann ging alles ganz schnell. Ich rannte mit blutüberströmtem Gesicht zu meinem Elternhaus und schrie um Hilfe. Zum Glück waren meine Mutter und meine Schwester zu Hause und brachten mich sofort ins Krankenhaus. Als der Arzt die Wunde unter meinem linken Auge nähte, sagte er mir, dass ich enormes Glück gehabt hatte. Hätte Rex nur einen Zentimeter höher zugebissen, hätte ich höchstwahrscheinlich mein linkes Auge verloren. Bis heute trage ich diese Narbe und sehe sie als einen Teil von mir, der mir zeigt, dass nichts im Leben selbstverständlich ist.

Es ist immer wieder erstaunlich, was unser Körper alles leistet und vor allem, wie er uns hilft, solche Schockmomente zu überleben. In Momenten wie diesen reagiert dein Körper in Sekundenschnelle. Zunächst einmal nimmst du einen Sinnesreiz wahr, wie in diesem Fall das Blut, was vor mir auf den Boden tropfte. Deine Amygdala erhält nun die Information, dass du in Gefahr bist. Die Amygdala liegt in der Mitte deines Temporallappens und spielt bei der emotionalen Bewertung und Wiedererkennung von möglichen Gefahren eine zentrale Rolle. Die besagte Information wird von der Hirnrinde zum Hippocampus weitergeleitet. Dieser Teil deines Gehirns ist für dein Gedächtnis zuständig und gleicht nun das, was du siehst, mit deinen Gedächtnisinhalten ab. Siehst du zum Beispiel Blut, weißt du, du bist verletzt, du solltest schnell handeln. Nun gibt dir dein Körper die Wahl: Fight or Flight bzw. Kampf oder Flucht.

Hast du dich schon mal gefragt, warum du in Momenten, in denen du dich beispielsweise stark verletzt und du unter Schock stehst, normalerweise keinen Schmerz empfindest – zumindest vorübergehend, je nach Schwere der Verletzung? Das ist eine lebensnotwendige Reaktion deines Körpers, die gewährleistet, dass du in der Gefahrensituation entweder flüchten oder kämpfen kannst. Die Ausschüttung der Stresshormone Adrenalin und Noradrenalin sorgt dafür, dass dein Schmerzempfinden zumindest vorübergehend auf Standby schaltet.

Schwere Schockzustände können wenige Sekunden, aber auch bis zu 48 Stunden andauern.

Vielleicht ging es dir schon ähnlich: Du standest unter Schock, hast so wie ich keinen Schmerz gespürt und erst nach einer gewissen Zeit angefangen, das Geschehene in seiner Gesamtheit wahrzunehmen. Es kommt nicht selten vor, dass Frauen z. B. die Geburt eines Kindes als traumatisch empfinden. Kurz nach der Geburt sind diese Frauen häufig wie erstarrt und brechen irgendwann zusammen, wenn ihnen bewusst wird, was eigentlich passiert ist. In dieser »Realisationsphase« ist soziale Unterstützung essenziell, um das Geschehene ausreichend verarbeiten zu können.

Wie die Seele gelernt hat, zu überleben

Erlebt unser Körper eine potenziell gefährliche Situation, versetzt er sich in den Flucht-, Kampf- oder Erstarrungszustand (Flight, Fight, Freeze). Dieser Prozess lässt sich nicht bewusst beeinflussen. Denn wir reagieren instinktiv auf Situationen oder Menschen, die uns im wahrsten Sinne des Wortes »ein Dorn im Auge« sind. Geraten wir in so einen Zustand, erstarrt unser Körper und das motorische System steht einen Augenblick lang still. Das bedeutet allerdings nicht, dass in unserem Körper in solchen Momenten nichts passiert. Ganz im Gegenteil: Du befindest dich nämlich in einem Zustand höchster Erregung. Wenn es uns geglückt ist, auf eine Gefahrensituation mit Kampf, Flucht oder Erstarrung zu reagieren, kehrt allmählich wieder Ruhe ein und wir können verstehen und einordnen, was gerade passiert ist. Schauen wir uns genauer an, was eigentlich in deinem Gehirn geschieht, während du dich in einer Stresssituation befindest. Sowohl dein Körper als auch dein Geist wollen in einer Stresssituation nur eins: Überleben!

Aus diesem Grund verteilt dein Gehirn seine Ressourcen so, dass die Informationen in phylogenetisch älteren Hirnzentren gelagert werden. Das bedeutet, dass dein Gehirn die Informationen aus einer Traumasituation nicht in den Teilen deines Gedächtnisses speichert, in denen es normale Informationen hinterlegt, sondern in deinen sensorischen Kanälen. Dabei werden Symbolverarbeitung und dein episodisches Gedächtnis teilweise oder ganz außen vor gelassen. Dein Gehirn filtert die unterschiedlichen Reize, die du siehst, hörst, spürst, riechst oder schmeckst, als einzelne Bündel, statt sie als zusammenhängendes Erlebnis zu speichern. Das bedeutet also für dich: Selbst wenn dein Kopf bereits viele traumatische Erfahrungen verdrängt hat, erinnert sich dein Körper noch an alles. Nicht selten hören wir von Traumatisierten, dass sie sich kaum oder gar nicht an das erinnern können, was geschehen ist. Das ist kein Zeichen eines schlechten Gedächtnisses, sondern eine natürliche Reaktion des Gehirns in einer Stresssituation.

Aber was passiert, wenn sich ein Mensch nicht aus einer Gefahrensituation befreien kann, beispielsweise bei einem Autounfall, einer Entführung oder Vergewaltigung? In Momenten, in denen wir uns nicht aktiv aus einer traumatischen Situation befreien können, schüttet das Gehirn weitere Stresshormone aus, und das tut es sogar dann, wenn das traumatische Ereignis eine längere Zeit zurückliegt. Der Psychologe Pierre Janet beschrieb dieses Phänomen so, dass Menschen, die Traumatisches erlebt haben, beim Versuch der Aufarbeitung in der Ausgangssituation stecken bleiben.[10] Ist ein Mensch nicht in der Lage, ein Trauma zu verarbeiten, entwickelt er eine Posttraumatische Belastungsstörung. Dabei versucht der Körper gegen die Bedrohung anzukämpfen, indem er Stresshormone ausschüttet, obwohl die Bedrohung an sich schon längst nicht mehr besteht. Liegt ein Trauma vor, steht die Beendigung dieser stressbedingten Mobilisierung an erster Stelle, um den Körper wieder in einen Zustand der Ruhe zu versetzen und ein Gefühl von Sicherheit zu vermitteln.

Du trägst keine Schuld daran, wenn du eine tiefe Wut, Angst, Trauer oder ein anderes, unangenehmes Gefühl empfindest.

Deine Traumareaktionen sind erlernte Reaktionen auf mögliche Bedrohungen. Diese Reaktionen sind normal. Du kannst lernen, diese zu erkennen und besser mit ihnen umzugehen. Perfektionismus, Dissoziation, Betäubung durch Alkohol, Drogen oder Sex sind *konditionierte Traumareaktionen*, jedenfalls dann, wenn sie ein ungesundes Maß annehmen. Sie schützen dich vor deinen tiefsten Ängsten, sei es nun die Angst vorm Alleinsein, Verlassenwerden, vor Zurückweisung oder Ablehnung.

Was genau steckt nun hinter den konditionierten Traumareaktionen? Als wir noch Kinder waren, haben bereits unsere Bezugspersonen ihre Traumaerfahrungen mit sich herumgetragen, die sie uns – wenn auch unbewusst – vererbt oder antrainiert haben. Ein Vater, der aufgrund eines eigenen, unverarbeiteten Traumas gelernt hat, seine Gefühle zu verbergen, wird sich selbst gegenüber seinen Kindern empathie- und emotionslos zeigen. Kinder, die mit diesen Erfahrungen aufwachsen, werden sich später höchstwahrscheinlich Partner aussuchen, die dem Vater in dieser Hinsicht ähnlich sind. Die einzelnen Beziehungspartner können sich zwar charakterlich komplett unterscheiden, jedoch werden unbewusst diejenigen ausgewählt, die vertraute Gefühle auslösen, z. B. das Gefühl des Nicht-gesehen- oder Nicht-verstanden-Werdens. Konditionierte Traumareaktionen können sich nicht nur in unseren Beziehungen äußern, sondern auch in alltäglichen Situationen. Es wird vor allem dann schwierig zu beurteilen, ob bestimmte Dinge in unserem Leben ein Trigger sein könnten, wenn wir uns an kein konkretes, traumatisches Erlebnis im Zusammenhang mit diesem Trigger erinnern können.

Nehmen wir mal an, Nele hatte als kleines Mädchen einen Autounfall, bei dem sie im Kindersitz auf der Rückbank des Wagens saß und zum Glück nur leichte Verletzungen davontrug. Nele ist mittlerweile erwachsen und kann sich nicht mehr an diesen Unfall erinnern. Allerdings können wir davon ausgehen, dass dieses Ereignis damals starke Ängste in ihr auslöste. Nele hat viele Details vergessen, wie z. B. die Hupe, deren Signal durch den Aufprall nicht mehr aufhörte. Nun sind viele Jahre vergangen und der explizite Teil von Neles Gedächtnis kann den Ton der Hupe ganz gut ignorieren. Der emotionale Teil ihres Gedächtnisses hat ihn jedoch gespeichert und mit dem Gefühl der Angst verbunden. Wenn eine Hupe erklingt, kann dies bei Nele im Erwachsenenalter eine enorme Angst- und Schreckreaktion auslösen, da dieser Ton ein Trigger ist, der ihre Amygdala aktiviert und eine konditionierte emotionale Reaktion auslöst. Nele konnte viele Jahre nicht verstehen, warum ein neutraler Reiz wie das Hupen eines Autos eine so enorme Angst in ihr auslöste. Als ihre Mutter ihr von dem Unfall erzählte, konnte Nele nach und nach erkennen, warum sie ihr Leben lang von dieser Angst begleitet wurde.

Aus heiterem Himmel eine tiefe Wut, Angst, Trauer oder ein anderes unangenehmes Gefühl zu empfinden, ohne zu wissen, warum, ist den meisten Menschen vertraut. Das

Problem ist, dass Betroffene die Gründe dafür zumeist in ihrer Gegenwart und in ihren aktuellen Beziehungen suchen. Häufig bemerken sie nicht, dass die wahrhaften Ursachen ganz andere sind. Im Sinne der selbsterfüllenden Prophezeiung können Erwartungsängste sogar Panik- oder Angststörungen begünstigen, welche wiederum zu weiteren Problemen führen.

Stress und die Macht der Gewohnheit

Auch in Alltagssituationen reagiert unser Körper auf Stress. Wenn du wie ich ein Kind hast, wirst du mich mit Sicherheit verstehen, wenn ich sage, dass mich das Geschrei und die Wutausbrüche meines Sohnes in enormen Stress versetzen.

Neigt ein Kind zu Wutausbrüchen oder Geschrei, reagieren Eltern schnell gereizt, und auch das ist völlig normal. Wir sind darauf ausgelegt, sofort auf das Geschrei eines Babys zu reagieren, um seine Bedürfnisse so schnell wie möglich zu stillen. Vielleicht bist du selbst Mama oder Papa. Dann kennst du dieses unbehagliche Gefühl wahrscheinlich sehr gut, wenn dein Kind laut schreit und sich nicht beruhigen lässt. Die einen oder anderen greifen in solchen Momenten schnell auf Dinge zurück, von denen sie wissen, dass sie das Kind in Windeseile besänftigen können. Ich selbst bin schuldig im Sinne der Anklage – und natürlich weiß ich, dass ich es als Psychologin besser wissen sollte, aber in solchen Stressmomenten scheint Schokolade manchmal die einzige (und vor allem schnellste) Lösung, um das Kind wieder auf andere Gedanken zu bringen.

Ein klares, planvolles Vorgehen und gute Vorsätze sind in stressigen Situationen besonders schwer umsetzbar. Stell dir vor, du lebst mit deiner Familie in einer Höhle und plötzlich kommt ein hungriger Bär daher, der euch für ein gefundenes Fressen hält. In solch einer Situation würdest du wahrscheinlich nicht erst darüber nachdenken, wie du dem Bären erklären kannst, dass die Sträucher neben der Höhle eine viel gesündere Alternative wären. Sinnvoller ist es, sofort zu reagieren, nämlich mit dem Kampf- oder Fluchtmodus. Kurz gesagt: In Stresssituationen schalten wir in den Autopiloten-Modus. Damit greifen wir auf bereits erprobte Verhaltensweisen zurück, die sich in der Vergangenheit bewährt haben. Bevor du dich also das nächste Mal dafür verurteilst, dass du wieder gereizt oder wie ich mit dem Griff zur Schokolade reagiert hast, dann halte einen Moment inne und mach dir bewusst, dass dieses Verhalten menschlich und normal ist.

Wir können Dinge, die uns stören, oft nicht ändern.
Aber wir können ihnen eine andere Bedeutung geben.

Um zu verstehen, warum wir heute auf bestimmte Situationen mit Stress reagieren, ist es hilfreich, einen Blick zurück in die eigene Kindheit zu werfen. Vervollständige die folgenden Fragen, wenn du einen ruhigen Moment für dich hast. Um dir das Beantworten der Fragen zu erleichtern, denke bei jeder Frage an eine bestimmte Situation, die dir spontan einfällt.

- Wie haben meine Eltern reagiert, wenn sie unter Stress standen?
- Wie reagiere ich, wenn ich unter Stress stehe? Gibt es Parallelen zu meinen Eltern?
- Zu welchen schädlichen Verhaltensmustern neige ich, wenn ich Stress verspüre?
- Welche neuen, gesünderen Verhaltensweisen möchte ich im Umgang mit Stress entwickeln?

Jeder Mensch verfügt über ein Verarbeitungssystem im Gehirn, das Stresssituationen interpretiert. Doch dieses Verarbeitungssystem funktioniert nicht bei jedem gleich. Vielleicht ist dir selbst schon aufgefallen, dass du viel gestresster auf einen Haufen Arbeit reagierst als deine Kollegin, die sich total gelassen und ausgeglichen an die Arbeit macht. Das liegt daran, dass der wahrgenommene Stress immer von persönlichen Lebensumständen abhängt, z. B. reagiert eine Person, die sich finanziell gerade so über Wasser halten kann, gestresster als jemand, der sich keine Geldsorgen machen muss. Auf Stress reagiert nachweislich jeder Mensch anders, je nachdem, welche Bedeutung er einer Situation zuschreibt.

Wenn du eine tiefe Sehnsucht nach mehr Klarheit und Gelassenheit in dir verspürst, dann ist es wichtig, dass du lernst, genau hinzuschauen – auch dann, wenn du am liebsten die Augen verschließen würdest. Denn nur so schaffst du es, dich selbst und dein Innerstes besser kennenzulernen. Letztendlich gilt: Ruhe bewahren, Gefühle benennen und ihre Ursachen verstehen. Erst wenn du das geschafft hast, kannst du einen weiteren Schritt auf deinem Weg der Heilung machen.

Wenn du in einem Haushalt aufgewachsen bist, der deinem Körper signalisierte, dass er dauerhaft Adrenalin und Cortisol ausschütten muss, weil du in Gefahr bist, dann ist es von enormer Bedeutung, dass du lernst, deine Umgebung neu einzuordnen und deinem Körper zu erlauben, Sicherheit zu erleben. Das kannst du schaffen, indem du mehr Entspannung in deinen Alltag bringst. Ich weiß, es klingt banal und viel zu einfach, aber tatsächlich ist es genau das, was dein Körper braucht. Stell dir vor, wie anstrengend es für ihn war, all die Jahre diese hohe Anspannung zu halten. Dein Körper weiß vielleicht gar nicht, was Entspannung ist oder wie sie sich anfühlt. Chronischer Stress führt nicht nur zu körperlicher Anspannung, sondern auch zu einem dysregulierten Nervensystem, das durch Ängste oder Trauma viel zu überreizt ist, um sich zu entspannen.

Ein gut ausbalanciertes Nervensystem ist der Schlüssel, den du für das erste Tor deiner Heilung brauchst. Wenn wir hoch gestresst in eine Situation gehen, in der wir Lebensfreude spüren wollen, wird uns das kaum gelingen. Wenn wir davon ausgehen, dass das Erleben einer Situation so sehr von dem Zustand unseres Nervensystems abhängt, dann erklärt das natürlich auch, warum wir mit einer gewissen Prägung im Nervensystem, z. B. durch ein Trauma, nicht in der Lage sind, Lebensfreude zu empfinden. Eine chronische Anspannung und das Empfinden von Sicherheit und Glücksgefühlen können nicht gleichzeitig auftreten. Besonders wenn Zustände chronisch sind, wenn wir vielleicht in einem »Überlebensmechanismus“ (Kampfmodus, Fluchtmodus oder Starre) stecken geblieben sind, wenn chronischer Stress unser normales Alltagserleben ist, kann es sehr hilfreich sein, sich darüber bewusst zu werden. Überlege, wie und wann du dich – auch unbewusst – selbst immer wieder in diesen Zustand bringst. Wenn unser Nervensystem in einem angespannten Zustand ist und wir dementsprechend unsere Umgebung interpretieren, können wir beginnen, uns mit bewusstem Reflektieren zu fragen, ob das, was wir gerade wahrnehmen, wirklich der objektiven Wahrheit entspricht oder ob es sich um eine Traumareaktion handeln könnte.

Mach dir bewusst, dass es kein Geheimrezept für Entspannung gibt. Was für andere funktioniert, vermag für dich nichts auszurichten. Probiere also unterschiedliche Entspannungsmethoden aus und mach sie zu einem festen Bestandteil deines Alltags. Vielleicht entspannt es dich, in der Natur spazieren zu gehen, Yoga oder Atemübungen zu machen, ein Schaumbad zu nehmen oder auf eine Fantasiereise zu gehen. Finde heraus, was für dich funktioniert und was dir Spaß macht. Ich verspreche dir, dass du schnell die positiven Effekte der Entspannung spüren wirst.

Warum du ständig auf der Hut bist – Hypervigilanz

Ob du eine schöne oder weniger schöne Kindheit hattest, weißt du selbst am besten. Tatsächlich lassen sich viele Probleme, die du als erwachsene Person erlebst, auf deine Kindheit zurückführen. Denn selbst wenn du dich nicht an einschneidende Erlebnisse aus deiner Kindheit erinnern kannst, dein Körper erinnert sich sehr wohl. Verdrängte Erinnerungen, aufgestaute Wut, negative Gedanken und Glaubenssätze musste er viele Jahre mit sich herumschleppen. Das macht das Leben natürlich mühsam. Dein Körper befindet sich in einem dauerhaften Zustand der Wachsamkeit oder Erstarrung. Im Fachjargon spricht man auch von *Hypervigilanz*.

Viele Eltern sind nicht in der Lage, angemessen auf die Bedürfnisse ihrer Kinder zu reagieren, besonders dann, wenn sie selbst traumatisiert sind. Extreme Stresssituationen wie Gewalt, ein sehr strenger, autoritärer Erziehungsstil, Verwahrlosung, wiederholte Grenzüberschreitungen, emotionale Vernachlässigung und viele weitere Situationen in der Kindheit können mögliche Ursachen für die Entstehung einer Hypervigilanz sein. Eine chaotische und unvorhersehbare Kindheit mit Eltern, die ihre Gefühle nicht im Griff hatten und Aggressionen an ihren Kindern ausließen, führt zu nachweislichen Veränderungen im Gehirn des Kindes. Das Angstzentrum, die sogenannte Amygdala, die signalisiert, wann eine Situation eine mögliche Gefahr darstellen könnte, ist überaktiv. Diese Daueraktivierung führt zu einem durchgehend erhöhten Angstniveau, das sich vor allem in Liebesbeziehungen bemerkbar macht. Aber dazu erzähle ich dir gleich mehr.

Zuvor aber muss ich noch erwähnen, dass es viele weitere individuelle mögliche Ursachen für die Entstehung einer Hypervigilanz gibt. Sie ist ein Symptom, das oft im Zusammenhang mit psychischen Erkrankungen auftreten kann, u. a. mit einer (Komplexen) Posttraumatischen Belastungsstörung, Burnout, Ängsten aller Art, Persönlichkeitsstörungen (insbesondere die emotional-instabile und zwanghafte Persönlichkeit), einer Bipolaren Störung, ADHS, Drogen- und Alkoholmissbrauch und neurologischen Erkrankungen.

Wie äußert sich nun eine Hypervigilanz? Die meisten hypervigilanten Menschen berichten von einer erhöhten Schreckhaftigkeit. Sie erschrecken sich, wenn jemand die Tür aufmacht, ein Hund plötzlich um die Ecke läuft oder sogar jemand nur leicht die Stimme erhebt. Plötzliche Geräusche, Stimmen, Bewegungen, Alpträume sind nur einige der zahlreichen Trigger, die eine Hypervigilanz im Alltag auslösen können.

Zunächst einmal ist der Schreck eine natürliche Reaktion deines Körpers, ein unbewusst kontrollierter Reflex, der die drei Schutzmechanismen unseres Körpers hervorruft: Flucht, Kampf oder Starre. Der wahrscheinlich am häufigsten angewandte Schutzmechanismus hypervigilanter Menschen ist der Kampfmodus. Kleinste Veränderungen in der Umwelt werden als massive Bedrohung wahrgenommen und zeigen sich in leichter Reizbarkeit und aggressivem Verhalten in Kombination mit zahlreichen körperlichen Symptomen wie Zittern, starkem Schwitzen, Hyperventilation und einem erhöhten Herzschlag.

Die Symptome einer Hypervigilanz können das Leben und die Beziehungen der Betroffenen durchaus einschränken und insbesondere in einer Liebesbeziehung für beide Seiten äußerst kräftezehrend werden. Betroffene von Hypervigilanz tendieren zu einem klammernden Verhalten, indem sie ständig nachfragen, ob auch wirklich alles okay ist, ob der Partner oder die Partnerin böse sei oder ob sie etwas Falsches gesagt oder getan haben. Jede kleinste Veränderung der Mimik oder des Verhaltens des Partners oder der Partnerin wird als Beweis gesehen, dass man etwas falsch gemacht haben muss – selbst dann, wenn keine offensichtlichen Gründe für ein mögliches Fehlverhalten bestehen. Betroffene nehmen überall Gefahren wahr, auch an Orten oder in Situationen, in denen diese objektiv ausgeschlossen werden können. Ein ständig erhöhtes Angstniveau führt nicht nur dazu, dass eine Gefahr angenommen wird, wo keine Gefahr besteht, sondern hat außerdem eine verzerrte Wahrnehmung zur Folge. Das kann sich in Gedanken äußern wie zum Beispiel »Die anderen mögen mich nicht.«, »Sie sprechen schlecht über mich.« oder »Die anderen mobben mich und haben sich gegen mich verschworen!«. Katastrophisierendes Denken steht bei hypervigilanten Menschen auf der Tagesordnung. Selbst kleine Rückschläge werden als große persönliche Niederlagen interpretiert.

Hypervigilanz ist ein Problem, von dem viele Menschen betroffen sind. Die meisten von ihnen wissen nichts davon. Sie haben das ständige Gefühl, auf der Hut sein zu müssen, da sie die Welt und die Mitmenschen um sie herum als eine konstante Bedrohung wahrnehmen. Dies kann zu starken Einschränkungen im Leben der Betroffenen führen. Zum Glück lassen sich die Symptome von Hypervigilanz mindern. Hierfür sind Übungen, die dein Nervensystem regulieren, wie z. B. Übungen für den Vagusnerv am besten geeignet. Dazu findest du im Kapitel »Umgang mit schwierigen Gefühlen« (S. 150 ff.) einige Anregungen und Beispiele.

Ein neuer Blick auf das Trauma

Trauma ist ein von der Gesellschaft häufig missverstandener Begriff. Die meisten Psychologen und Psychologinnen, Therapeuten und Therapeutinnen sowie Ärzte und Ärztinnen bezeichnen den Begriff Trauma als tiefe, seelische Verletzung, die aufgrund belastender Lebensereignisse aufgetreten ist. Solche Lebenserfahrungen können extreme physische, psychische und sexuelle Gewalt sowie Vernachlässigung beinhalten. Die Symptome der Betroffenen werden anhand von Diagnosekriterien abgeklärt und gegebenenfalls wird eine

Diagnose, wie z. B. eine Posttraumatische Belastungsstörung (kurz PTBS) oder eine Komplexe PTBS, gestellt. Eine der schwerwiegendsten Traumafolgestörungen ist die Dissoziative Identitätsstörung (früher bekannt als Multiple Persönlichkeit), durch die Betroffene ein Leben mit mindestens zwei voneinander unabhängigen Persönlichkeiten (meistens jedoch vielen mehr) führen. Im deutschen Klassifikationssystem ist der Begriff Trauma jedoch wesentlich enger definiert und wird nur mit extremen Erfahrungen in Verbindung gesetzt. Aber wie kann es sein, dass Menschen, die berichten, selbst keine physische, psychische oder sexuelle Gewalt erfahren zu haben, trotzdem seelische Schäden davontragen?

Transgenerationale Weitergabe

Bestimmt hast du folgenden Satz sowohl als Kind als auch im Erwachsenenalter mehrfach gehört: »Uns hat es auch nicht geschadet!«. Tatsächlich sagen das gerade die Menschen sehr oft, die in ihrer Kindheit schlimme Dinge erfahren mussten, von Gewalt bis hin zu Missbrauch oder emotionalen Verletzungen, die tiefsitzende Spuren hinterlassen haben. »Uns hat es auch nicht geschadet!« sagen diejenigen, die nun ihre Wut nicht unter Kontrolle haben, ihre wahren Bedürfnisse nicht kennen oder als zweitrangig betrachten oder 60 Stunden die Woche arbeiten, weil sie denken, dass die Anerkennung anderer der einzige Weg ist, um das eigene Selbstwertgefühl zu steigern.

Vielleicht hat es ja doch geschadet?

Die eigenen Kindheitserfahrungen prägen nicht nur das eigene spätere Leben, sondern auch die Erziehungsfähigkeit, wenn diese Personen selbst zu Eltern werden. Durch eigene unverarbeitete Traumata kann die Bindungsbeziehung zum

Kind und damit auch die kindliche Entwicklung wesentlich beeinflusst werden. Solange ein Kindheitstrauma nicht verarbeitet wird, besteht ein erhöhtes Risiko, dass bestimmte Defizite in der Entwicklung der traumatisierten Person an die nachfolgende Generation weitergegeben werden und ein ungünstiges Erziehungsverhalten nach sich ziehen. Häufig ist es sogar so, dass jedes Trauma zwischen Personen mit einem transgenerationalen Trauma in einem unmittelbaren Zusammenhang steht. Das bedeutet, dass ein Elternteil, das sein Kind vernachlässigt, missbraucht oder misshandelt, zu einer sehr hohen Wahrscheinlichkeit selbst eine traumatische Vergangenheit hatte. Aber nicht nur die Extremfälle können ein Hinweis auf eigene traumatische Erfahrungen sein. Eine Frau, die sich schwört, selbst nie so zu werden wie ihre eigene Mutter, da diese sie vernachlässigt hat, kann sich zu einer sehr liebevollen Mutter entwickeln. Wie genau dieses »umgekehrte« Erziehungsverhalten aussehen und warum dies dennoch einen negativen Einfluss auf die nachfolgende Generation haben kann und wie sich Traumata häufig durch mehrere Generationen in der Familiengeschichte ziehen, schauen wir uns in diesem Kapitel an.

Wie kann ein Trauma überhaupt über mehrere Generationen weitergegeben werden? Entscheidende Rollen spielen hier das Bindungsverhalten der Kinder zu ihren Bezugspersonen, die Elternschaft und die Familie als System, die Verbindung mit körperlichen und psychischen Erkrankungen der Eltern, die Entkoppelung oder Angliederung an die Großfamilie, die Kultur sowie die Gesellschaft, in der man sich befindet. Die Sozialwissenschaftlerin Kirsten Nazarkiewicz und Peter Bourquin, Experte für Systemaufstellungen, sagen hierzu: »Die Wirkung wird aufgrund eines kontinuierlich hohen Stress- und Traumazustands verstärkt, wozu gehäufte Trauerfälle und andere Verluste und Prozesse stellvertretender Traumatisierung gehören, bei denen die Kinder Zeugen der kontinuierlichen Wirkung des Ursprungstraumas sind, das ein Elternteil oder Familienmitglied erlitten hat. Selbst dort, wo die Kinder vor den traumatischen Geschehnissen der Vorfahren geschützt sind, wirken die Traumata der Vergangenheit weiterhin auf die Kinder, in Form von Erkrankungen, familiärer Dysfunktionen, Gewalt in der Gemeinschaft, psychischer Morbidität und früher Mortalität.«[11]

Von schweren Schicksalsschlägen wie Kriegen, Gewalt, Vergewaltigungen und Todesfällen von geliebten Menschen waren viele unserer Vorfahren in der Zeit des Ersten und Zweiten Weltkriegs betroffen. Manchmal wird ein Trauma nicht direkt an die nächste Generation weitergegeben, sondern eine oder sogar zwei Generationen werden übersprungen.

Dies beschreibt Sabine Lück in ihrem Buch »Vererbtes Schicksal«. Dieses Buch lege ich dir sehr ans Herz, wenn du dich für Ahnenforschung und transgenerationale Weitergabe interessierst. Lück berichtet in ihrem Buch von einer Patientin, die im Alter von zwölf Jahren ständig den Drang verspürte, Unmengen an Wasser zu trinken. Irgendwann stellte sie sogar komplett die Nahrungsaufnahme ein und wog ein Jahr später nur noch 38 Kilo bei einer Körpergröße von 1,60 Meter. Im Lauf der Therapie wurde klar, dass die Patientin die Nahrung verweigerte, weil sie sich dadurch »verunreinigt« fühlte und Angst hatte, zuzunehmen. Dieses »dreckige« Gefühl versuchte sie durch Unmengen an Wasser wieder aus ihrem Körper zu spülen. Lück beschloss, gemeinsam mit der Patientin ein Genogramm zu erstellen, einen Überblick über die Familienangehörigen und deren Beziehungen untereinander. Genogramme werden oft verwendet, um einen Überblick über die Familiendaten, eventuelle psychische Belastungsfaktoren oder psychische Erkrankungen innerhalb der Familie zu gewinnen und daraus Schlüsse zu ziehen. Mithilfe der Genogrammarbeit zeigte sich, dass die Uroma der Patientin im Jahr

1945 von russischen Soldaten vergewaltigt worden war, als sie 13 Jahre alt war. Geredet wurde nie über diese furchtbare Erfahrung. Betroffene hatten damals keine Unterstützung geschweige denn eine professionelle Behandlung erhalten. Ganz im Gegenteil – sie wurden sogar vielfach ausgegrenzt und für die Tat selbst verantwortlich gemacht. Die Uroma der Patientin musste also mit ihrem Leid und einem offensichtlichen Trauma allein zurechtkommen und weiterleben, als wäre nichts geschehen. Die Patientin hätte sich nie vorstellen können, dass die traumatischen Erlebnisse ihrer Uroma sich bis heute massiv auf ihr Leben auswirken könnten. Doch nach einer genaueren Betrachtung machte alles plötzlich Sinn. »Offensichtlich tragen die Körper der weiblichen Nachfahrinnen die Spuren des urgroßmütterlichen Traumas in sich«, beschreibt Lück. Eine extreme Magersucht mit einem ungewöhnlichen Verhalten, wie z. B. dem Trinken von Unmengen an Wasser, zeigte, dass sich etwas »Unverdautes« im Körper befand, das ihre Weiblichkeit zu zerstören drohte. Es ist erstaunlich zu sehen, wie beide Frauen völlig unabhängig voneinander im gleichen Alter versuchten, ein Trauma aus dem eigenen Körper zu verbannen. In diesem Sinne machte das Trinken von Unmengen an Wasser aufgrund des Gefühls des Verschmutztseins durchaus Sinn – denn es ist ja so, als säße der Täter der Uroma noch im Körper der Patientin. Ihr Körper reagierte unbewusst mit einer Solidaritäts- und Loyalitätsbekundung gegenüber der Vorfahrin, so Lück. Erst als die Patientin verstanden hatte, dass sie das vererbte Schicksal ihrer Vorfahrinnen in ihrem Körper trug, konnte sie mithilfe weiterer Therapieschritte genesen.[12]

Epigenetik: Was liegt uns in den Genen?

Wichtige, dazu passende Erkenntnisse aus der Forschung liefert uns das Feld der Epigenetik. Sie beschäftigt sich damit, ob der transgenerationalen Weitergabe die Genetik oder die Erziehung zugrunde liegt, d. h. ob bestimmte Themen innerhalb der Familie angeboren oder anerzogen sind. Studien in der Epigenetik konnten zeigen, dass Umwelteinflüsse, Erziehung und Beziehungen einen prägenden Einfluss auf unsere Gene haben können. Anders gesagt: Bestimmte Erfahrungen innerhalb der Familie, z. B. ein Trauma, können die Funktion der Gene dauerhaft beeinflussen. In diesem Fall spricht man auch von »epigenetischen Markern«, die an die nachfolgenden Generationen vererbt werden können. Darunter kannst du dir chemische Veränderungen in der DNA und den daran gebundenen Proteinen, die die Aktivität von Genen beeinflussen, vorstellen.

Studien mit Schwangeren konnten eindrucksvoll zeigen, dass Stress während der Schwangerschaft durch den Stoffwechsel über die Plazenta und das Fruchtwasser an das Kind übertragen wird. Das Kind wird bereits im Mutterleib mit Stresshormonen überschwemmt, was die körperliche und seelische Entwicklung des Kindes negativ beeinflussen kann. Diese Kinder sind nachweislich anfälliger für die Entwicklung von Ängsten, Depressionen und Sucht.[13] [14] Ein Elternteil, das durch psychische Probleme nicht in der Lage ist, die Emotionen seines Babys zu spiegeln und dessen Grundbedürfnisse ausreichend und feinfühlig zu stillen, kann dazu führen, dass diesem Baby wichtige Lernerfahrungen fehlen, die es für eine gesunde Entwicklung bräuchte. Das geht sogar so weit, dass dadurch wichtige Vernetzungen im Gehirn des Babys nicht stattfinden können und kein Urvertrauen herausgebildet wird. Das Urvertrauen ist wiederum die Basis für Selbstvertrauen und Selbstliebe. Eine Langzeitstudie aus England wies nach, dass Kinder von Eltern, die unter psychischen Störungen leiden, vermehrt Verhaltensstörungen oder Störungen der Emotionskontrolle aufwiesen. Besonders anfällig waren die Kinder für Persönlichkeitsstörungen, die mit einem hohen Maß an feindseligem Verhalten einhergingen.

Jungen, die temperamentvolle Risikomerkmale aufwiesen, waren am anfälligsten für die mit einer psychischen Störung der Eltern verbundenen negativen Auswirkungen.[15]

Es gibt unterschiedliche Theorien und Erklärungsmodelle zur transgenerationalen Weitergabe, die für das Verständnis dieses Buches von großer Bedeutung sind. Alle Modelle sind sich jedoch einig, dass Eltern durch unbewusstes Verhalten ihre eigenen unverarbeiteten Wunden und Traumata an ihre Kinder weitergeben und sich somit ein oder meist mehrere Traumata durch die Familiengeschichte ziehen. Die Ursache ist meistens, dass die Bezugspersonen den Bedürfnissen ihrer Kinder nicht ausreichend gerecht werden können.

Im psychodynamischen Erklärungsmodell spricht man von einer sogenannten *projektiven Identifizierung.* Der Begriff wurde von der Psychoanalytikerin Melanie Klein geprägt und seitdem erweitert und auf weitere psychiatrische Störungen und Problemkonstellationen angewandt. Unter projektiver Identifizierung versteht man einen Prozess, bei dem eine Person unbewusst bestimmte Aspekte ihrer selbst oder ihrer inneren Konflikte auf andere Menschen projiziert. Dabei übernimmt die andere Person diese Projektionen und erlebt sie als ihre eigenen Gedanken, Gefühle oder Verhaltensweisen. Haben wir also ein Elternteil, das beispielsweise Gefühle der Angst durch frühere Traumata in sich trägt, projiziert dieses Elternteil diese unangenehmen Gefühle (oder nicht akzeptierten Teile des eigenen Selbst) auf das Kind, welches diese abgespaltenen Aspekte als sogenannte *Introjekte* verinnerlicht. Auf den ersten Blick mag das wie Hokuspokus klingen. Doch die Wahrheit ist: Das Kind kann irgendwann nicht mehr unterscheiden, wo es selbst und wo die andere Person beginnt. Personale Grenzen fehlen, die dazu führen, dass Bindungsperson und Kind zu einer Person verschmelzen. Eine gesunde Autonomieentwicklung des Kindes wird dadurch gehemmt oder gar verhindert.[16]

Die soziokulturelle Sicht stellt soziale und kulturelle Faktoren in den Vordergrund. Demnach sind Familienstrukturen, die Kommunikation untereinander, die Konflikte sowie die demographischen Merkmale entscheidend für die psychische Entwicklung eines Menschen. Hier wird die Ansicht vertreten, dass Eltern auf unbewusster Ebene ihre eigenen Glaubenssätze und sozialen Normen an ihre Kinder weitergeben. Kinder lernen durch das sogenannte *Modelllernen*, d. h. sie machen das nach, was sie sehen. Auch in diesem Erklärungsmodell wird den eigenen Kindheitserfahrungen der Eltern eine große Bedeutung zugeschrieben, weil diese ausschlaggebend dafür sind, wie die Eltern die Beziehung zu ihren eigenen Kindern pflegen. Ist ein Elternteil beispielsweise mit Bezugspersonen aufgewachsen, die seine Gefühle nicht ernst nahmen oder belächelten, ist die Wahrscheinlichkeit hoch, dass dieses Elternteil diese Verhaltensweise an das eigene Kind weitergibt. Das kann selbst dann passieren, wenn die nächste Generation bewusst alles anders machen will als die eigenen Eltern. Die Kinder tendieren dann dazu, vor allem in Stresssituationen zu den alten, bekannten Verhaltensmustern zu greifen, die sie von ihren eigenen Bindungspersonen kennen und wiederholen das, was sie eigentlich vermeiden wollten.[17] Man kann also annehmen, dass das soziale Umfeld, soziale Beziehungen und kulturelle Faktoren einen entscheidenden Einfluss auf die Entwicklung, Aufrechterhaltung und Veränderung eines Störungsbildes haben. In psychotherapeutischen Interventionen wird daher eine Veränderung der sozialen und kulturellen Rahmenbedingungen angestrebt, z. B. ein Wechsel der Bezugsgruppe oder des Wohnortes.[18]

Das familiensystemische Erklärungsmodell hat ebenfalls eine interessante Sicht auf die transgenerationale Weitergabe. Hier wird die Familie als dynamisches System betrachtet. Alle Mitglieder einer Familie beeinflussen sich durch ihre Rollen, Erfahrungen, Gedanken, Gefühle und Verhaltensweisen gegenseitig. Eine transgenerationale Weitergabe findet nach der familiensystemischen Ansicht dann statt, wenn bestimmte Muster oder Konflikte, die z. B. durch ein Trauma entstanden sind, nicht angemessen bewältigt wurden und sich somit durch die entstandenen Folgeerscheinungen über Generationen hinweg fortsetzen. Dies zeigte sich vor allem in Familien, die extreme Traumata durchleben mussten, wie z. B. bei Holocaustüberlebenden, Flüchtlingen aus Kriegen oder Familien mit Foltererfahrungen. In vielen Fällen konnten diese Erfahrungen durch mangelnde professionelle Unterstützung nicht ausreichend verarbeitet werden, was sich in einer ungesunden Abhängigkeit der Eltern zu ihren Kindern zeigte. Sie konnten ihre Kinder nicht loslassen, weil sie diese für ihre eigene Stabilisierung brauchten. Dabei ist ein Loslassen der eigenen Kinder notwendig, um deren Autonomieentwicklung nicht zu gefährden.[19]

Die transgenerationale Weitergabe beinhaltet nicht zwangsweise nur traumatische Erfahrungen, die von Generation zu Generation weitergereicht werden. Die Weitergabe kann sich auch auf positive Erfahrungen beziehen, z. B. Stärken und Ressourcen, bestimmte Fähigkeiten oder sogar ein musikalisches Talent. Überlege doch an dieser Stelle einmal, welche positiven Eigenschaften du höchstwahrscheinlich von deinen Ahnen und Ahninnen vererbt bekommen hast.[20]

Warum wir Traumabindungen eingehen

Die Beziehung zu deinen Eltern, aber auch zu deinen Partnern oder Partnerinnen können allesamt Traumabindungen sein. Das sind emotionale Bindungen, die aus zyklischen Mustern von Missbrauch entstehen. Wenn unsere Kindheit chaotisch und unvorhersehbar war, wir körperlich oder emotional vernachlässigt wurden, suchen wir unbewusst im Erwachsenenalter nach Beziehungen, die diese Gefühle, die wir aus unserer Kindheit kennen, reproduzieren: Angst, Schmerz, Trauer, Wut, Sorgen usw. Traumatische Erfahrungen werden immer einen Einfluss darauf haben, in welche Beziehungen du dich im späteren Leben begibst. Menschen, die eine traumatische Kindheit hatten, die geprägt war von Gefühlen geistiger und körperlicher Aktivierung, haben gelernt, dass Gefühle der Angst mit emotionaler Verbundenheit und Sicherheit einhergehen – auch wenn dies in Wirklichkeit nicht der Fall ist.

Wenn deine Kindheit chaotisch war, wurde dein Körper ziemlich schnell süchtig nach diesem Stress, den Achterbahnfahrten der Gefühle, dem Geschrei, der Gewalt oder dem emotionalen Missbrauch. In Anbetracht der traumatischen, stressauslösenden Situationen, denen dein Körper beständig ausgesetzt war, fing dein Verstand an zu glauben, dass dieser Zyklus normal sei. Damit wurde der Startschuss für ein Wechselspiel aus Nähe und Zurückweisung gesetzt, das fester Bestandteil damaliger Bindungen war und immer sein wird, wenn du den Teufelskreis nicht durchbrichst. Du kannst dir den Prozess als eine Art Konditionierung vorstellen – so wie Pawlow seinen Hund trainierte, auf einen Glockenton mit Speichel zu reagieren, verbindest du die toxischen Verhaltensweisen, die alle deine Partner oder Partnerinnen gemeinsam hatten, mit deiner Vorstellung von Liebe, die – wenn wir mal ehrlich sind – nichts mit gesunder, wahrhaftiger Liebe zu tun hat.

Dabei kann es sogar vorkommen, dass du im späteren Leben die Bedrohung sexuell anziehend findest. Das Phänomen sieht man oft bei Frauen, die sich in Gefängnisinsassen verlieben oder gar Beziehungen mit ihnen führen. Diese Menschen entwickeln eine surreale Vorstellung von einem Partner, von dem sie erwarten, dass er sie rettet und glücklich macht, um somit dem Schmerz vom Verlassenwerden, der Scham oder der Ablehnung zu entkommen, den sie damals gespürt haben. Das heißt, sie suchen sich gezielt Partner aus, die ihre Vorstellung von Liebe widerspiegeln, nämlich leere Versprechungen, ein Macho- oder Zicken-Gehabe, extreme Eifersucht und Dominanz bis hin zu Kontrolle oder Gewalt. Die tiefsitzende Sehnsucht nach Kontrolle könnte auch ein Faktor sein, der diese Frauen dazu bringt, Beziehungen mit Gefängnisinsassen einzugehen. Sie können dank der Inhaftierung die Kontrolle über ihre Partner bewahren. Letztendlich können diese Frauen als Retterinnen dastehen, die ihren Männern durch die schwere Zeit helfen und alles für sie tun. Häufig ist es jedoch so, dass vielleicht eine körperliche Intimität die Beziehung prägt, doch eine tiefe, emotionale Verbindung zueinander, die sie sich sehnlichst wünschen, ausbleibt. Wie du anhand dieses Beispiels sehen kannst, versucht dein Verstand dich vor unangenehmen Gefühlen zu schützen und dich in deiner Komfortzone zu halten. Alles, was vorhersehbar ist, fühlt sich für dich sicher an, und wenn du es gewohnt bist, dass sich deine Beziehungen auszeichnen durch emotionale oder physische Gewalt, dann fühlt sich das paradoxerweise für dich sicher und vorhersehbar an.

Traumabindungen sind eine regelrechte Sucht und können so zerstörerisch sein, wie jede andere Sucht es auch ist.

Wirkliche Heilung ist nur möglich, wenn du dich dem Gedanken öffnest, dass du eventuell mitten in einer Traumabindung feststeckst oder damals festgesteckt hast. Suche die Schuld nicht bei dir oder verurteile dich für deine »Fehler«, denn du hast es – bis jetzt – nicht besser gewusst. Um zu verstehen, wie du aus diesem Zyklus ausbrechen kannst, ist es wichtig, dass du Klarheit darüber erlangst, wo deine Traumabindungen liegen und wie deine Kindheitsverletzungen deine Beziehungen im Hier und Jetzt beeinflussen.

Begibst du dich immer wieder in toxische Beziehungen, kann es vorkommen, dass du früher oder spater körperliche Beschwerden spüren wirst. Toxische Beziehungsmuster sind purer Stress für unseren Körper und Geist. Von daher ist es kein Wunder, dass so viele Menschen unter psychosomatischen Beschwerden leiden, für die es keine organische Ursache gibt. Dazu gehören u. a.:

- Verdauungsprobleme
- Schlafstörungen
- Schwindel
- Konzentrationsschwierigkeiten
- Bluthochdruck etc.

Die Forschung ist sich einig: Menschen, die ihre Traumata nicht verarbeiten, sind krankheitsanfälliger und sterben früher. Sobald du eine Situation als bedrohlich wahrnimmst, reagiert dein Körper ganz automatisch mit Stresssymptomen. Und in Stresssituationen ist es wiederum normal, in alte Verhaltensmuster zu rutschen. Hast du jemals erlebt, dass du unter dem Einfluss von Stress eine logische, planvolle und rationale Entscheidung getroffen hast? Wahrscheinlich beantwortest du diese Frage mit »Nein«. Das klingt nun so, als würde unser Körper unserer Selbstentwicklung im Weg stehen. Doch so ist es nicht. Wenn du aus dem Autopiloten-Modus aussteigen möchtest, kannst du lernen, dein Gehirn neu zu programmieren und einen sicheren Ort zu finden. Wie du das schaffst, erfährst du im zweiten Teil des Buches (ab S. 132).

Die Tiefen der Co-Abhängigkeit

Eine der wesentlichen Folgen unseres Lebens mit konditionierten Traumareaktionen ist die Co-Abhängigkeit. Ursprünglich wurde der Begriff Co-Abhängigkeit verwendet, wenn eine Beziehung zu einem alkoholabhängigen Partner oder Partnerin bestand. Heutzutage wird der Begriff weiter gefasst. Inzwischen versteht man darunter den Prozess, in dem ein Mensch durch eine andere Person mittels falscher Glaubensmuster und Erwartungen kontrolliert wird. Co-abhängige Menschen leiten ihren Selbstwert daraus ab, wie andere sie behandeln. Werden sie gut behandelt, fühlen sie sich akzeptiert und liebenswert. Werden sie jedoch schlecht behandelt, sind sie automatisch der Überzeugung, dass mit ihnen etwas nicht stimmen muss. Daraus entsteht nicht selten ein People-Pleasing-Verhalten, durch das eine co-abhängige Person sich für das Wohlergehen des Partners oder der Partnerin verantwortlich fühlt und stets die Schuld auf sich nimmt.

Co-abhängige Menschen zeigen ein stark ausgeprägtes Kontrollverhalten, das sich durch Wut, Vorwürfe, Anklagen, Schmollen, eine übergroße Anpassungsbereitschaft, Moralpredigten oder auch Übermuttern äußert. All diese Verhaltensweisen haben ihren Ursprung oft in einer tiefsitzenden Co-Abhängigkeit und der Überzeugung, kontrollieren zu können, was andere über sie denken. Das wiederum definiert, wie liebenswert sie selbst sind. Vor allem wird dies in Liebesbeziehungen deutlich. Sobald dein Partner oder deine Partnerin schlechte Laune hat, flüstert dir ein Teufelchen auf der Schulter ein, dass du etwas falsch gemacht hast. Wenn das in deiner Beziehung öfters passiert, lohnt es sich nachzuforschen, ob du zum einen der Überzeugung bist, dass du verantwortlich für die Gefühle deines Gegenübers bist, und zum anderen, ob du glaubst, dass andere Menschen dich glücklich oder unglücklich machen können, je nachdem, wie sie sich dir gegenüber verhalten?

Die meisten von uns sind co-abhängig, ohne es zu wissen.

Nach Ansicht des Psychologen John Bradshaw, einem der Begründer der Inneren-Kind-Arbeit, geht Co-Abhängigkeit auf eine krankhafte Scham in der Kindheit zurück. Co-Abhängigkeit entsteht ihm zufolge, wenn ein Kind das Gefühl verinnerlicht, fehlerhaft, nicht liebenswert oder minderwertig zu sein. Durch diese Schädigung, die meist schon in der frühen Kindheit entsteht, verliert der Mensch den Kontakt zu seinem wahren Selbst. Kinder, die gelernt haben, dass ihr wahres Selbst nicht liebenswert ist, verbinden Gefühle wie Furcht, Wut, Kummer oder sogar Freude mit einem Gefühl der Scham. Kinder mit einem verletzten Inneren Kind wachsen mit Eltern auf, die in Wirklichkeit erwachsene Kinder sind, die nicht gelernt haben, mit schwierigen Gefühlen umzugehen. Sie reagieren daher schnell frustriert, wütend und beschämen ihr Kind, sobald es die Emotionen zeigt, die die Eltern selbst an sich ablehnen. Diese Scham kann sich in den verschiedensten Situationen äußern, z. B. wenn das Kind Hilfe braucht, wenn es nach Trost, Nähe oder Zuneigung sucht oder wenn es wütend über eine Ungerechtigkeit ist, die ihm widerfahren ist. Ganz gleich, wie die Situation aussieht, diese Kinder werden dafür beschämt, dass sie ihre wahren Gefühle zeigen. Wenn wir so heranwachsen, suchen wir nach Dingen, die unseren Schmerz betäuben können. Wir entwickeln Abwehrmechanismen, die wir einsetzen, sobald die Realität unerträglich wird. Typische Beispiele für solche Abwehrmechanismen sind Verleugnung, Verdrängung, Abspaltung, Projektion, Konversion oder Verkleinerung.[21] [22] Diese Abwehrmechanismen können in der Praxis wie folgt aussehen:

- Verleugnung: »Das passiert nicht wirklich.«
- Verdrängung: »Das ist überhaupt nicht passiert.«
- Abspaltung: »Ich habe vergessen, was eigentlich passiert ist.«
- Projektion: »Das ist dir passiert, nicht mir.«
- Konversion: »Wenn ich das Gefühl habe, dass so etwas

passiert, stürze ich mich in süchtig-machende Aktivitäten, z. B. Sex oder Essen.«
- Verkleinerung: »Das, was passiert ist, war gar nicht so schlimm.«

Es wird dich nicht überraschen, wenn ich dir sage, dass zwei Co-Abhängige häufig auf magische Weise zueinander finden und eine Beziehung eingehen. Diese Art von Beziehung ist gekennzeichnet von der Sucht nach Bestätigung sowie einer Reihe von anderen Süchten, wie nach Alkohol, Sex, Arbeit oder Geld. Beide Partner sind dann so fokussiert darauf, die Liebe und Anerkennung des anderen zu bekommen, dass die ganze Beziehung sich durch ständig abwechselnde Hochs und Tiefs auszeichnet. Häufig findet man in co-abhängigen Beziehungen auf beiden Seiten einen stark ausgeprägten Kontrolldrang, meist mit der Absicht, Liebe und Bestätigung des Partners zu erhalten. Dieser Kontrolldrang kann offen oder versteckt sein, je nachdem, welche Strategie beim jeweiligen Partner anspringt.

Auch die Eltern-Kind-Beziehung bleibt nicht von der Co-Abhängigkeit verschont. Co-abhängige Eltern nutzen bewusst oder unbewusst Strategien, um bei ihren Kindern Schuldgefühle auszulösen. Sie betonen beispielsweise immer wieder, wie viel sie für die Familie tun und wie sehr sie unter ihrem Lebensstil (als Hausfrau oder Hausmann) leiden. Dem Kind werden Vorwürfe gemacht, dass seine Eltern wegen ihm den geliebten Job kündigen mussten oder keine Zeit mehr für Dinge haben, die ihnen Spaß machen. Sie versuchen mit aller Kraft, ihren Kindern (oder auch anderen Familienangehörigen) mitzuteilen, dass sich ihr Leben manchmal wie eine große Last für sie anfühlt. Die einzige Art und Weise, die sie kennen, um Liebe und Anerkennung von ihrer Familie zu bekommen, ist, alle daran zu erinnern, wie schlecht es ihnen geht. Persönliche Pläne von Familienangehörigen können in co-abhängigen Eltern starke Eifersuchtsgefühle oder Gefühle von Scham und Reue auslösen, die sich auf tiefsitzende Ängste gründen, wie z. B. die Angst vor dem Verlassenwerden. Diese Ängste sitzen oft noch tief im Unterbewusstsein von co-abhängigen Eltern. Die Folge: Kinder von co-abhängigen Eltern entwickeln so das Gefühl, dass sie für die Gefühle ihrer Eltern (oder auch von allen anderen um sie herum) verantwortlich seien.

Bindungsstile – So prägt uns die Beziehung zu unseren Bezugspersonen

Die Bindungsstile, die wir in unserer Kindheit entwickeln, können ziemlich genau vorhersagen, in welchen Beziehungsdynamiken wir uns im Erwachsenenalter befinden werden. Die Bindungstheorie des Psychoanalytikers John Bowlby geht davon aus, dass jeder Mensch das Bedürfnis hat, enge und bedeutungsvolle Beziehungen zu seinen Mitmenschen aufzubauen. Die Entwicklungspsychologin Mary Ainsworth war begeistert von Bowlbys Arbeit und erforschte unter seiner Aufsicht das Bindungsverhalten von kleinen Kindern zu ihren Müttern im berühmten »Fremde-Situations-Test«, aus dem sich vier unterschiedliche Bindungsstile herauskristallisierten.

Der »Fremde-Situations-Test« lief wie folgt ab: Die Mütter hielten sich mit ihren Kindern zunächst allein in einem unbekannten Raum auf, in dem das Kind nach Belieben spielen konnte. Als nächstes betrat eine unbekannte Person den Raum und spielte ein wenig mit dem Kind. Die Mutter wurde nun angeleitet, den Raum kurz zu verlassen, dann aber gleich wiederzukommen. Im letzten Schritt sollte die Mutter den Raum erneut verlassen, während die fremde Person beim Kind blieb. Nun wurde beobachtet, wie die Kinder sich während und nach der Trennung verhielten. Anhand der unterschiedlichen Reaktionen und des Explorationsverhaltens (z. B. spielen, neugierig entdecken etc.) der Kinder wurden vier verschiedene Bindungsstile beurteilt.

Die sichere Bindung: Die sichere Bindung ist das, was alle Menschen anstreben sollten. Sie bietet dem Kind einen sicheren Hafen. Kinder mit diesem Bindungsstil zeigten sich im Experiment zunächst aufgebracht, als die Mutter den Raum verließ, waren sichtlich erleichtert, als die Mutter wieder zurückkam und wendeten sich wieder dem Spielen zu. Bindungs- und Explorationsverhalten wechseln sich ab und sind beide gut ausgeprägt. Die Kinder mit einer sicheren Bindung wissen, dass ihre Bezugsperson wieder zurückkommt und ihnen Trost spendet und Hilfe bietet. Sie nehmen ihre Bezugsperson als verlässlich und vorhersehbar wahr, können ihre Gefühle ausdrücken und entdecken neugierig ihre Umwelt. Die sichere Bindung ist also der Idealfall und bietet eine optimale Voraussetzung für eine gesunde psychische Entwicklung des Kindes.

Die unsicher-ambivalente Bindung: Dieser Bindungstyp zeigte im Experiment keine Balance zwischen Bindungs- und Explorationsverhalten. Diese Kinder wirkten stark verunsichert von der Abwesenheit ihrer Mutter und begannen, extrem zu klammern. Selbst als die Mutter wiederkam, konnten diese Kinder sich nicht beruhigen. Sie verhielten sich ängstlich, aggressiv oder suchten die Nähe ihrer Mutter. Kinder mit einer unsicher-ambivalenten Bindung nehmen ihre Bezugsperson als unzuverlässig wahr. Das Nähebedürfnis des Kindes und die Aufmerksamkeit der Elternfigur klaffen weit auseinander. Das Kind zeigt sich unsicher, da es nie weiß, wie seine Bezugsperson auf seine Gefühle reagieren wird. Nicht nur die Situation selbst, sondern auch die Bezugsperson lösen beim Kind enormen Stress aus, weshalb sich das Kind auch nach der Rückkehr der Mutter nicht beruhigen ließ.

Die unsicher-vermeidende Bindung: Die unsicher-vermeidend-gebundenen Kinder zeigen im Gegensatz zum vorherigen Bindungstyp kaum eine Reaktion auf die Trennung zur Mutter. Sie spielten im Experiment einfach weiter, wirkten nach außen zwar selbstbewusst und ruhig, standen innerlich aber enorm unter Stress – nur zeigten sie diese Gefühle nicht. Auch hier wird die Bezugsperson als unzuverlässig wahrgenommen, die nicht ausreichend auf die Bedürfnisse des Kindes eingehen und die Gefühle des Kindes nicht adäquat spiegeln kann. Die Kinder haben gelernt, dass sie von ihrer Elternfigur keinen Trost oder Nähe erwarten können und passen daher »auf sich selbst« auf.

Die desorganisierte Bindung: Die desorganisiert-gebundenen Kinder reagierten im Experiment sehr widersprüchlich. Egal ob sich die Mutter im Raum oder außerhalb befand, die Kinder zeigten sich überfordert, was sich in Form von Stimmungsschwankungen, Aggressionen oder gar einem Fehlen von jeglichen Gefühlsausdrücken bemerkbar machte. Außerdem zeigten sie kaum bis gar kein Explorationsverhalten, das heißt, sie hatten nur wenig Interesse am Spielzeug. Ainsworth konnte einen Zusammenhang zwischen traumatischen Erlebnissen in den ersten Lebensmonaten und der desorganisierten Bindung feststellen. Die Bezugsperson wird von den Kindern meist als bedrohlich wahrgenommen. Andererseits kann diese Art von Bindung auch bei Heimkindern vorkommen, die keine feste Bezugsperson haben. In fast allen Fällen der desorganisierten Bindung entwickelten sich psychische Störungen. Erstaunlicherweise konnte herausgefunden werden, dass bereits eine einzelne Traumatisierung eines Elternteils ausreicht, um diesen Bindungsstil beim Kind zu verursachen.[23]

Es gibt zahlreiche Risiko- und Schutzfaktoren für die Entwicklung eines Kindes. Bowlby entwickelte die Bindungstheorie, die besagt, dass die Beziehung zwischen Bezugsperson und Kind nur mit einer sicheren, emotionalen Basis die optimalen Voraussetzungen für eine emotionale Stabilität und die gesunde, psychische Entwicklung des Kindes bietet. Bereits in den 1940er Jahren beschäftige sich Bowlby mit den Auswirkungen traumatischer Erfahrungen auf die kindliche

Entwicklung. Der Zusammenhang zwischen Traumaerfahrungen als Risikofaktor für die Entwicklung psychischer Störungen sowie Bindungsstörungen war Teil seiner Forschung. Beides wurde durch zahlreiche Längsschnittstudien belegt. Demnach konnte gezeigt werden, dass eine sichere Bindung – trotz einer traumatischen Erfahrung – ein Schutzfaktor für eine gesunde psychische Entwicklung sein kann. Dagegen stellt eine unsichere Bindung einen Risikofaktor für eine höhere psychische Verletzbarkeit dar.

Besonders in unseren ersten Lebensjahren spielt die Bindung zu unseren Bezugspersonen eine wichtige Rolle. Eine feinfühlige und verlässliche Erziehung vermittelt dem Kind: »Du bist in Sicherheit. Um dich wird sich gesorgt und gekümmert.«

Die Bindung zu unseren Bezugspersonen kann also einen enormen Einfluss auf unsere psychische Gesundheit haben und entweder ein Schutz- oder Risikofaktor sein, je nachdem, in welchem Umfeld wir aufwachsen. Zeigt ein Kind ein gestörtes Bindungsverhalten, etwa durch extremes Klammern, panische Angst oder psychosomatische Symptombildung, kann dies ein Zeichen für ein traumatisches Erlebnis sein. In psychotherapeutischen Sitzungen berichteten Patienten und Patientinnen in diesem Zusammenhang auffällig häufig von emotionaler oder körperlicher Misshandlung durch ihre Bezugspersonen sowie von traumatischen Trennungs- oder Verlusterlebnissen. Auch hier gilt: Trauma kann eine, muss aber keine mögliche Ursache für die oben genannten Verhaltensweisen sein, die nicht »der Norm« entsprechen. Das muss selbstverständlich immer individuell abgeklärt werden.

Selbst wenn du dich in einem unsicheren Bindungsstil befindest, heißt das nicht, dass es dein ganzes Leben so bleiben wird.

Es gibt bereits einige Untersuchungen, die zeigen konnten, dass sich der Bindungsstil eines Menschen im Laufe seines Lebens ändern kann. Aus einem unsicheren Bindungsstil kann also mit viel Arbeit und Willenskraft ein sicherer Bindungsstil werden.

Die Auswirkungen des Bindungsstils auf unsere Beziehungen

Du weißt nun, dass dein Bindungsstil bestimmen kann, mit wem du eine Beziehung eingehst und von welchen Menschen du dich angezogen fühlst. Meistens ist es sogar so, dass Menschen mit einem unsicheren Bindungsstil unbewusst einen Partner oder eine Partnerin suchen, der oder die ebenfalls einen unsicheren Bindungsstil hat. Das Gleiche gilt auch für die sicher gebundenen Menschen, obwohl Ausnahmen die Regel bestätigen.

Sicher gebundene Menschen haben keine Probleme, die Nähe einer anderen Person zu suchen und anzunehmen. Es zeigte sich, dass ein sicherer Bindungsstil mit stabilen und langjährigen Beziehungen in Zusammenhang steht. Sicher gebundene Menschen erweisen sich außerdem als resilient und gehen in der Regel mit einer positiven Einstellung durchs Leben.

Der unsicher-vermeidende Bindungsstil zeigt im Erwachsenenalter große Probleme im Aufbau und in der Aufrechterhaltung von Beziehungen. Ihnen fehlt es an einem grundsätzlichen Urvertrauen, weshalb sie Nähe und Intimität nur schwer zulassen können. Sie betonen stets ihre Unabhängigkeit und sind anderen Menschen gegenüber eher misstrauisch. Unsicher-vermeidend gebundene Menschen neigen dazu, ihre Bedürfnisse nach Nähe und Sexualität mit übermäßiger Arbeit zu kompensieren. Jedoch können sie diese Bedürfnisse nicht dauerhaft unterdrücken. Oft suchen sie sich One-Night-Stands, um das Bedürfnis nach Nähe zumindest kurzfristig zu stillen, meiden aber innige und vertraute Beziehungen, da sie der Überzeugung sind, niemandem vertrauen zu können.

Unsicher-ambivalent gebundene Menschen verhalten sich gegensätzlich zu den unsicher-vermeidend-gebundenen Menschen. Sie berichten häufig von intensiven Beziehungen mit wechselnden Hochs und Tiefs und Eifersucht, sind demnach also durchaus in der Lage, innige Beziehungen zu anderen Menschen aufzubauen. Sie sorgen sich jedoch ständig darum, von anderen nicht (genug) geliebt zu werden. Sobald eine Person sich distanziert, fühlen sie sich überfordert und fragen direkt, was los sei. Sie reagieren sehr sensibel, verstärken ihre Bemühungen nach Nähe noch weiter. Der Gedanke, verlassen zu werden, macht ihnen große Angst. Von Außenstehenden werden diese Menschen als sehr anhänglich und unterwerfend wahrgenommen. Im Gegensatz zum vorherigen unsicheren Bindungsstil haben diese Menschen meist ein sehr schlechtes Selbstbild, während andere Menschen von ihnen nahezu idealisiert werden.

Desorganisiert gebundene Menschen sind seit ihrer Kindheit mit den eigenen Gefühlen überfordert. Dieses Muster zieht sich auch durch ihre Beziehungen, welche von heftigen Gefühlsausbrüchen und emotionalen Hochs und Tiefs geprägt sind – frei nach dem Motto: »Ich liebe dich. Aber ich hasse dich auch.« Meist haben sie bereits Schwierigkeiten damit, eine Beziehung über längere Zeit aufrecht zu erhalten. Ein Partner oder Partnerin kann zwar Bindungsverhalten auslösen, gleichzeitig aber auch eine Bedrohung darstellen.

Woran erkenne ich, ob es sich um ein Trauma handelt?

Du fragst dich nun vielleicht, ob bei dir ein Trauma vorliegt – und wie du es erkennst. Wir rekapitulieren: Der Begriff Trauma ist ein Ausdruck für seelische und/oder körperliche Verletzungen. Ob ein Mensch eine Traumafolgestörung entwickelt, hängt von verschiedenen Faktoren ab. Wie du bereits weißt, reagieren Menschen unterschiedlich auf Stresssituationen. Darunter fallen auch traumatische Situationen. Die unterschiedlichen Reaktionen haben wir bereits im vorherigen Kapitel kennengelernt. Doch was passiert nach einem traumatischen Erlebnis? Was entscheidet darüber, ob sich eine Traumafolgestörung entwickelt oder nicht?

Die Forschung hat bewiesen, dass das Erbgut, familiäre Dynamiken und Kindheitserfahrungen ausschlaggebend dafür sind, wie jemand auf ein traumatisches Ereignis reagiert und ob er psychische Folgeschäden davontragen wird.

Eine sichere Bindung zu unseren Eltern, eine harmonische Kindheit und die Möglichkeit zur Entwicklung der Selbstwirksamkeit gehören zu den wichtigsten Faktoren, die die Resilienz eines Menschen fördern. Dagegen sind eine unsichere Bindung, Gewalterfahrungen oder eine lieblose Kindheit, aber auch Faktoren wie Armut und Vernachlässigung Prädikatoren für eine geringe Resilienz. Wie du siehst, hat die Verbindung zu unserer Familie einen enormen Einfluss darauf, wie stark unsere psychische Widerstandskraft sein wird.

Oft verbindet die Wissenschaft ein Trauma mit extremen Ausnahmesituationen, wie z. B. Krieg, Gewalt, Missbrauch, Folter, Naturkatastrophen etc. Du denkst wahrscheinlich auch sofort an diese Dinge, wenn du den Begriff »Trauma« hörst. Das ist auch richtig so. Jedoch können noch viele andere Situationen für einen Menschen traumatisch sein, wie z. B. eine plötzliche Kündigung, eine Fehlgeburt, der Verlust eines geliebten Menschen, das Ende einer langjährigen Beziehung usw. Und bei Kindern sind es sogar noch harmloser wirkende Dinge, die sie in einen Ausnahmezustand versetzen können.

Kinderaugen sehen Dinge anders.

Für viele Menschen klingt es nach wie vor absurd, wenn ich bei den Thematiken, die ich in meinen Videos auf Instagram und TikTok darstelle, von traumatischen Erziehungserfahrungen spreche. »Mir hat das auch nicht geschadet.« oder »Aus mir ist trotzdem was geworden.« lese ich dann häufig. Diese Menschen blicken allerdings als Erwachsene auf ihre Kindheitserinnerungen zurück. Erwachsene interpretieren Situationen aus einer viel logischeren oder gar pragmatischen, reiferen Perspektive mit einem komplett ausgebildeten Verstand (hoffe ich zumindest). Ein Kind tut dies nicht. Die stille Bestrafung zum Beispiel, sprich Eltern, die tage- oder sogar wochenlang nicht mehr mit ihrem Kind sprechen als Form der Bestrafung, kann einen bleibenden Schaden bei einem Kind hinterlassen und als traumatisch erlebt werden. Ein Vater, der seinem Kind nur Aufmerksamkeit schenkt, wenn er betrunken ist, oder eine Mutter, die regelmäßig Wutausbrüche bekommt, weil sie mit ihrer Situation völlig überfordert ist, können den sicheren Hafen, den Eltern eigentlich für ein Kind bieten sollten, zerstören. Solche Situationen, vor allem wenn diese wiederholt auftreten, können tiefe Wunden in einer Kinderseele hinterlassen und das ganze Leben eines Menschen beeinflussen.

Ein Sturz vom Klettergerüst mit einem gebrochenen Arm als Folge wird wissenschaftlich gesehen nicht als »Trauma« gesehen. Für dich als Kind kann dieses Ereignis dennoch als traumatisch erlebt werden, insbesondere dann, wenn du in diesem Moment nicht ausreichend Unterstützung von deinen Bezugspersonen erhalten hast. Daraus können sich schädliche Glaubenssätze, wie z. B. »Von meiner Mutter/meinem Vater kann ich keine Hilfe erwarten«, entwickeln. Dies könnte zur Folge haben, dass du dich bei zukünftigen Wehwehchen mehr und mehr zurückziehst und nicht den Trost und die Unterstützung deiner Bezugsperson suchst, aus Angst, wieder enttäuscht zu werden.

Was definiert denn nun die Wissenschaft als »Trauma«? Man spricht von einer *akuten Belastungssituation*, wenn

Symptome wie Betrübtheit, starke Gefühlsschwankungen und starker körperlicher Stress unmittelbar nach dem Trauma auftreten. Diese Symptome halten meist nicht sehr lange an und der Betroffene kommt langsam wieder zu Sinnen. Sind Betroffene jedoch nicht in der Lage, das Ereignis zu verarbeiten, kann sich eine Posttraumatische Belastungsstörung (PTBS) entwickeln. Typische Symptome hierfür sind z. B. Flashbacks (sich aufdrängende Erinnerungen an das Ereignis), Alpträume, emotionale Taubheit, aber auch häufige Wutausbrüche sowie ein ausgeprägtes Vermeidungsverhalten von Dingen und Situationen, die an das traumatische Ereignis erinnern.

Generell wird zwischen zwei Arten von Trauma unterschieden: Typ-I-Traumata sind jene, die einmalig aufgetreten sind, z. B. das Erleben eines Tsunami. Typ-II-Traumata sind dagegen jene, die mehrmalig aufgetreten sind. Typ-II-Traumata sind besonders schwerwiegend, da sich dadurch eine Komplexe PTBS entwickeln kann. Dies ist häufig der Fall, wenn Betroffene jahrelang durch eine nahestehende Bezugsperson (sexuell) missbraucht worden sind. Es ist nicht nur ein enormer Vertrauensbruch für das Kind, sondern versetzt es auch in ein Dilemma: Es ist hin und her gerissen zwischen der Liebe zu dieser Person und dem Hass für das, was ihm angetan wurde. Komplex traumatisierte Menschen erinnern sich meist nur diffus an ihre Traumatisierungen, entwickeln stark ausgeprägte dysfunktionale Überzeugungen von sich und der Welt. Sie zeigen außerdem eine erhöhte Dissoziationstendenz, d. h. sie »driften« ab, sind körperlich, aber nicht psychisch anwesend. Im schlimmsten Fall kann sich durch jahrelangen Missbrauch (und andere schreckliche Dinge) in der frühen Kindheit eine Dissoziative Identitätsstörung entwickeln. Viele kennen diese psychische Störung vielleicht noch als »Multiple Persönlichkeitsstörung«. Dieses Störungsbild zeichnet sich dadurch aus, dass sich die Persönlichkeit eines Menschen in verschiedene Teile aufgespaltet hat. Das bedeutet konkret: Betroffene haben nicht nur eine Persönlichkeit (wie nicht-traumatisierte Menschen), sondern mindestens zwei – in den meisten Fällen sind es aber deutlich mehr.

Ob bei dir eine Traumafolgestörung vorliegt, kann nur ein/-e Psychotherapeut/-in, Psychiater oder Psychiaterin feststellen. Lass dich hierzu bitte professionell beraten und behandeln.

Von Wunden zu Wundern – Wege zur Heilung

Niemand kann die schrecklichen Erlebnisse, die einem Menschen passieren, rückgängig machen. Was geschehen ist, ist geschehen und kann nicht mehr verändert werden. Was du jedoch aktiv verändern kannst, sind die Spuren in deiner Seele und deinem Körper, die dein Trauma hinterlassen hat. Du kannst dieses beklemmende Gefühl in der Brust, die ständige Angst vor Gefahren, vor Kontrollverlust, vor Zurückweisungen, die Alpträume oder Flashbacks und das ständige Auf-der-Hut-Sein ändern. Solange wir alte Traumata nicht aufarbeiten und die Verletzungen weiter in uns tragen, bleiben unser Körper und Geist in der Vergangenheit stecken. Dein Herz wird sich erst öffnen können, wenn du genau hinschaust und in der Verletzung die Antwort für deine jetzigen Probleme findest.

Wenn Heilung gelungen ist, heißt das nicht, dass es die Verletzung nie gab. Aber es bedeutet, dass die Verletzung dein Leben nicht weiter bestimmt.

Alles, was du brauchst, um zu heilen, steckt bereits in dir. Im Grunde genommen besitzt jeder Mensch neben seinen

Grundbedürfnissen wie Nahrung, Liebe und Obdach weitere Bedürfnisse, die noch viel komplexer und facettenreicher sind. Jeder Mensch möchte gesehen, gehört und beachtet werden und tief im Innern einfach er selbst sein. Wir sehnen uns nach Kompetenz, Sicherheit, Abhängigkeit, Macht, Autonomie und vielen weiteren Dingen. Leider machen es uns gesellschaftliche Erwartungen und Normen nahezu unmöglich, immer und überall wir selbst zu sein und all unsere Bedürfnisse oder die unserer Kinder immer zu erfüllen.

Mach dir keine Sorgen, falls du nun fürchtest, dass du und deine Kinder dadurch möglicherweise eine schlechte Bindung haben könnten. Kein Elternteil der Welt kann immer und überall voll und ganz auf alle körperlichen, emotionalen und spirituellen Bedürfnisse seines Kindes eingehen. Es gibt keine idealen oder perfekten Eltern. Erst wenn Kinder über einen längeren Zeitraum und wiederholt nicht gesehen, gehört und wertgeschätzt werden, entwickeln sie Grundüberzeugungen, die sie – im schlimmsten Fall – das ganze Leben lang mit sich herumschleppen. Solche Überzeugungen kommen dir vielleicht bekannt vor:

- Ich bin wertlos.
- Ich habe es nicht verdient, geliebt zu werden.
- Liebe muss man sich verdienen.
- Das Leben ist kein Wunschkonzert.
- Erst die Arbeit, dann das Vergnügen.
- Nur erfolgreich bin ich ein wertvoller Mensch

Wenn du schädliche Glaubenssätze in dir trägst, ist das ein Zeichen dafür, dass dir als Kind ein bestimmter Aspekt vorenthalten wurde, den du für eine gesunde emotionale Entwicklung gebraucht hättest. Häufig kommt es vor, dass sich bestimmte innere Anteile dann stärker entwickeln als andere, je nachdem, wofür du von deiner Bezugsperson besonders gelobt wurdest.

Sobald Menschen von Heilung hören, erhoffen sie sich ein Wundermittel, mit dem sie ihre Traumata lösen und in ein besseres, glücklicheres Leben gehen können. Diese Sehnsucht entsteht aus dem tiefen Wunsch, die Last der alten Geschichten endlich loszuwerden. Das ist vollkommen verständlich. Die meisten von uns leiden mehrere Jahrzehnte und können die Ursache für ihre psychischen (oder auch körperlichen) Probleme nicht finden. Andere haben das Gefühl, dass sie feststecken, dass sie nicht für sich selbst, sondern für alle anderen leben oder dass sie in einem Hamsterrad laufen, aus dem sie nicht aussteigen können, egal wie sehr sie es versuchen.

Um zu verstehen, wie wir unsere alten Wunden heilen können, müssen wir zunächst einen Schritt in unser Innenleben wagen. Ich ermutige dich, diesen Schritt zu gehen, auch wenn es nicht einfach wird. Meistens bekommen wir Einblicke in unser Inneres, wenn wir am wenigsten damit rechnen. Viele haben nach wie vor die Wunschvorstellung, dass sie zu ihrem »wahren Ich« gelangen, wenn sie nur lange genug am Strand sitzen, dem Wellenrauschen zuhören und meditieren. Das Verrückte ist: Wir brauchen nicht einmal in den Flieger steigen und irgendwo hinfliegen, um uns selbst richtig kennenzulernen. Alles, was du brauchst, um zu heilen, steckt bereits in dir. Dennoch kann sich dein Weg zur Heilung sehr einsam anfühlen. Vielleicht wirst du sogar den Wunsch verspüren, aufzugeben und dein altes Leben weiterzuleben. Solche Gefühle sind normal, denn dein Weg zur Heilung ist etwas komplett Neues für dich, und alles Neue fühlt sich erstmal beängstigend an. Wichtig ist es, nicht aufzugeben und dranzubleiben. Es wird sich lohnen, das verspreche ich dir!

Wie Kinder versuchen zu heilen

Eigentlich sind wir einfach gestrickt: Wir handeln, um ein Bedürfnis (oder mehrere Bedürfnisse) zu befriedigen und

Unerwünschtes zu vermeiden. Doch manchmal wird es doch etwas komplizierter. Wenn wir in unserer Vergangenheit häufig verletzt wurden, versuchen wir uns vor erneuter Verletzung zu schützen, indem wir uns auf eine Weise verhalten, die unserem eigentlichen Bedürfnis entgegengesetzt ist. Man spricht hier auch von »Inkongruenz«. Negative Erfahrungen können also dazu führen, dass wir ein Verhalten zeigen, das nicht zu dem passt, was wir eigentlich brauchen.

Wenn wir als Kind mit emotional abwesenden Eltern aufgewachsen sind, kann es passieren, dass wir den Wunsch nach Nähe als Erwachsene blockieren und keine Beziehungen eingehen, aus Angst, wieder enttäuscht zu werden. Doch wenn wir noch ein Kind sind, tun wir alles, um dieses Bedürfnis doch noch zu stillen. Wir verbiegen uns, schlüpfen in eine Rolle und verhalten uns so, wie wir von unseren Bezugspersonen gern gesehen werden wollen, um von ihnen Liebe, Lob und Anerkennung zu bekommen. Wenn man sich den Umgang von Eltern mit ihren Kindern genauer anschaut, offenbaren sich deren unerfüllte (und häufig auch unbewusste) Sehnsüchte und Bedürfnisse. Die Psychotherapeutin Sabine Lück, die sich auf die Therapie von transgenerationaler Weitergabe spezialisiert hat, spricht von einem sogenannten »Auftrag« oder »Treuevertrag«, der zwischen Eltern und Kind abgeschlossen wird. Ein Kind entwickelt ein tiefes Gespür und unbewusstes Wissen, welche Bedürfnisse seiner Bezugspersonen ungestillt sind und verhält sich dementsprechend. Es gibt viele verschiedene Heilungswege, die ein Kind wählt, um ein ungestilltes Bedürfnis zu befriedigen. Lück spricht von fünf Heilungswegen, die ich in diesem Kapitel kurz zusammenfassen möchte.

- *Heilungsweg I: Das Kind als Spiegelbild des (un-)versorgten Inneren Kindes der Mutter oder des Vaters* Eine Mutter, die in der frühen Kindheit den Verlust eines Elternteils erleiden musste und nicht verarbeiten konnte, kann den unausgesprochenen Auftrag an ihr Kind weitergeben, dass es sich nicht trennen darf, sonst gehe es der Mutter schlecht. Das wiederum spürt das Kind und kann daraus eine Trennungsangst entwickeln, die erst gelöst werden kann, wenn die Mutter den eigenen Trennungsschmerz aus der Kindheit heilt und lernt, ihr Kind loszulassen. Dieser Heilungsweg beruht auf dem psychodynamischen Erklärungsmodell der transgenerationalen Weitergabe. Durch projektive Identifizierung gelangen unverarbeitete Themen – um genauer zu sein sind es abgespaltene Anteile der Eltern – zu ihren Kindern. Durch diesen Auftrag, den das Kind erhält, stellt es sich seinem verletzten Elternteil als Inneres Kind zur Verfügung und verhält sich so, wie es die verletzte Mutter als Kind gern getan hätte, aus verschiedenen Gründen aber nicht tun konnte oder durfte.

- *Heilungsweg II: Sich selbst Eltern sein, um nicht zur Last zu fallen* Diesen Heilungsweg sieht man oft bei Kindern, die mit Eltern aufwachsen, die in ihrer Elternrolle sehr belastet und überfordert sind. Manche Eltern sprechen dies direkt aus und zeigen ihrem Kind, dass es selbst für sich sorgen muss, weil sie selbst dazu nicht in der Lage sind. Andere tun dies auf dem indirekten Weg. Nehmen wir an, ein Sohn wächst mit einem chronisch kranken Geschwisterchen auf, welches die ganze Fürsorge, Zeit und Liebe der Eltern erhält. Das Geschwisterkind ist sogar so krank, dass es ohne die Betreuung der Eltern und Ärzte schlichtweg nicht überleben würde. Der Sohn blieb zum Glück verschont und war zumindest körperlich kerngesund. Er war stets der Sonnenschein der Familie, machte Faxen und zeigte sich nie betrübt. Es schien so, als wäre mit ihm immer alles in Ordnung. »Der Sohnemann macht das alles schon ganz gut allein!«, sagte sein Papa stets stolz. Doch als der Sonnenschein der Familie zu einem

Teenager heranwuchs, begann sich das Blatt zu wenden. Er entwickelte eine starke Sucht nach Videospielen, verbrachte teilweise das ganze Wochenende allein in seinem dunklen Zimmer und kam nur raus, wenn er zur Toilette musste. Als die Eltern mit ihm zum Therapeuten gingen, stellte sich heraus, dass der Junge unter einer Depression litt. »Warum bist du denn nicht zu uns gekommen?«, fragten sie ihn entsetzt. Doch wer mit dem Glaubenssatz aufwächst, dass er stets glücklich, unkompliziert und selbstlos sein muss und alles allein schafft, wird spätestens dann auf die Nase fallen, wenn sich Gefühlsfacetten zeigen, die mit diesem Glaubenssatz bzw. dieser Scheinidentität nicht im Einklang zu sein scheinen. Das sind dann Gefühle der Wut, Trauer und Angst. Die Sucht ist ein klassischer Ausweg für Kinder, die zu früh für sich selbst sorgen mussten. Sie dient als ein Mittel, um sich selbst zu »beeltern«, um ja nicht auf die eigenen Eltern zukommen und um Hilfe bitten zu müssen.

- *Heilungsweg III: Gefangen in der Elternrolle* Der dritte Heilungsweg besteht aus einer Rollenumkehr zwischen Eltern und Kind, d. h. die Eltern stecken ihr Kind in die Rolle des Erziehungsberechtigten, um somit ihre eigenen Bedürfnisse zu erfüllen. Demnach ist es nicht verwunderlich, wenn diese Kinder mit dem Glauben aufwachsen, für das Wohlergehen der Eltern (und aller anderen um sie herum) verantwortlich zu sein. In der Psychologie spricht man hier von *Parentifizierung*. Parentifizierung ist häufig anzutreffen, wenn Kinder mit vielen Geschwistern aufwachsen, um die sie sich im übertriebenen Maße kümmern müssen oder einen Trennungskrieg der Eltern miterleben, in dem sie sich zwischen beiden Elternteilen entscheiden müssen. Nehmen wir als Beispiel ein Mädchen, nennen wir sie Lisa, die in ihrer Familie in die Mutterrolle gedrängt wird, weil ihre Mutter nicht in der Lage ist, sich um ihre fünf Kinder zu kümmern. Lisa ist das älteste der fünf Kinder. Mit gerade einmal sechs Jahren ist sie für das Windelnwechseln ihrer Geschwister, das Kochen und den Haushalt verantwortlich, während ihre Mutter physisch nicht anwesend ist. Lisa entwickelt sehr schnell ein überaus starkes Verantwortungsbewusstsein für das Wohlergehen der gesamten Familie, denn sie ist die Einzige, die alles am Laufen hält. Es wird dich nicht wundern, dass Lisa mit dieser Rolle als sechsjähriges Mädchen völlig überfordert ist, aber sie weiß, dass sie funktionieren muss. Einen emotionalen oder körperlichen Zusammenbruch kann sie sich nicht leisten. Langfristig gesehen kann eine starke Parentifizierung schwere Folgen für die Entwicklung des Kindes haben. Das Kind erlebt keine Kindheit, geschweige denn das Gefühl, einfach nur Kind sein zu dürfen. Es wird somit in seiner kindlichen Identitätsentwicklung gestört und wird die aufgetragene Rolle als Mutter, die immer für alle sorgt und selbst keine Hilfe in Anspruch nehmen darf, mit ins Erwachsenenalter tragen. Mehr zum Thema Parentifizierung erfährst du im Kapitel »Eltern, die deine Wirklichkeit leugnen«.

♥ *Heilungsweg IV: »Mama, Papa, ich zeig euch, wie's geht.«* Einem besonders beeindruckenden Phänomen begegne ich häufig in den Gesprächen mit meinen Klienten und Klientinnen. Sie bezeichnen sich selbst als »People Pleaser«, sprich als Mensch, der für sich selbst nicht einstehen kann, immer den anderen die Entscheidung überlässt und selbst dabei immer wieder zu kurz kommt. Wenn ich sie dann nach dem Verhalten ihrer Kinder frage (obwohl ich es meistens schon weiß, bevor ich überhaupt frage), kommt in den allermeisten Fällen ein- und dieselbe Antwort: »Mein Kind ist total aufsässig, hält sich nicht an Regeln und fällt in der Schule immer wieder auf und nimmt sich das, was ihm nicht gehört.« Es ist ein Phänomen, das in vielen Familien auftritt. Meistens sehen die Eltern das Problem beim Kind und seinem Verhalten, das nicht den elterlichen oder gesellschaftlichen Vorstellungen entspricht. Was sie nicht wissen, ist dass die Kinder sich aus einem bestimmten Grund so verhalten. Sie versuchen das Ungleichgewicht in der Familie auszugleichen und zeigen deshalb von der Eigenschaft, welche ein Elternteil zu wenig hat, gleich die doppelte Portion. In weiteren Gesprächen mit meinen Klienten und Klientinnen wird klar, dass sie selbst ein Problem mit einem fehlenden Selbstbewusstsein und einem geringen Selbstwert haben. Ist das Kind alt genug und kann seine Gefühle und Wünsche bereits ausdrücken, gelingt eine Besserung der Symptome meistens sehr schnell. Hilfreich wäre es in diesem Fall, wenn das Kind die Möglichkeit bekommt, dem sich unterwerfenden Elternteil zu sagen, welches Verhalten es sich von ihm konkret wünscht. In den meisten Fällen kommen dann Aussagen wie »Ich wünsche mir eine starke Mutter, die auch mal den Ton angibt.« oder »Ich wünsche mir einen selbstbewussten Papa, der nicht immer Mama die Entscheidungen überlässt.« ans Licht. Diese direkt geäußerten Wünsche des Kindes kann das sich unterwerfende Elternteil aufnehmen und anhand derer versuchen, das gewünschte Verhalten mehr im Alltag zu zeigen. Je mehr Selbstbewusstsein das Elternteil entwickelt und je mehr es lernt, für sich selbst einzustehen, desto ruhiger, bescheidener, geduldiger und weniger aufmüpfig wird das Kind.

- *Heilungsweg V: Introjektion* Eine Introjektion passiert, wenn ein Mensch einen (Täter-)Anteil eines anderen aufnimmt. Dazu gehören die Wertvorstellungen, Glaubenssysteme und Ansichten des anderen. Die Verinnerlichung dieser Dinge geschieht beim Kind völlig

> unfreiwillig. Sabine Lück beschreibt es wie »ein[en] Stempel, der unserer Seele aufgedrückt wird«. Das Verheerende an der Introjektion ist, dass das Kind irgendwann gar nicht mehr zwischen seinen eigenen Werten und Normen und den übernommenen Werten und Normen unterscheiden kann. Das wird vor allem dann zum Problem, wenn Gefühle von Schuld und Scham (z. B. verursacht durch Kriegsverbrechen im Nationalsozialismus) an die nächste Generation weitergegeben werden. Mehr zum Thema Schuldgefühle findest du im dritten Teil des Buches im Kapitel »Vergebung als Weg zum inneren Frieden«. Sabine Lück und ihre Kollegin erweiterten das Konzept der Introjektion und nannten es das »introjizierte Introjekt«. Die Introjektion wirkt in diesem Fall wie eine Verkapselung der Täteranteile der Eltern im kindlichen Körper. Das Kind schließt den Täteranteil eines Ahnen oder einer Ahnin in sich ein und wird schließlich zum Täter gegen sich selbst, z. B. indem man sich verbietet zu essen oder eine andere Form von lebensgefährlicher Selbstschädigung ausübt.[24]

Zusammenfassend erkennen wir, dass unser Verhalten oft von der tiefen Sehnsucht nach Bedürfnisbefriedigung geprägt ist, die in unserer Vergangenheit unerfüllt blieb. Die Inkongruenz zwischen unseren eigentlichen Bedürfnissen und unserem Verhalten kann auf negative Erfahrungen zurückzuführen sein, die uns dazu veranlasst haben, schützende Mauern zu errichten. Insbesondere in der Kindheit entwickeln wir Strategien, um Liebe und Anerkennung zu erhalten, die jedoch im Erwachsenenalter zu Blockaden führen können.

Klassische Therapieverfahren, die bei Traumabewältigung helfen können

In der Welt der Traumatherapie existiert keine Einheitslösung, sondern vielmehr eine Vielzahl von Ansätzen. Der Fokus dieser Therapieformen liegt auf der Stabilisierung der Patienten, wobei eine sichere therapeutische Umgebung entscheidend ist. Dieses Kapitel beleuchtet die Vielfalt einiger Traumatherapieverfahren und betont die Bedeutung der Stabilisierung als Grundlage für die Erinnerung, Verarbeitung und Integration traumatischer Ereignisse.

- *Traumatherapie:* Es gibt nicht »die eine Traumatherapie«, sondern viele verschiedene Ansätze, die entwickelt wurden, um Menschen bei der Verarbeitung eines Traumas zu helfen. In Traumatherapien liegt der Schwerpunkt auf der Stabilisierung der Patienten. Diese kann erfolgen, wenn der Patient oder die Patientin sich im therapeutischen Umfeld sicher fühlt. Ist dies nicht der Fall, ist das Risiko einer Retraumatisierung hoch und es sollte ein anderer Traumatherapeut oder -therapeutin aufgesucht werden. Durch verschiedene Techniken wird nach einer ausreichenden Stabilisierung dafür gesorgt, dass traumatische Ereignisse erinnert, bearbeitet und schließlich auch integriert werden. Das Ziel von Traumatherapien ist es natürlich nicht nur, ein Trauma zu verarbeiten, sondern auch eine Veränderung im Denken, Fühlen und Handeln des Patienten oder der Patientin zu ermöglichen. Am Ende der Therapie wird der Fokus in Traumatherapien in der Regel auf die Ressourcenstärkung gesetzt. Das bedeutet, dass dem Patienten oder der Patientin dabei geholfen wird, die eigenen inneren Ressourcen zu erkennen, zu stärken und in der Zukunft auch außerhalb des Therapierahmens nutzen zu können. Beispiele für traumatherapeutische Verfahren sind die EMDR-Therapie, die Kognitive Verhaltenstherapie, Somatic Experiencing, die Psychodynamisch Imaginative Traumatherapie nach Reddemann, die Ego-State-Therapie, die Imagery Rescripting and Reprocessing Therapy (IRRT), die Systemische Traumatherapie, aber auch traumfokussierte Körpertherapien, auf die ich noch genauer eingehen werde, und viele mehr.

- *Kognitive Verhaltenstherapie:* Die Kognitive Verhaltenstherapie gehört – neben den Traumatherapieverfahren – zu einer der Therapien, welche die höchste Wirksamkeit für die Behandlung von Traumafolgestörungen verzeichnet. Der Ablauf der Verhaltenstherapie im Sinne der Trauma-Exposition verläuft etwas anders als in den Traumatherapieverfahren. Hier steht die Stabilisierung des Patienten oder der Patientin nicht an erster Stelle, sondern das Sichern. Danach folgt erst die Stabilisierung und schließlich die Verarbeitung. Das Ziel einer Kognitiven Verhaltenstherapie bei Trauma liegt so gut wie immer in der gedanklichen Umstrukturierung. Neben der Verbesserung der Bewältigungsstrategien und Fähigkeiten des Selbstmanagements können Betroffene lernen, Begleitsymptome von Trauma (Panikattacken, Flashbacks, Angst usw.) zu meistern. Der Kern der Kognitiven Verhaltenstherapie bei Traumafolgestörungen liegt in der Konfrontationsbehandlung, welche auch als Trauma-Exposition bezeichnet wird. Dies beinhaltet ein mehrmaliges Wiedererleben traumatischer Erinnerungen und die Konfrontation mit vermiedenen Situationen (die jedoch sicher sind), um schließlich die Erinnerungen an das Trauma gänzlich verarbeiten zu können. Hierzu werden die verschiedensten Techniken angewandt. Darüber hinaus haben sich auch Biofeedback, Entspannung und kognitive Umstrukturierung als hilfreich erwiesen. Wenn du dich

> für eine Verhaltenstherapie mit Traumaexposition entscheidest, musst du dir darüber klar werden, dass es anstrengend werden kann. Wenn dir die Therapie jedoch einen sicheren Rahmen mit entsprechender therapeutischer Unterstützung bieten kann, kannst du relativ schnell genesen.

Wenn bei dir ein Trauma oder mehrere Traumata vorliegen, würde ich dir in erster Linie zu einer Traumatherapie raten. Bei der Wahl eines geeigneten Therapeuten oder Therapeutin solltest du darauf achten, dass der- oder diejenige über eine gewisse Weiterbildung im Bereich der Traumatherapie verfügt und traumasensibel arbeitet, d. h. dass er oder sie in der Lage ist, dich zu stabilisieren, dich bei traumatischen Erinnerungen zu beruhigen und dir dabei helfen kann, wieder mit deinen Mitmenschen in Kontakt zu treten. Schäme dich nicht, viele Fragen zu stellen. Es ist absolut legitim, dass du alles über die Ausbildung, das Wissen und die Lebenserfahrung eines Menschen wissen möchtest, dem du Dinge anvertraust, die du vielleicht noch nie jemandem erzählt hast.

Warum die Innere-Kind-Arbeit bei Trauma hilfreich sein kann

Sicher bist du schon einmal dem Begriff des »Inneren Kindes« begegnet. Dieses Konzept ist nicht neu und auch keine »neumodische Bewegung«. Die Arbeit mit dem Inneren Kind hat ihre Wurzeln in der Psychoanalyse und wurde in den 1960er und 1970er Jahren von verschiedenen Psychologen und Psychologinnen sowie Therapeuten und Therapeutinnen entwickelt, u. a. Dr. Eric Berne, John Bradshaw, Alice Miller, Erika Chopich, Margaret Paul, Claudia Black und vielen mehr. All diese beeindruckenden Menschen erkannten die Auswirkungen früherer Kindheitserfahrungen auf die psychische Gesundheit im Erwachsenenalter und betonten die Wichtigkeit der Arbeit mit dem Inneren Kind. Ich empfehle dir wärmstens, dich durch weiterführende Literatur mit diesem Thema zu beschäftigen. Viele der oben genannten Persönlichkeiten haben selbst Bücher über ihre Arbeit geschrieben, die ich dir sehr ans Herz legen kann.

Die Arbeit mit dem Inneren Kind wurde insbesondere in den Bereichen der Traumatherapie, der Inneren-Kind-Arbeit und der Psychotraumatologie weiterentwickelt. Sie umfasst verschiedene therapeutische Ansätze aus der Gestalttherapie, der Psychodynamisch Imaginativen Traumatherapie, der Kognitiven Verhaltenstherapie, der Schematherapie und der Ego-State-Therapie. Beachte jedoch, dass es sich bei dem Begriff »Inneres Kind« nicht im wörtlichen Sinne um ein tatsächliches Kind handelt, das in dir steckt, sondern dies eher metaphorisch betrachtet werden sollte. Das Innere Kind ist eine symbolische und psychologische Konstruktion, um die kindlichen Erfahrungen, Bedürfnisse und Emotionen in uns selbst zu repräsentieren.

Um die Verbindung zwischen dem Erleben in der Gegenwart und früheren Erinnerungen wiederherstellen und voneinander abgrenzen zu können, muss dieser fehlende Zusammenhang erst wieder aufgebaut werden. Das bedeutet für dich (ganz gleich, ob bei dir eine Traumafolgestörung vorliegt oder nicht), dass du dir bewusst machen musst, dass deine persönlichen Erfahrungen in der Vergangenheit liegen und vom Hier und Jetzt zu unterscheiden sind. Ein sehr wichtiger Faktor, der auch bei allen anderen psychischen Problemen und Erkrankungen von zentraler Bedeutung ist, ist die soziale Unterstützung, vor allem, wenn diese früher (z. B. nach einem traumatischen Erlebnis) gefehlt hat. Wenn du lernst, im Hier und Jetzt zu leben, Vertrauen und Sicherheit zu schaffen, bist du bereit, dich tiefer mit deinen früheren Erfahrungen auseinanderzusetzen. Das kannst du beispielsweise schaffen, indem du anfängst, dich deinem Inneren Kind anzunähern und ihm dein Mitgefühl und Trost zu vermitteln.

Aber warum ist das Gefühl von Sicherheit so wichtig? Die Erfahrung von Bindung und Sicherheit ist essenziell, denn sie kann nachweislich Angst reduzieren. Dafür ist das Bindungshormon Oxytocin verantwortlich, welches beispielsweise auch ausgeschüttet wird, wenn dich jemand umarmt oder auf sonst eine Art und Weise zärtlich zu dir ist. Um Oxytocin auszuschütten, brauchst du aber nicht zwangsweise eine zweite Person, die mit dir kuschelt. Du kannst dir auch selbst die Liebe geben, die du im Moment brauchst. Genauso können Haustiere eine wunderbare Alternative zu einem menschlichen Partner oder Partnerin darstellen. Die diskutieren wenigstens nicht und lieben uns für das, was wir wirklich sind.

Die Verbindung zu deinem Inneren Kind und die mit ihm verknüpfte Vorstellung von Mitgefühl und Trost kann dir helfen, das Geschehene in einen neuen Zusammenhang zu bringen.

Gelingt dir der Kontakt zu deinem Inneren Kind, entsteht ein explizites Traumagedächtnis (falls ein Trauma vorliegt).

Die Arbeit mit deinem Inneren Kind ist nicht einfach. Sie ist verbunden mit Angst, Schmerz, Trauer oder auch Wut. Aber eins solltest du immer im Auge behalten: All das ist wesentlich leichter auszuhalten, wenn du nicht mehr das Gefühl hast, der aufgestauten Wut oder dem Schmerz ausgeliefert zu sein und dich alleine fühlen zu müssen.[25]

Jeder von uns hat ein Inneres Kind in sich. Wenn du es schaffst, die Verbindung zwischen deinem Erwachsenen-Ich und deinem Inneren Kind herzustellen, wirst du ein Gefühl der Vollkommenheit spüren. Häufig ist es ja so, dass Kinder in vielen Kulturkreisen als weniger wichtig, lästig oder dumm und naiv wahrgenommen werden. Aus diesem Grund verbinden viele das Kindsein mit Machtlosigkeit und Bedeutungslosigkeit. Wenn wir als Kinder von unseren Bezugspersonen nicht wertgeschätzt wurden, dann ist es nicht verwunderlich, dass es uns so schwerfällt, das Kind in uns zu schätzen. Manche halten es für unwichtig, kappen die Nabelschnur und setzen somit unbewusst ihre schmerzhaften Kindheitserinnerungen weiter fort. Was genau das bedeutet und wie du am besten vorgehst, erfährst du im Kapitel »So groß und doch so klein – Wie du deinem Inneren Kind zuhörst«.

Die verborgenen Facetten des Selbst – Eine Reise zu den inneren Anteilen

Bist du wie die meisten Menschen der Meinung, dass du nur eine einzige, fixe Persönlichkeit hast? Nun, die Wahrheit sieht ganz anders aus. Die unterschiedlichsten therapeutischen Ansätze (z. B. die Systemische Therapie) gehen schon seit Jahrzehnten davon aus, dass jeder von uns unterschiedliche Anteile in sich hat, die sogenannten inneren Anteile. Diese sind so individuell, wie wir Menschen es auch sind. Diese inneren Anteile sind keine einzelnen Persönlichkeiten, sondern nur kleine Anteile deines Selbst, die einen bestimmten Zweck erfüllen. Im Erwachsenenalter wird meist deutlich, welche Anteile stärker und welche schwächer ausgeprägt sind, welchen Stimmen mehr Aufmerksamkeit und Glauben geschenkt wird und welchen eher weniger. Diese Erkenntnis sowie auch die Arbeit mit den verschiedenen Anteilen helfen vielen Menschen dabei, innere Glaubenssätze, Ängste und Konflikte aufzudecken und besser mit ihnen umzugehen. In diesem Kapitel schauen wir uns an, wie diese Anteile in uns entstehen, wie wir unsere Gefühle als Wegweiser sehen können und welche Rolle das Innere Kind dabei spielt.

Der Psychologe Jean Piaget beschäftigte sich viele Jahre mit der Entwicklungspsychologie und entwickelte ein eigenes Konzept der verschiedenen Entwicklungsstufen von Kindern, das bis heute im Psychologiestudium gelehrt wird. Piaget schlug vier Entwicklungsstadien des Kindes vor, die jedes Kind in einem individuellen Zeitraum durchlebt. Dazu gehören die folgenden Stadien:

1. Stadium der sensomotorischen Intelligenz (0–2 Jahre)
2. Stadium der präoperationalen Intelligenz (2–7 Jahre)
3. Stadium der konkret-operationalen Intelligenz (7–11 Jahre)
4. Stadium der formal-operationalen Intelligenz (ab 11 Jahren)

Wir werden uns hier nur das zweite Stadium genauer ansehen, da die anderen Stadien für uns an dieser Stelle weniger von Bedeutung sind. Die Phase der präoperationalen Intelligenz zeichnet sich vor allem durch egozentrisches Denken aus, da Kinder in diesem Altersbereich noch nicht in der Lage sind, sich in andere Menschen hineinzuversetzen. Sie sehen praktisch alles aus ihrer Sicht, bezogen auf ihre individuellen Bedürfnisse.

Wachsen Kinder in diesem Entwicklungsstadium mit emotional unreifen oder nicht verfügbaren Eltern auf, kommt der Prozess der *Internalisierung der Elternstimme* zum Tragen. Ein Kind hat von Natur aus lebensbejahende Impulse in sich. Kein Kind kommt auf die Welt mit einer »Null-Bock-Einstellung«, wie wir sie vielleicht aus unserem Alltag kennen. Leider können diese lebensbejahenden Impulse im Laufe der Zeit immer leiser werden, bis sie vielleicht ganz verschwinden. Und ja, selbst Kinder können bereits Depressionen entwickeln. Im Stadium des egozentrischen Denkens nehmen Kinder die Ansichten, Aussagen und Vorstellungen ihrer Bezugspersonen auf, die sie wie eine innere Stimme prägen. Diese innere Stimme kennst du vielleicht auch. Man könnte sie mit dem inneren Kritiker gleichsetzen, der alles, was du tust und sagst, kommentiert oder sogar respektlose und verletzende Aussagen über unseren Selbstwert abliefert, vorausgesetzt, deine Bezugspersonen waren in dieser Phase sehr kritisch dir gegenüber. Der Psychologe und Autor Robert Firestone spricht hier auch vom *Echo unserer frühkindlichen Bezugspersonen.* Damit kommen wir zum wesentlichen Aspekt des Ursprungs unserer inneren Stimme. Es handelt sich nicht bloß um eine Stimme, die in unserem Kopf herumschwirrt. Die Wahrheit ist, dass hier die Stimme deiner Eltern aus dir spricht. Diese liegt in der linken Gehirnhälfte, dort wo auch unsere Sprache und das logische Denken angesiedelt sind. Ohne den Ausgleich deiner rechten Gehirnhälfte würde sich ein starres Schwarz-Weiß-Denken entwickeln, durch das deine moralisierende Stimme dir sagt, dass etwas entweder »gut« oder »schlecht« ist – und nichts dazwischen.[26]

Wir alle verinnerlichen die Aussagen, Vorstellungen und Ansichten unserer Eltern – und das unfreiwillig. Wir lernen, was sie von uns gerne sehen und hören möchten, was wir lieber unterlassen sollten und wie sie wahrhaftig über uns denken. Die Glücklichen unter uns nehmen eine selbststärkende, positive und liebenswerte Stimme mit ins Leben. Andere dagegen werden verfolgt von einer herabwürdigenden, kritischen oder sogar zornigen inneren Stimme. Im schlimmsten Fall gewöhnen wir uns so sehr an den inneren Kritiker, dass wir ihn als einen Teil unserer Persönlichkeit ansehen. Aber genau hierin liegt die Gefahr. Gibst du dem inneren Kritiker zu viel Macht, begibst du dich in eine Opferrolle. Sobald wir uns in der Opferrolle befinden, denken wir, dass wir unsere Situation nicht mehr kontrollieren können. Mit persönlichen Angriffen, harschen Kommentaren und vielleicht sogar Beleidigungen wirft uns die wütende innere Stimme in einen Teufelskreis aus Grübeleien und Selbsthass. Und je länger wir uns in diesem Teufelskreis befinden, desto schwieriger und kräftezehrender wird es, Lösungen zu finden und Veränderungen umzusetzen.

Ein wichtiger Schritt zum inneren Frieden ist es, zu erkennen, dass manche Stimmen nicht einfach nur da sind, um dir das Leben schwer zu machen, sondern um eine bestimmte Funktion zu erfüllen. Manche Stimmen geben uns ein gewisses Gefühl dafür, was richtig und was falsch ist. Vor allem in Situationen, die gefährlich für uns sein könnten, ist häufig eine Stimme da, um uns zu warnen. Ich persönlich interessiere mich seit meiner Jugend für Spiritualität, vor allem die geistliche Welt, da sie für mich ein faszinierendes und gleichzeitig unvorstellbares Phänomen darstellt. In spirituellen Kreisen wird die Stimme auch als »Geistführer« oder »Schutzengel« bezeichnet. Sie sollte allerdings nicht mit dem inneren Kritiker gleichgesetzt werden. Die Aufgabe des Geistführers liegt eher darin, dich auf den richtigen Weg zu bringen und dich vor möglichen Gefahren zu schützen. Vielleicht kennst du solche Gedanken wie: »Pack lieber deinen Regenschirm ein. Nachher wird es regnen.«, »Fahr lieber langsamer. Da hinten blitzen sie!« oder auch »Geh lieber nicht auf den gefrorenen See. Das Eis ist nicht dick genug!«. Nun kannst du für dich selbst entscheiden, ob du meiner Ansicht folgen und dich auf den Gedanken einlassen möchtest, dass bei solchen Gedanken möglicherweise eine höhere Macht oder ein Schutzengel im Spiel ist.

Das Innere Kind

Margaret Paul und Erika Chopich, zwei der wichtigsten Begründerinnen der Inneren-Kind-Arbeit, gehen davon aus, dass jeder Mensch einen Inneren Erwachsenen und ein Inneres Kind hat. Das Innere Kind ist der Teil in uns, den viele auch als »das Bauchgefühl« bezeichnen. Es enthält unsere Kindheitserinnerungen sowie damit einhergehende Gefühle und Erfahrungen. Auch wenn es dir vielleicht schwerfällt, dich an Dinge und Gefühle aus deiner Kindheit zu erinnern, heißt das nicht, dass es unmöglich ist, diese wieder zu spüren. Um also herauszufinden, welche Sehnsüchte, Wünsche und Bedürfnisse in dir stecken, musst du die Verbindung zu deinem Inneren Kind wiederherstellen. Jeder von uns hat individuelle Bedürfnisse und hat selbstverständlich individuelle Erfahrungen im Laufe seines Lebens gemacht. Somit sollte es dich auch nicht überraschen, wenn ich dir sage, dass es kein anderes Inneres Kind gibt, das genauso ist wie deines. Über eine Sache sind sich Chopich und Paul einig: Es gibt einerseits Innere Kinder, die von ihrem Inneren Erwachsenen geliebt werden, denen liebevoll zugehört und Mitgefühl entgegengebracht wird. Andererseits gibt es Innere Kinder, die ignoriert oder vernachlässigt werden und sich von ihrem Inneren Erwachsenen verlassen fühlen. Das bedeutet allerdings nicht, dass du nun zwei verschiedene Innere Kinder in dir hast, sondern vielmehr, dass dein Inneres Kind zum jetzigen Zeitpunkt von dir geliebt oder nicht geliebt wird.[27]

Der Innere Erwachsene

Nach Pauls und Chopichs Auffassung hat jeder von uns nicht nur ein Inneres Kind, sondern auch einen Inneren Erwachsenen. Im Gegensatz zum Inneren Kind ist der Innere Erwachsene der logische und denkende Teil in uns. Alles, was du fühlst, ist das Ergebnis der Denkmuster deines Inneren Erwachsenen. Während das Kind in uns spielen und erleben will, sich frei fühlen und toben möchte, ist der Erwachsene in uns eher am Handeln interessiert. Das ist nichts Schlechtes, sondern das gute Gegenstück zum Inneren Kind, das Yin zum Yang. Die Verbindung zwischen beiden Teilen kann gelingen, wenn der Innere Erwachsene eine liebevolle Verbindung zum Inneren Kind aufbauen, es bemuttern und alte Wunden heilen kann. Das kann allerdings nur geschehen, wenn der Innere Erwachsene dazu bereit ist, die negativen und selbstzerstörerischen Verhaltensweisen des Inneren Kindes zu unterbinden. Es liegt in deiner Hand, ob dein Innerer Erwachsener von seinem Inneren Kind lernen möchte, also ein liebevoller Erwachsener ist, oder sich vor ihm schützen möchte und somit zu einem lieblosen Erwachsenen wird. Die Liebe des Inneren Erwachsenen kann sich erst dann voll entfalten, wenn er gelernt hat, das eigene spirituelle und emotionale Wachstum zu fördern, seine Mitmenschen zu unterstützen und die Verantwortung für die eigenen Gefühle zu übernehmen. Das bedeutet konkret: Wenn der Innere Erwachsene erst einmal erkannt hat, dass er die Macht über sein Leben und sein Glück hat, indem er Verantwortung übernimmt und nicht in der Opferrolle verharrt, kann er sich und sein Inneres Kind wahrhaftig lieben. Dafür muss der Innere Erwachsene bereit sein, Schuldzuweisungen, Beleidigungen und andere toxische Verhaltensweisen abzulegen und ehrlich zu sich und seinen Mitmenschen zu sein. Er muss bereit sein, zusammen mit seinem Inneren Kind schädliche Glaubensmuster herauszuarbeiten und gleichzeitig einen schützenden Raum für sein Inneres Kind schaffen, in dem die alte Wut und der alte Schmerz durchlebt werden können. Erst dann wird er erkennen können, was ihm wahre Freude und inneren Frieden bringt.

Das geliebte Kind

Das, was wir als den Urschleim des Inneren Kindes, also die Quelle der Lebendigkeit, der Begeisterungsfähigkeit und Potenzials, vorstellen, ist das geliebte Innere Kind. Chopich und Paul beschreiben das geliebte Kind als »stark, dynamisch und voller Leidenschaft; es ist verspielt und neugierig und immer für neue Ideen und Erfahrungen offen. Aus dem natürlichen Inneren Kind fließen unsere Kreativität, unsere Intuition und unsere Fähigkeit, anderen Menschen zu vertrauen.«

Erinnerst du dich an eine Zeit in deinem Leben, in der du genau diese Fähigkeiten und Eigenschaften tief in deinem Inneren spüren konntest? Erinnerst du dich, wie frei du dich gefühlt hast? Frei von Sorgen, Ängsten und Problemen? Dein Kopf war voller Ideen und du konntest dich schnell für neue Dinge begeistern, ohne darüber nachzudenken, was andere von dir halten könnten? Genau das war der Moment, in dem deine Tür zu reiner Lebensfreude geöffnet war. Wenn dieses Kind mit Bezugspersonen aufwächst, die es liebevoll betreuen, dann bleibt diese Tür sehr wahrscheinlich offen. Du kannst dir das geliebte Innere Kind auch wie ein Band vorstellen, das alle Menschen und Lebewesen miteinander verbindet. Dieses Band besteht aus hunderten kleinen Fäden, die dein ganzes Wissen, deine Erfahrungen und Eindrücke beinhalten. Dieses Wissen lässt sich nicht mit dem logischen und linearen Denken vergleichen, welches unser Innerer Erwachsener praktiziert. Vielmehr ist dieses Wissen frei von Vorurteilen und starren Überzeugungen. Das geliebte Innere Kind kann dir genau sagen, was du brauchst, um glücklich zu sein, denn es ist die tiefe, spirituelle und emotionale Verbindung zu dir selbst und zu anderen. Wenn deine Tür zu deinem geliebten Inneren Kind offen ist, wirst du immer ein deutliches Gefühl dafür haben, was dir guttut und was dir schadet.

Viele Menschen versuchen, durch reines Handeln eine Identität zu schaffen und vergessen dabei ihr wahres Selbst.

Nun wirst du schon festgestellt haben, dass wir in einer Gesellschaft leben, in der Logik außerordentlich hoch geschätzt wird, während das, was auf Gefühlen basiert, sprich die Weisheit des Menschen, abgewertet und als »spiritueller Kram« abgetan wird. Dieses einseitige Denken führt dazu, dass der Mensch ein schreckliches Ungleichgewicht in sich schafft. Nun frage dich: Hängt deine Identität nur damit zusammen, was du tust? Welche Bedeutung hat das für deine Identität? Was ist mit deiner Neugier, deiner Spontanität und Lebensfreude? Was ist mit deiner Kreativität und deinem Einfühlungsvermögen und deiner Verspieltheit? Solange du nicht erkennst, dass diese Eigenschaften genauso zu dir gehören wie dein Handeln, dann wirst du deine Kraft und Weisheit nie voll ausschöpfen können.

Vielleicht bist du ja ein Mensch, der starkes Mitgefühl empfindet, sobald es jemand anderem schlecht geht, selbst wenn du diese Person (oder das Lebewesen) nicht einmal persönlich kennst. Ich gehörte schon immer zu diesen Menschen. Diese Eigenschaft ist ein großes Geschenk, auch wenn es im Alltag manchmal schwierig werden kann. In Wahrheit ist dieser Aspekt deiner Persönlichkeit ein Teil deines geliebten Inneren Kindes, das andere von ihrem Schmerz erlösen will, da es den Schmerz genauso sehr spürt. Und genau hier ist eine enge Verbindung zwischen deinem geliebten Inneren Kind und deinem Inneren Erwachsenen wichtig, um zu erkennen, wann du aus reiner Liebe handelst und wann es zur Bevormundung wird.

Es ist wichtig, dass du verstehst, dass dein geliebtes Inneres Kind nicht kindisch, unreif oder naiv ist – so wie es viele auf den ersten Blick vermuten würden. Dieses Vorurteil ist einer der vielen Gründe, warum Menschen die Tür zu ihrem geliebten Inneren Kind verschließen. Sie tun sich schwer damit, einfach loszulassen, zu spielen und einfach mal alles um sie herum zu vergessen, so wie sie es damals als Kinder taten, weil sie denken, sie dürfen sich nicht so »kindisch« verhalten. Viel angesehener sind typische Erwachsenenaktivitäten wie z. B. in ein Restaurant gehen, einen Film anschauen oder ein Käffchen trinken. Doch unser wahres Wohlbefinden liegt nicht in diesen Aktivitäten, sondern darin, zu erkennen, wie wir spontan und kindlich sein können und wie wir spüren, wenn wir wieder in Kontakt mit unserer Lebensfreude sind.[28]

Das ungeliebte Kind

Oftmals tendieren wir als Erwachsene dazu, die tief verankerten Verletzungen, Ängste, Gefühle und Bedürfnisse unseres Inneren Kindes abzulehnen, anstatt die Verantwortung dafür zu übernehmen. Das ist der Weg, den die meisten gehen und kennen. Und wie wir schon herausgefunden haben, ist all das, was wir bereits kennen, vertraut und fühlt sich sicher an. Eigentlich tun wir dadurch aber nur eins: Wir trennen uns von unserem Inneren Kind – entweder durch Vernachlässigung, Selbstanklage oder einfach Bequemlichkeit.

Das ungeliebte Kind fühlt sich ungeliebt, weil es von den Erwachsenen nicht genügend beachtet, wertgeschätzt oder geliebt wird. Es ist eigentlich ganz logisch, dass diese Vernachlässigung dazu führt, dass ein Kind die Glaubenssätze entwickelt, dass es schlecht, falsch oder nicht liebenswert sei. Und genau dieses Gefühl wird so lange in dir bleiben, bis du beginnst, deinem Inneren Kind zuzuhören. Wenn wir als Kinder von den Personen, die uns eigentlich über alles lieben sollten und von denen wir abhängig sind, schlecht behandelt werden, dann versetzen uns diese schrecklichen Erfahrungen in eine so tiefe Qual, dass wir beginnen, uns vor diesen Gefühlen der Hilflosigkeit, Ohnmacht und dem Alleinsein zu schützen. Zurückweisungen und Trennungen von Menschen, die uns nahestehen, können ebenfalls eine so große Furcht in uns entstehen lassen, dass das ungeliebte Kind anfängt zu glauben: »Mich lehnen nicht nur meine Eltern ab. Mich lehnen alle ab!«

Was machen diese Gefühle mit unserem Erwachsenen-Ich? Der erwachsene Teil in uns versucht, sich vor diesen unangenehmen Gefühlen, die das ungeliebte Kind empfindet, zu schützen, indem es den Kontakt zu ihm abschneidet. Betrachten wir einmal das Gefühl des Verlassenwerdens. Verspürt das verlassene Innere Kind, dass es vom Erwachsenen-Ich immer wieder kritisiert, kontrolliert und vernachlässigt wird, beginnt es, diese Erfahrungen auf andere zu projizieren. Es fängt an, alle anderen auch als kontrollierend, kritisierend und vernachlässigend wahrzunehmen (selbst wenn dem objektiv gesehen gar nicht so ist). Margaret Paul und Erika Chopich sagen dazu folgendes: »Die Wut und die Vorwürfe, mit denen wir als Erwachsene andere konfrontieren, sind nicht nur eine Projektion der elterlichen Ablehnung auf andere, sondern auch eine Projektion des inneren Verlassenseins.«[29]

Chopich und Paul entdeckten in ihrer Arbeit mit zahlreichen Patienten zwei wichtige Verhaltensweisen des Inneren Kindes, um Kontrolle auszuüben: Anpassungsbereitschaft und Fürsorglichkeit. Vielleicht klingelt da etwas bei dir, wenn du diese zwei Begriffe liest. Wenn du auch zu denjenigen gehörst, die immer »das brave Mädchen« oder »der brave Junge« waren, dann kannst du diesen Augenblick nutzen und versuchen, dich an eine damalige Situation zu erinnern, in der du gegen deinen kindlichen Willen und aus falschen Überzeugungen heraus handeln musstest. Kinder übernehmen diese zwei Verhaltensweisen schnell, wenn sie merken, dass diese von ihren Bezugspersonen gern gesehen und anerkannt werden, z. B. durch elterliche Aufmerksamkeit und Anerkennung. Klar, ein Kind, das immer gehorsam ist und dem Onkel Thomas einen dicken Schmatzer gewährt, ist pflegeleichter als ein Kind, das sich dagegen wehrt. Das Ding ist: Diese Kinder handeln nicht mehr wie Kinder. Vielmehr werden sie zu kleinen Erwachsenen, indem sie es sich zur Aufgabe machen, alles in ihrer Macht Stehende zu tun, um keine Probleme zu machen. Sie zeigen sich stets lieb, fürsorglich, anpassungsbereit, überschlagen sich sogar vor Nettigkeit und füttern somit einen ganz schädlichen Glaubenssatz: »Was ich wünsche oder fühle, zählt nicht. Die Wünsche und Gefühle anderer sind wichtiger als meine eigenen.« Aber wozu das Ganze? Das verlassene Innere Kind versucht alles, um Liebe zu bekommen, um sich selbst vor Ablehnung und dem Verlassenwerden zu schützen.

Wenn nicht das brave, verlassene Kind, dann ist es das verlassene, störrische Kind, welches sich durch aufsässiges Verhalten zu schützen versucht, und zwar genau dann, wenn die Angst, beherrscht und vereinnahmt zu werden, zu groß wird. Versuch doch mal, dich an eine Situation zu erinnern, in der du auf die Wünsche oder Gefühle eines anderen defensiv reagiert hast oder an eine Situation, in der du eigene Handlungen und Gefühle geleugnet, dich gleichgültig verhalten oder in Aktivitäten gestürzt hast, um vor dem eigentlichen Problem wegzurennen? Wahrscheinlich fällt es dir gar nicht schwer, dich an eine bestimmte Situation zu erinnern, in der du so gehandelt hast. Das geht den meisten Menschen so. Wir tendieren dazu, plötzlich zu rebellieren und das Gegenteil dessen zu tun, was der andere von uns möchte, wenn unser verlassenes Inneres Kind das Gefühl hat, übermäßig kontrolliert zu werden. Möglicherweise ist es auch gar nicht das Rebellieren, sondern eher ein Aufschieben oder Herumtrödeln, womit wir eine demonstrative Inkompetenz an den Tag legen. Ich weiß, dass mein verletztes Inneres Kind häufig zu diesen Verhaltensweisen neigt, vor allem dann, wenn es sich vereinnahmt fühlt (oder wenn mein Partner wieder den Oberlehrer spielt).

Was steckt hinter diesem aufsässigen Verhalten, das uns manchmal wie kleine Kinder wirken lässt? Wir zeigen dieses Verhalten, wenn wir von dem falschen Glauben geleitet werden, dass es wichtig sei, sich nicht kontrollieren zu lassen. Ein Glaubenssatz des aufsässigen Inneren Kindes könnte beispielsweise lauten: »Wenn ich das tue, was Person XY möchte, dann verliere ich mich und meine Integrität.« Das Paradoxe dabei ist, dass Menschen, die immer nur Widerstand leisten, im Grunde genommen nicht diejenigen sind, die selbst Entscheidungen treffen, sondern vielmehr damit beschäftigt sind, sich gegen die Ratschläge, Forderungen oder Wünsche anderer zu sträuben. Chopich und Paul schreiben dazu: »Die eigentliche Kontrolle, der sie sich unterwerfen, ist ihr eigener Widerstand, obwohl dieser eigentlich dazu gedacht war, sie davor zu schützen, in irgendeiner Weise kontrolliert zu werden.«

Eltern, die deine Wirklichkeit leugneten

Mit den folgenden Erläuterungen möchte ich niemanden in ein schlechtes Licht rücken oder den Eindruck erwecken, dass Eltern, die in einer bestimmten Art und Weise handeln, grundsätzlich schlechte Menschen sind. Wenn du deine Bezugspersonen in dem ein oder anderen Beispiel wiedererkennst, dann rufe dir bitte immer wieder ins Gedächtnis, dass es auf deiner Reise zur Heilung nicht darum geht, jemandem die Schuld für deine Probleme zu geben, sondern vielmehr darum, zu verstehen, warum du so geworden bist und was du brauchst, um schädliche Verhaltens- und Denkmuster abzulegen. Die Beispiele in diesem Buch dienen lediglich zur Veranschaulichung einer sehr komplexen Thematik. Zudem muss gesagt werden, dass es keine idealen Eltern gibt. Kein Mensch ist »ideal« oder »perfekt«. Wir alle tragen ungeheilte Wunden und Verletzungen mit uns herum, einen Großteil davon bringen wir aus unserer Kindheit mit und handeln deshalb so, wie wir handeln. Es geht also darum, zu verstehen, dass ungeheilte Wunden unseren Umgang mit uns selbst und mit anderen direkt beeinflussen.

Katja (5) ist mit ihren Eltern auf dem Weg zur Geburtstagsfeier ihres Onkels Thomas. Thomas ist ihr nicht geheuer. Er ist zwar immer nett und freundlich, aber etwas in ihr sträubt sich gegen den Besuch. Und dann will er ihr auch immer zur Begrüßung einen dicken Schmatzer auf die

Wange geben. Das gefällt Katja gar nicht. Sie findet es sogar eklig. Katja nimmt also all ihren Mut zusammen und erzählt ihrer Mama von ihren wahren Bedenken. Doch Katjas Mama reagiert anders als erhofft. Sie schaut Katja nur mit einem verwirrten Gesichtsausdruck an und sagt: »Jetzt stell dich mal nicht so an!«

Was ist hier passiert? Katja ist mit ihren Bedenken und Sorgen zu ihrer Bezugsperson gegangen, weil sie gesehen und gehört werden wollte. Anstatt ihr zuzuhören und ihre Wünsche zu akzeptieren, wird ihr gesagt, dass ihre Gefühle falsch und unerwünscht seien. Katja lernt somit, sich nicht mehr auf ihr Bauchgefühl oder ihre Intuition zu verlassen. Sie verliert langsam, aber sicher die enge Verbindung zu ihren Instinkten. Aus Angst vor weiterer Ablehnung wird sich Katja fortan nicht mehr an ihre Mama wenden, wenn sie negative Gefühle, wie in diesem Fall das Gefühl des Ekels, verspürt. Je öfter ein Kind sein Bauchgefühl ignoriert, desto schwächer wird dieses Gefühl, bis es schließlich irgendwann ganz verschwindet. Wenn ein Elternteil dem Kind vermittelt, dass bestimmte Gefühle nicht erwünscht sind, und mit Unverständnis reagiert, lernt das Kind, sich gar nicht mehr dazu zu äußern. Jedes Kind möchte gehört und ernst genommen werden. Für einen Erwachsenen mögen manche kindlichen Ängste vielleicht nicht nachvollziehbar sein, jedoch sind sie für das Kind sehr real. Wenn du also ein Elternteil bist, welches damit Probleme hat, möchte ich dich bitten, dich beim nächsten Mal zurück in deine Kindheit zu versetzen. Stell dir vor, was du gern von deinen Bezugspersonen gehört hättest, als du ihnen gesagt hast, dass du etwas nicht möchtest oder gar Angst hast. Vielleicht wird dir das helfen, dein Kind besser zu verstehen.

Eltern, die die Gefühle und somit auch die Wirklichkeit ihres Kindes leugnen, sind leider keine Seltenheit. Ich bin mir sicher, dass sich diese Eltern der Auswirkungen ihres Verhaltens auf das Kind nicht bewusst sind. Kinder, die gelernt haben, sich anzupassen und ihre eigenen Bedürfnisse zu unterdrücken, werden sich auch im späteren Leben anpassen statt abgrenzen. Die eigenen Bedürfnisse werden hintenangestellt, während die Kinder es sich zur Aufgabe erklärt haben, andere glücklich zu machen. Dies gilt im Übrigen auch für Kinder, die früh in eine Elternrolle gezwängt wurden. Du hast bereits etwas über *Parentifizierung* erfahren. Diese Kinder haben ebenfalls gelernt, stark zu sein und Verantwortung zu übernehmen. Umso schwerer wird es ihnen später fallen, wenn es heißt, die Verantwortung abzugeben und sich vertrauensvoll anzulehnen. Sie verstricken sich in Überverantwortlichkeiten und sehen sich in der Rolle des »Retters« oder der »Retterin«.

Eine verlorene Kindheit bleibt verloren und kann nicht zurückgeholt werden.

Ein Kind, das keine Kindheit erleben durfte und zu früh erwachsen werden musste, wurde mit Verantwortung und Entscheidungen konfrontiert, die nicht seinem Entwicklungsstand entsprachen. Diese übermäßige emotionale Belastung wird den Glaubenssatz fördern, dass das Kind für die Gefühle anderer verantwortlich ist und nur Liebe erfahren kann, wenn es sich selbst aufopfert und seine Bedürfnisse unterdrückt. Zudem entwickeln Kinder bereits in frühen Jahren ihre Persönlichkeit oder Identität. Da ein Kind im Rahmen der Parentifizierung ständig zwischen der Rolle des Erwachsenen und des Kindes wechseln muss, wird es Schwierigkeiten haben, herauszufinden, wer es wirklich ist und welche Bedürfnisse es hat. Die natürliche Hierarchie und Dynamik in der Familie wird aus dem Gleichgewicht gebracht oder, um es drastischer auszudrücken, zerstört. Dem Kind wird es schwerfallen, gesunde Beziehungen zu anderen Kindern und später auch zu anderen Erwachsenen aufzubauen, da es nie gelernt hat, was es heißt, dafür geliebt zu werden, wer es ist und nicht dafür, was es für andere leistet. Diese Auswirkungen können bis ins Erwachsenenalter reichen und chronischen Stress, Beziehungsprobleme, Schwierigkeiten in der Erziehung der eigenen Kinder und ein geringes Selbstwertgefühl fördern.

Eins solltest du dir immer wieder ins Bewusstsein rufen: Deine Eltern haben es höchstwahrscheinlich nicht besser gewusst. Deine Eltern sind wahrscheinlich in einem Haushalt aufgewachsen, in dem sich genau das Gleiche abspielte. Manche Eltern tendieren dazu, den »einfachen« Weg zu gehen. Sie reagieren kurzfristig auf schwierige Emotionen des Kindes, wie Wut, Angst, Trauer, Sorgen, Ekel usw., indem sie sagen: »Ach, das war doch gar nicht so schlimm!« oder »Jetzt stell dich mal nicht so an!«. Ab und zu kann Ablenkung eine gute Methode sein, damit sich das Kind nicht zu sehr in etwas Banales hineinsteigert. Wenn das Kind allerdings von Problemen und Sorgen berichtet, die als sehr belastend erlebt werden und die Eltern diese als »nicht so schlimm« abtun, wird sich das Kind in Zukunft nicht mehr an seine Eltern wenden, um Trost zu suchen, denn es hat gelernt, dass es von nun an selbst mit seinen Sorgen klarkommen muss.

Diese kurzfristige Reaktion – wenn überhaupt eine Reaktion stattfindet – wird einen wesentlichen Einfluss darauf haben, wie das Kind mit schwierigen Emotionen umzugehen lernt. Kurz gesagt: Das Kind lernt, dass schwierige Emotionen nicht gezeigt werden sollten, denn dann besteht die Gefahr, dass man seinem Umfeld zur Last fällt. Und welches Kind möchte schon seinen Eltern zur Last fallen? Also werden Angst, Wut und Trauer sowie all die anderen unerwünschten Emotionen ignoriert, unterdrückt, verdrängt, bis sie irgendwann wieder aufkochen. Da das Kind nicht die notwendigen Ressourcen entwickeln konnte, um mit diesen Emotionen auf eine gesunde Art und Weise umzugehen, wird es jedes Mal eine enorme Stressreaktion erleben, wenn sich der nächstmögliche Wutausbruch anbahnt, dieser aber nicht zum Ausdruck gebracht werden darf.

Zum Schluss dieses Kapitels möchte ich, dass du dir wieder etwas Zeit für dich nimmst und dir folgende Fragen beantwortest:

- Wie reagierst du, wenn jemand deine Gefühle nicht ernst nimmt oder gar leugnet?
- Welche Emotionen spürst du, wenn dies passiert?
- Was denkst du selbst über deine Gefühle? Kannst du jedes Gefühl wahrhaftig annehmen oder versuchst du bestimmte Gefühle zu unterdrücken oder zu leugnen? Wenn ja, welche Emotionen sind das?
- Lebst du auch heute noch mit der Überzeugung, für alle die Verantwortung tragen zu müssen?
- Welches Leben wäre für dich ideal?

Eltern, die ihre Gefühle nicht im Griff hatten

Vielleicht bist du ja in einem Haushalt aufgewachsen, in dem du das Gefühl hattest, auf Eierschalen zu laufen. Es kann auch sein, dass deine Bezugspersonen schwierige Gefühle überhaupt nicht angesprochen oder zum Ausdruck gebracht haben. Im folgenden Kapitel werden wir uns genauer anschauen, welche typischen Verhaltensweisen Eltern zeigen, die eine geringe Stresstoleranz haben und welche Folgen das für ihre Kinder haben kann.

Eltern, die regelmäßig starke Gefühlsausbrüche zeigen, können meist durch Kleinigkeiten komplett aus der Fassung gebracht werden. Ein umgestoßenes Glas Wasser, der Hund, der einmal zu laut bellt oder der Geschirrspüler, der nicht ausgeräumt wurde. Es braucht keine großen Lebensereignisse, um diese Art von Eltern emotional aus der Bahn zu werfen. Oft sind es kleine Dinge, bei denen sich die mangelnde Fähigkeit zur Selbstregulation bemerkbar macht. Unter Selbstregulation versteht man die Fähigkeit, auf bestimmte Situationen in einer gesunden Art und Weise zu reagieren, indem die eigenen Gedanken, Gefühle und das Verhalten an die Situation optimal angepasst werden.

Intensive Gefühlsausbrüche sind für die betroffenen Eltern meist mit großer Scham besetzt. Sie schämen sich für ihre Ausraster, vor allem, wenn sie ihre Wut mal wieder an ihren Kindern ausgelassen haben. Und genau den gleichen Glaubenssatz geben sie an ihre Kinder weiter: »Man muss sich für seine Gefühle schämen.« Kontrolle steht an erster Stelle. Alles, was unvorhersehbar ist, kann die besagten Eltern in kürzester Zeit zornig werden lassen und aus der Fassung bringen. Im besten Fall sollte alles nach einem strikten Plan ablaufen. Emotional unreife Eltern haben das Bedürfnis, über alles die Kontrolle zu bewahren – auch über die Innenwelt ihrer Kinder. Dies dient dem Schutz vor eigenen Ängsten, die durch schwierige Gefühle wie Wut oder Trauer ausgelöst werden könnten. Aus diesem Grund geben sie ihren Kindern am liebsten jeden Schritt vor – wie sie Dinge angehen sollten und was sie dabei fühlen und denken sollen. Passiert etwas Unerwartetes oder folgt das Kind nicht der gewohnten Routine, dauert es nicht lange, bis das emotional unreife Elternteil die Fassung verliert. Sie zeigen damit ihren Kindern, dass die Umgebung, in der sie aufwachsen, unvorhersehbar ist. Und wie du bereits in den vorherigen Kapiteln lernen konntest, ist Unvorhersehbarkeit in der Kindheit ein Risikofaktor für eine unsichere Bindung zwischen Kind und Bezugsperson.

Auch wenn ihnen meist bewusst ist, dass ihre geringe Stresstoleranz nicht der Norm entspricht, wissen solche Eltern oftmals nicht, welche negativen Folgen dieses Verhalten auf ihre Kinder haben kann. Vor allem wenn im Nachhinein nicht offen über die Gefühlsausbrüche mit dem Kind gesprochen wird, bekommt das Kind nach und nach den Eindruck, dass dieses Verhalten völlig normal sei. Dies wird Einfluss darauf haben, wie das Kind damit umzugehen lernt. In diesem Fall kann sich das Verhalten des Kindes in zwei völlig unterschiedliche Richtungen entwickeln.

Einerseits besteht die Möglichkeit, dass sich das Kind in eine Art dissoziativen Zustand begibt, in dem es seinen Geist von der Außenwelt abspaltet, wenn bestimmte Situationen oder Reize als zu belastend wahrgenommen werden. Der Begriff *Dissoziation* wird in der Regel im Rahmen von posttraumatischen und dissoziativen Störungen verwendet und wird als Abspaltung verschiedener Bereiche wie Wahrnehmung, Gedächtnis, Identität, Bewusstsein, Motorik und Körperempfinden verstanden. Dissoziative Phänomene in leichten Ausprägungen erleben wir alle mehr oder weniger im Alltag, auch diejenigen, die nicht die Kriterien einer Traumafolgestörung erfüllen. Vielleicht hast du es selbst schon einmal erlebt. Du bist mitten in einer Konversation, bei einer Veranstaltung oder einfach dabei, den Abwasch zu machen und findest dich ein paar Minuten später in der gleichen Situation wieder, nur irgendwie kannst du dich nicht mehr erinnern, was du in den letzten Minuten gemacht hast. Es ist, als hätte jemand deinen An-/Ausschalter betätigt und du seist für einen kurzen Moment nicht da gewesen. Dein Geist befand sich praktisch im Standby-Modus.

Von außen wirken Kinder, die dissoziieren, ruhig und gelassen, doch innerlich haben sie den Zugang zu ihren wahren Gefühlen verloren. Sie fühlen praktisch gar nichts. Mit der Zeit lernen sie, dass ihre eigenen Gefühle nicht legitim sind, vielleicht sogar etwas, für das sie sich schämen sollten. Wenn diese Kinder heranwachsen, besteht eine hohe Wahrscheinlichkeit, dass sie sich ebenfalls zu emotional unreifen Erwachsenen entwickeln, die aber – im Gegensatz zu ihren Eltern – ihre Gefühle überhaupt nicht zum Ausdruck bringen können. Ebenso werden sie Schwierigkeiten damit haben, die Gefühle und Bedürfnisse anderer Menschen zu erkennen und einzuordnen. Als Kinder haben sie gelernt, ihre authentischen Gedanken, Empfindungen und Wünsche zu unterdrücken, um ihren Eltern und sich selbst ein Gefühl der Sicherheit zu geben. Sie haben schnell erkannt, dass echte Gefühle in den Augen ihrer Eltern als eine Art Bedrohung gesehen wurden und nicht erwünscht waren. Wir wissen alle, dass Gefühlsausbrüche bei Kindern ziemlich anstrengend und nervenaufreibend sein können. Passieren solche Gefühlsausbrüche allerdings in Haushalten, in denen mindestens ein Elternteil emotional unreif ist, kann es ziemlich schnell brenzlig werden.

Andererseits gibt es die Möglichkeit, dass das Kind später im Erwachsenenalter ähnliche Verhaltensweisen zeigt wie seine emotional unreifen Eltern. Vor allem wenn Kinder diese Wutausbrüche in einer egozentrischen Entwicklungsphase (mit ca. vier Jahren) erleben, ist die Wahrscheinlich hoch, dass diese Kinder lernen, die Schuld bei sich zu suchen, d. h. sie werden den Glaubenssatz entwickeln, dass ihr Verhalten die Ursache jeglicher schlechten Stimmung und Probleme anderer Menschen sei. Dieser Glaube wird ins Erwachsenenalter übergehen und spätere Beziehungen prägen. Nicht selten sind diese Beziehungen toxisch oder unsicher. Auch die Erziehung der eigenen Kinder wird dem Verhalten der Eltern gleichen, wenn dieses Kind nicht die Möglichkeit bekommt, zu einem späteren Zeitpunkt die Fähigkeit zur Selbstregulation zu entwickeln.

Mit Problemen konfrontiert, reagieren emotional unreife Eltern entweder gar nicht oder sie fühlen sich persönlich angegriffen und rutschen in ein Schwarz-Weiß-Denkschema, in dem es nur »die Guten« und »die Bösen« gibt und nichts dazwischen. Diesen Eltern fehlt es an emotionaler Entwicklung, die es braucht, um überhaupt emotionale Nähe (selbst zu den eigenen Kindern) zu entwickeln. Statt also zu versuchen, die Eltern mit ihrem Fehlverhalten und den daraus resultierenden Verletzungen zu konfrontieren, könnte es an dieser Stelle sinnvoller sein, aufzuhören, über das Fehlverhalten zu sprechen. Bei Eltern, die sich vor emotionaler Nähe fürchten, ist dies häufig die einzige Methode, die langfristig funktioniert. Es ist durchaus möglich, eine emotionale Bindung zu emotional unreifen Eltern aufzubauen. Dennoch sollten sich Betroffene bewusst sein, dass dieses emotionale Band niemals so stark und liebevoll sein wird, wie sie es sich wünschen würden. Statt also ständig nach emotionaler Nähe zu suchen, kann es helfen, die Interaktionen mit den Eltern genau zu managen und auf Schuldzuweisungen zu verzichten.

Hilfreich kann es auch sein, den Werdegang der eigenen emotional unreifen Eltern zu verstehen. In den allermeisten Fällen haben emotional unreife Eltern selbst Eltern, die keine emotionale Nähe zu ihnen aufbauen konnten. Höchstwahrscheinlich gab es sogar ein Trauma in der Familie, das nicht verarbeitet, sondern vielmehr an die jeweils nächste Generation weitergegeben wurde. Wenn du jemand bist, der selbst emotional unreife Eltern hat, dann fragst du dich wahrscheinlich: »Aber meine Mutter (oder mein Vater) sollte es doch genau dann besser wissen. Warum kann sie (oder er) nicht anders mit mir umgehen?« Häufig werden diese Fragen auch mit der inneren Erwartung begleitet, dass du erst wirklich Ruhe und Frieden finden kannst, wenn das emotional unreife Elternteil endlich das Bedürfnis nach Nähe stillen wird.

Das Problem bei emotional unreifen Eltern ist, dass sie emotionale Verflechtungen schaffen, die die individuelle Identität des Kindes überlagern.

Das sind Eltern, die Grenzen mischen, ihre ungelösten Probleme auf die eigenen Kinder projizieren und sich ständig in ihre Angelegenheiten einmischen. In Familien, die durch diese Dynamik angetrieben werden, wird nicht nur eine interne Verschmelzung, sondern auch ein Rollenspiel gefördert, das bewusst (oder teilweise unbewusst) eingesetzt wird, um Nähe zu schaffen. Diese Nähe ist selbstverständlich nicht gleichzusetzen mit echter emotionaler Nähe und offener Kommunikation. So findet das wahre Selbst des Kindes keine Möglichkeit, sich zu entfalten. Häufig findet sich auch das Phänomen der *Triangulierung* oder »Dreiecksbeziehung« in diesen Familien wieder. Wenn jemand ein Problem mit einem bestimmten Familienmitglied hat, wird nicht mit ihm oder ihr direkt darüber gesprochen, sondern immer mindestens eine weitere, dritte Person hineingezogen, die nicht selten zwischen den beiden Streithähnen die Probleme aushandeln muss.

Nimm dir nun ein bisschen Zeit für dich und spüre in dich hinein. Stell dir vor, dass du in einem Kino sitzt und dich selbst und die Beziehung zu deinen Eltern auf der Leinwand betrachtest. Beobachte, wie du mit deinen Gefühlen umgehst. Folgende Fragen können dir dabei helfen:

- Wie reagierst du, wenn du starke Emotionen verspürst?
- Bist du in der Lage, dich um dich selbst zu kümmern und dir Gutes zu tun, sobald du dich wieder beruhigt hast? Oder verurteilst du dich selbst für deine Wutausbrüche?
- Sind schwierige Gefühle wie Wut etwas, das du mit Scham verbindest?
- Gab es heute bereits einen Moment, in dem du deine Gefühle verleugnet hast? Aus welcher Angst heraus hast du dies getan?
- Zeigst du unter dem Einfluss von Stress bestimmte Bewältigungsstrategien, die dir helfen, runterzukommen? Wenn ja, welche? (Hier kannst du sowohl positive als auch negative Strategien aufzählen.)

Eltern, die dich nicht sahen

Nicht gesehen, gehört oder geliebt zu werden ist eine schreckliche Erfahrung, die jeden Menschen, egal welchen Alters, belasten würde. In jedem Menschen steckt das Grundbedürfnis nach Liebe und Nähe. Gerade jedoch Kinder, die noch nicht ihren Platz in der Welt gefunden haben und auf eine Bezugsperson angewiesen sind, die sie dabei liebevoll unterstützt, leiden besonders unter emotionaler und körperlicher Vernachlässigung.

Resilienz ist die psychische Widerstandskraft des Menschen, die sich vor allem in der Kindheit ausbildet, aber auch als lebenslanger Prozess angesehen werden kann. Resiliente Menschen tendieren dazu, Unterstützung und Ermutigung bei denjenigen zu suchen, denen sie vertrauen und die sie lieben, vor allem als Reaktion auf belastende Ereignisse. Nicht immer ist es die Unterstützung von außen, die uns aus einer schwierigen Lage bringen kann. Manchmal tun wir uns selbst etwas Gutes, treiben Sport, machen einen Spaziergang oder gönnen uns einen leckeren Schokokuchen, um uns für einen erfolgreichen und anstrengenden Tag zu belohnen. Resilienz entwickeln wir in der Kindheit, indem bestimmte Voraussetzungen durch unsere Bezugspersonen gegeben sind, wie z. B. ausreichend Nahrung, Kleidung sowie eine liebevolle Bindung zwischen Kind und Bezugsperson. Doch wie wir bereits sehen konnten, wurde diese Erfahrung vielen Kindern verwehrt.

Kinder, die in einem Haushalt ohne Liebe aufwachsen, sind gezwungen, sich andere Möglichkeiten zu suchen, um für sich selbst zu sorgen. Sobald sie merken, dass ihre Bedürfnisse weder gesehen noch gehört werden oder Sprüche hören wie: »Hör auf zu heulen, sonst gebe ich dir gleich einen Grund zum Heulen.«, machen sie sich auf die Suche nach Dingen, die ihre ungestillten Bedürfnisse doch noch irgendwie stillen können. Tief im Inneren besteht eine emotionale Leere, die häufig durch auffällige, destruktive Verhaltensweisen, wie z. B. Selbstverletzung oder Fressattacken, gefüllt werden soll. Diese Verhaltensweisen entwickeln sich bereits in der Kindheit und erreichen ihren Höhepunkt in der Jugend oder spätestens im Erwachsenenalter und zeigen sich durch übermäßigen Alkohol- oder Drogenkonsum, Arbeitssucht, Essstörungen oder Selbstverletzung. Nicht selten werden Betroffene mit Suizidverdacht in Kliniken eingewiesen, wenn sie den Schritt wagen, sich Hilfe zu suchen. Dabei ist es nicht der Wunsch nach dem Tod, der diese Menschen antreibt, sondern die Sehnsucht, sich besser zu fühlen oder wenigstens irgendetwas zu spüren. Die betäubende Wirkung von Alkohol, Drogen, Essen oder die physische Empfindung des Schmerzes hilft ihnen, sich lebendiger zu fühlen.

Vernachlässigte Kinder werden zu vernachlässigten, abhängigen Erwachsenen.

Sie bleiben stets im Modus des unsichtbaren, vernachlässigten Mädchens oder Jungens, versuchen stets Höchstleistungen zu erbringen, um irgendwann ein »Ich bin stolz auf dich.« hören zu können. Vernachlässigte Kinder werden in den meisten Fällen von Eltern erzogen, die selbst vernachlässigt wurden. So eine Kindheit kann verhindern, dass eine tiefe, emotionale Nähe zum eigenen Kind aufgebaut werden kann. Stattdessen lehnen vernachlässigte Eltern die Abhängigkeit ihres Kindes ab und fordern eine übertriebene Selbstständigkeit, die nicht dem Entwicklungsstand und dem Alter des Kindes entspricht. Selbstverständlich ist die Bandbreite der Vernachlässigung in der Kindheit groß. Sie reicht von milder Ablehnung, Abneigung gegen das eigene Kind bis hin zur Verweigerung der elterlichen Rolle und Fürsorge. Vernachlässigte Eltern weisen also selbst eine gestörte Bindungsfähigkeit auf, die in manchen Fällen so weit reichen kann, dass sie nicht einmal in der Lage sind, ihre Kinder mit Nahrung zu versorgen und sie qualvoll sterben lassen, wie im Fall der siebenjährigen Jessica, die 2005 in ihrem Kinderzimmer untererernährt und tot aufgefunden wurde, nachdem ihre Mutter sie jahrelang in ihrem Kinderzimmer vor sich hinvegetieren ließ. Jessicas Mutter berichtete vor Gericht von ihrer eigenen Kindheit, in der Gewalt, Vernachlässigung und Alkoholmissbrauch durch die Eltern an der Tagesordnung waren. Es ist eine traurige Geschichte und natürlich ein Verhalten, das nicht zu entschuldigen ist. Dennoch zeigt sich hier, wie eigene, fehlende Bindungserfahrungen die spätere Bindung zum eigenen Kind verhindern können.

Eltern, die ihre Kinder nicht sehen, emotional nicht verfügbar sind oder zu sehr mit sich selbst und den eigenen Angelegenheiten beschäftigt sind, zeigen ihrem Kind deutlich, dass es nicht erwünscht ist. Am Anfang reagiert das Kind vielleicht wütend, ängstlich oder fängt an zu klammern, um so die Aufmerksamkeit der Eltern zu gewinnen. Eltern, die ihr Kind nicht sehen, reagieren auf solche Verhaltensweisen meist mit Gefühlsausbrüchen und vermitteln ihrem Kind, dass jegliche Gefühle, die als schwierig empfunden werden, nicht erwünscht sind. Emotionale Vernachlässigung kann dazu führen, dass Kinder nicht nur den Zugang zu ihren eigenen Gefühlen, ihren Instinkten, sondern auch zu ihrem Körper verlieren können. Bessel van der Kolk berichtet in seinem Buch »Das Trauma in dir« von Patientinnen, die in Folge solcher Kindheitserfahrungen ganze Bereiche ihres Körpers nicht mehr spüren konnten. Es kann aber auch vorkommen, dass solche Eltern nicht zu allen Kindern so sind, sofern es auch Geschwisterkinder gibt. Sie zeigen meist offen, welches Kind sie am liebsten haben und welches Kind das »schwarze Schaf« der Familie ist. Es entsteht ein Spannungsfeld zwischen Machtgefühl und totaler

Überforderung. Wird Parentifizierung gepaart mit Nicht-gesehen-Werden, wird der Grundstein für spätere Probleme des Kindes gelegt.

Emotionale Vernachlässigung durch die eigenen Eltern zeigt sich bei betroffenen Kindern in einem unsicheren Bindungsverhalten, vor allem in späteren Beziehungen. Da sie bereits in ihrer Kindheit gelernt haben, mithilfe von bestimmten Strategien die Liebe und Aufmerksamkeit ihrer Bezugspersonen zu bekommen, schlüpfen sie mehr und mehr in ein Rollen-Selbst (was abgesehen davon jedes Kind der in diesem Buch erwähnten Erziehungsmethoden mehr oder weniger tut). Spätere Beziehungen dieser Kinder fußen meist auf toxischer Basis. Sollte es ihnen gelingen, sich einem anderen Menschen gegenüber zu öffnen und sich in eine Beziehung zu begeben (meist besteht nämlich eine recht ausgeprägte Bindungsangst), suchen sie sich unbewusst Partner aus, die ihre Erfahrungen nach fehlender Liebe und Wertschätzung aus ihrer Kindheit spiegeln. In toxischen Beziehungen (teilweise sogar mit häuslicher Gewalt) kommen die unsicheren Bindungsmuster aus der Kindheit zum Tragen. Betroffene bleiben dann leider viel zu lange in diesen Beziehungen stecken, weil sie noch nicht wissen, wie sich wahre Liebe anfühlt.

Oftmals besteht bei Betroffenen allerdings so eine stark ausgeprägte Bindungsangst, dass sie gar nicht erst den Versuch wagen, einem anderen Menschen näher zu kommen. Als Einzelgänger gehen sie durch die Welt, verfolgt von der inneren Überzeugung, nicht liebenswert zu sein. Eine Kindheit muss keinesfalls traumatisch gewesen sein, um eine Bindungsangst zu entwickeln, allerdings wird es Ereignisse in der Kindheit gegeben haben, die dazu beigetragen haben, z. B. durch emotionalen Missbrauch oder emotional nicht verfügbare Bezugspersonen. Oftmals ist es ein Wechselbad der Gefühle zwischen dem tiefsitzenden Wunsch nach Bindungen und der riesigen Angst, letztendlich doch enttäuscht, nicht gesehen oder verlassen zu werden. Folgende Fragen können dir helfen, dich besser zu verstehen.

- Hast du dich als Kind ausreichend gesehen und gehört gefühlt? Wenn ja, war das immer so oder nur in bestimmten Situationen oder Lebensabschnitten?
- Wie stehst du jetzt zu deinem Bedürfnis nach Liebe und Nähe? Ist es ein Bedürfnis, das du annehmen kannst oder etwas, was du ablehnst oder vielleicht sogar mit Scham verbunden ist?
- Hattest du bereits enge Beziehungen oder waren sie eher oberflächlicher Natur? Wenn Zweiteres zutrifft, warum denkst du, ist das so?
- Wie würdest du deine Verbindung zu deinen eigenen Gefühlen beschreiben? Sind Gefühle etwas, das du gut wahrnehmen und zuordnen kannst?
- Wie gehst du mit schwierigen Emotionen um? (Schreibe hier für jede Emotion unterschiedliche Strategien auf, es sei denn, du reagierst auf alle schwierigen Emotionen mit den gleichen Bewältigungsstrategien).

Eltern, die Probleme nicht sahen

Wenn es etwas gibt, das uns vermutlich alle eint, dann ist es wahrscheinlich die Angst vor Konflikten. Ich selbst hatte jahrelang mit diesem Problem zu kämpfen und tue dies teilweise immer noch. Als Kind hatte ich ziemlich gutes Gespür dafür entwickelt, wann sich ein Konflikt nähern könnte, war besonders wachsam und achtete stets auf die Stimmung meiner Eltern. Sobald ich merkte, dass etwas in der Luft lag, was nur ansatzweise nach Streit roch, verkroch ich mich in meinem Zimmer, um mich um Gottes Willen nicht mit dem Problem, welches da unten so launisch herumlief, auseinandersetzen zu müssen (Mama, du weißt wahrscheinlich, dass du gemeint bist. Ich nehme es dir nicht übel!).

Doch es gibt auch Eltern, die Probleme nicht ansprechen bzw. nicht mit ihnen umgehen können. Eltern, die Angst vor Konflikten haben, reagieren häufig mit einer Schutzstrategie, sobald sie auf ein Problem angesprochen werden. Und diese Schutzstrategie ist in den meisten Fällen die Verleugnung. Probleme unter den Teppich zu kehren und so zu tun, als wären sie gar nicht da oder als wäre nie etwas gewesen, steht bei diesen Familien an der Tagesordnung. Das kann auf der Seite des Kindes für starke Verwirrung sorgen. Versteh mich nicht falsch – dass sich ein Paar ab und zu streitet oder mal lauter wird, ist normal. Bei manchen Paaren passiert das häufiger, bei manchen weniger. Letztlich hängt es davon ab, wie streitlustig oder eben konfliktscheu die beiden Parteien in der Beziehung sind.

Gerade wenn Eltern sehr oft streiten, laut rumbrüllen, sich beschimpfen oder sogar handgreiflich werden, können Kinder starke Ängste entwickeln. Um der Entstehung einer Angststörung entgegenzuwirken, wäre es wichtig, dem Kind auf Augenhöhe und in altersgerechter Sprache zu erklären, was es gerade gesehen oder gehört hat. Doch genau das geschieht oft nicht: Eltern, die das Problem nicht sehen, reagieren auf Nachfragen des Kindes gar nicht oder entgegnen ihm nur mit einem kurzen: »Mach dir keine Sorgen.« oder »Es ist alles gut. Das ist Erwachsenenkram. Das verstehst du noch nicht!«. Also bleibt das Kind allein mit seinen Ängsten. Es versteht nicht, was gerade an dem Ort passiert, an dem es sich eigentlich sicher und geborgen fühlen sollte. Mit der Zeit wird das Kind lernen, dass sein emotionales Bedürfnis nach Trost nicht gestillt werden kann und beginnt, sich vollständig zu verschließen.

Diese Schutzstrategie wird auch im späteren Erwachsenenalter angewendet. Betroffene werden nicht wissen, wie sie adäquat auf Konflikte reagieren und mit ihnen umgehen sollen, geschweige denn, wie sie diese lösen können. Sie haben es schließlich nie gelernt. Ein Mensch, der stets Konflikte scheut und ein stark ausgeprägtes Bedürfnis nach Harmonie in sich trägt, läuft selbst als Erwachsener wie ein ängstliches kleines Kind durchs Leben. Das kann eine lange Zeit gut gehen, denn das Leben wirkt ohne Konflikte hübsch aufgeräumt und unkompliziert. Doch gerade in Liebesbeziehungen kann dieses ausgeprägte Harmoniebedürfnis schwierig werden. Die Angst vor Konflikten kann so groß werden, dass stets versucht wird, ihnen aus dem Weg zu gehen.

Vorherrschend in Familien dieser Art ist auch die Unfähigkeit, sich zu entschuldigen. So wie ein Kind, das sich die Hände vor die Augen hält und der festen Überzeugung ist, dass es nun unsichtbar ist, wollen diese Eltern ebenfalls unsichtbar sein, in der Hoffnung, dass das Problem von selbst verschwindet. Wird das gepaart mit Sprüchen wie: »Warum soll ich mich bei dir entschuldigen? Du bist das Kind und ich der/die Erwachsene!«, ist dies keine besonders gute Kombination, um ein selbstbewusstes Kind großzuziehen. Ein Elternteil, das Probleme nicht sehen will und es somit auch nicht für nötig hält, sich zu entschuldigen, lehrt seinem Kind nicht, wie man Verantwortung für das eigene Handeln übernimmt. Ein Kind, das nicht erleben durfte, wie ein Elternteil sich bei ihm entschuldigt, wird lernen, dass es okay ist, Grenzen zu überschreiten oder jemanden zu verletzen. Sie lernen keine gesunden Strategien, um zu kommunizieren oder Konflikte zu lösen. Eine Entschuldigung wird als Schwäche gesehen und Schwäche ist in diesen Familiendynamiken oft etwas, was nicht gesehen oder akzeptiert wird.

Eltern, die Konflikte totschweigen oder »unter den Teppich kehren« tun dies nicht, um ihren Kindern bewusst damit zu schaden. Ganz im Gegenteil: Sie wissen meist selbst nicht, was sie tun. Sie versuchen ihre Kinder auf diese Art zu schützen. Meistens haben sie es selbst nie gelernt und sie wissen aus diesem Grund nicht, wie sie Konflikte offen ansprechen können. Diese Eltern waren und sind mit einer klaren Kommunikation über Probleme schlichtweg überfordert.

Leider kommt es nicht selten vor, dass diese Eltern entweder schwer traumatisiert sind und eine Traumafolgestörung entwickelt haben oder an einer anderen psychischen Erkrankung, wie zum Beispiel Depressionen, leiden und keine ausreichende Unterstützung von außen bekommen, um den familiären Verpflichtungen gerecht zu werden. Kleinere Problemchen und Streitereien würden sie einfach überfordern.

Kinder von schwer traumatisierten Eltern zeigen einen typischen Mechanismus: Sie werden zum stillen Kind. Das stille Kind, das die Gefühle des traumatisierten Elternteils übernommen hat, weil die Eltern selbst nicht in der Lage sind, ihr Schicksal zu verarbeiten und aus diesem Grund ihre Gefühle abspalten. Es kommt nicht selten vor, dass Kinder depressiver oder traumatisierter Eltern die Symptome ihrer Bezugspersonen übernehmen. Sie hören auf zu essen, zu sprechen oder gar zu weinen. Und obwohl das das Letzte ist, was sich depressive oder traumatisierte Eltern für ihre Kindern wünschen, geben sie ihr Trauma ungewollt weiter. Es ist erstaunlich, wie mächtig der Mechanismus der transgenerationalen Weitergabe ist. Kinder traumatisierter Eltern übernehmen die Symptome ihrer Eltern, ohne je selbst ein Trauma erlebt zu haben. Aber warum?

Eltern, die an psychischen Störungen leiden, sind oftmals so von ihrer Erkrankung eingenommen, dass sie keine Kraft mehr haben, sich ausreichend um die Bedürfnisse ihrer Kinder zu kümmern. Ihre emotionale elterliche Funktionsfähigkeit, sprich ihre Feinfühligkeit dem Kind gegenüber, ist so eingeschränkt, dass die Eltern-Kind-Beziehung darunter leidet. In Fällen von Traumafolgestörungen kommt es vor, dass die Eltern von einem auf den anderen Moment von traumatischen Erinnerungen überflutet werden und ihre Kinder mit unvorhersehbaren Aggressionen und unkontrolliertem Verhalten in Angst und Schrecken versetzen oder nicht mehr ansprechbar sind. Allein die Versorgung eines Säuglings kann für psychisch instabile Eltern eine enorme Herausforderung darstellen. Schreie des Kindes können traumatisierte Eltern dermaßen überfordern, dass sie nicht anders können, als sich zurückzuziehen und ihr Kind schreien zu lassen – auch wenn sie gern für ihr Kind da sein würden. Ein Schrei eines Babys kann sich für Traumatisierte anfühlen wie eine wütende Forderung und tiefsitzende Ängste und traumatische Erinnerungen hervorrufen und somit eine totale Reizüberflutung darstellen, sodass dem kindlichen Bedürfnis nicht nachgegangen werden kann und das Kind kein Urvertrauen entwickeln kann. Der Schrei eines Babys kann in solchen Fällen nicht als Schrei wahrgenommen werden, sondern an die Ohnmacht erinnern, die das traumatisierte Elternteil während eines Traumas empfand.[30]

Psychische Störungen bei Elternteilen mit fehlender sozialer und professioneller Unterstützung sind leider keine Seltenheit und können ebenfalls ein Grund dafür sein, warum offensichtliche Probleme der Kinder nicht gesehen werden oder einfach angenommen wird, dass mit dem »stillen« Kind alles in Ordnung sei. Folgende Fragen können dir helfen, dir über deinen Umgang mit Problemen und Konflikten bewusst zu werden:

- Wie haben deine Eltern reagiert, wenn du ein Problem ansprechen wolltest?
- Wie wurde in deinem Elternhaus generell mit Konflikten umgegangen?
- Wie reagierst du heute, wenn es ein Problem gibt? Sprichst du es offen an oder vermeidest du um jeden Preis einen Konflikt?
- Wie fühlst du dich, wenn es doch mal zu einem Konflikt kommt?
- Wie verhältst du dich während eines Konflikts? Zeigst du bestimmte Bewältigungsstrategien (Dissoziation, im Kampfmodus sein, die Flucht ergreifen etc.)?

Eltern, die keine Privatsphäre kennen

Wer in einer Familie aufwächst, in der die Eltern keine Grenzen oder Privatsphäre kennen, fühlt sich irgendwann wie eine Maus, die in einer Mausefalle gefangen gehalten wird und verzweifelt zu entkommen versucht. In solchen Familien kann durchaus ein sehr liebevoller und unterstützender Umgang herrschen, was die Bindung zwischen Kind und Bezugspersonen positiv stärkt. Oft findet man in diesen Familien ein starkes Zugehörigkeitsgefühl. »Familie ist alles.« oder »Familie ist unersetzlich.« gilt als Mantra, das an die nächste Generation weitergegeben wird. Das ist an sich nichts Schlechtes. Nicht selten findet man hier sogar so enge Bindungen, dass sich Mutter und Tochter als die »besten Freundinnen« oder Vater und Sohn als die »besten Kumpels« bezeichnen. Zum Problem wird dieses ausgeprägte Zugehörigkeitsgefühl dann, wenn es ungesunde Maße annimmt.

In Familien, die eng miteinander verbunden sind, gibt es unterschiedliche Ausprägungen des Miteinanderseins. Es kann vorkommen, dass in einer Familie ein starkes Zugehörigkeitsgefühl angepriesen wird und dennoch ein schroffer, strenger Ton herrscht. Nichtsdestotrotz ist hier der Zusammenhalt zwischen den einzelnen Familienmitgliedern sehr stark. So einen Zusammenhalt findet man häufig in Familien, in denen Religion einen hohen Stellenwert einnimmt. Andererseits gibt es diese Art von Eltern auch in Familien, in denen Religion eher zweitrangig oder gar unwichtig ist, dafür aber der Zusammenhalt zwischen den Familienmitgliedern großgeschrieben wird. Hier herrscht im Gegensatz zum ersten Beispiel kein strenger Ton. Ganz im Gegenteil: In diesen Familien findet man überhaupt keine Grenzen. Eltern dieser Art erlauben ihren Kindern alles. Das geht von so viel Fernsehen, bis die Augen quadratisch werden, bis hin zu ausgiebigen Hauspartys in den Teenager-Jahren. Ein gutes Beispiel ist hier Regina Georges Mutter aus dem Film »Mean

Girls«, die immer wieder betont, dass sie keine normale, sondern eine coole Mutter ist (der Film ist übrigens einer meiner Lieblingsfilme). Hier geht es Eltern eher darum, ihren eigenen Selbstwert zu erhöhen, indem sie nicht nur eine besonders enge Bindung zu ihrem Kind aufbauen, sondern auch als »coole Mutter« oder »cooler Vater« vor den Freunden ihres Kindes dastehen.

Im Laufe des Lebens wird es Momente geben, in denen Kinder versuchen, sich aus der Familien-Mausefalle zu befreien. Vor allem im Teenageralter fangen sie an, sich nach mehr Autonomie zu sehnen und möchten sich zumindest ein bisschen von ihren Bezugspersonen lösen. Sie brauchen mehr Zeit allein, machen vielleicht erste Erfahrungen mit romantischen Beziehungen oder möchten einfach mehr Zeit mit Freunden verbringen. Dies ist ein besonders schwieriger Moment für Eltern, die keine Privatsphäre kennen. Häufig gibt es Schuldzuweisungen der Eltern an die Kinder, wenn sie merken, dass die Kinder sich lösen wollen – gerade in sehr religiösen Familien ist das häufig der Fall. Sie verursachen bewusst Schuld-, Scham- und Angstgefühle bei ihren Kindern und wissen genau, was sie sagen und tun müssen, damit ihre Kinder doch bei ihnen bleiben. Was dahintersteckt, ist eine tiefsitzende Angst der Eltern, allein zu bleiben oder verlassen zu werden. Sie sind es selbst nicht gewohnt, den geringsten Freiraum oder den kleinsten Hauch an Privatsphäre zu besitzen, da sie meist selbst so aufgewachsen sind. Es ist also nicht verwunderlich, dass die Ängste des Verlassenwerdens hochkommen, wenn die Eltern das Gefühl haben, dass ihr Kind sich von ihnen lösen will. Nun ist es aber so, dass genau dieses Loslösen notwendig ist, damit ein Kind eine gesunde Autonomiefähigkeit entwickelt und lernt, irgendwann auf eigenen Füßen zu stehen. Die ständige Nähe und die damit einhergehende Manipulation verhindern einen gesunden Ablösungsprozess von der Familie. Im schlimmsten Falle werden die Schuldzuweisungen und angsteinflößenden

Worte der Eltern bewusst gewählt, sodass sich auf beiden Seiten eine emotionale Abhängigkeit entwickelt, nach dem Motto »Ich brauche dich genauso, wie du mich brauchst.«

Zum anderen kann diese emotionale Abhängigkeit dazu führen, dass das Selbstwertgefühl des Kindes stark von der Bestätigung seiner Eltern abhängt. »Wende ich mich gegen meine Eltern, bin ich nicht mehr liebenswert. Tue ich dagegen das, was sie von mir erwarten, bin ich eine gute Tochter/ein guter Sohn.« Durch fehlendes Selbstbewusstsein und jahrelange Manipulation wird das Kind blind für die emotionalen Misshandlungen. Wichtig ist es zu erwähnen, dass Manipulation in der Familie oft unbewusst stattfindet und in den meisten Fällen durch Ängste vorm Alleinsein oder Verlassenwerden auf Seiten desjenigen, der manipuliert, verursacht wird. Es ist ein Teufelskreis aus der endlosen Suche nach einem Privatleben und mehr Eigenständigkeit einerseits und nach Bestätigung der Familie, um sich selbst liebenswert zu fühlen, andererseits. Werden die Schuldzuweisungen geschickt gewählt, kann es passieren, dass das Kind diese Grausamkeit des Missbrauchs nicht einmal als Unrecht wahrnimmt, sondern als Normalität. Es entstehen Wunden aus traumatischen Erfahrungen, die ungeheilt bleiben und wieder an die nächste Generation weitergegeben werden.

Gab es Momente in deiner Kindheit, in denen deine Bezugspersonen deine Privatsphäre so verletzt haben, dass du dich entblößt, nackt, hilflos und ohnmächtig gefühlt hast? Vielleicht war es deine Mutter, die ganz selbstverständlich dein Tagebuch gelesen hat, als wäre nichts dabei? Oder dein Vater, der sich bei dir über sein Sexleben ausgelassen hat? In vielen Familien passieren Eingriffe in die Privatsphäre des Kindes oder es werden Dinge besprochen, die dem Alter und Entwicklungsstand des Kindes nicht angemessen sind oder einfach eine gewisse Grenze überschreiten. Nicht selten belastet das zu enge Verhältnis zur eigenen Familie die späteren Beziehungen des Kindes. Es kommt zu Situationen, in denen die nun erwachsenen Kinder in einem Dilemma stecken und sich zwischen zwei Familien entscheiden müssen – ein Drahtseilakt zwischen Blutsverwandtschaft und Schuldzuweisungen und der Liebe zum Partner oder zur Partnerin. Betroffene versuchen dann, beide Seiten zufriedenzustellen und gehen Kompromisse ein. Doch letztendlich ist in diesem Loyalitätskonflikt niemals jemand voll und ganz zufrieden. Der Partner oder die Partnerin des abhängigen Erwachsenen möchte, dass die neue Familie an erster Stelle steht, während die alte Familie eine Loslösung nicht zulassen möchte.

Das enge Verhältnis zu den eigenen Eltern wird im Erwachsenenalter oft zum Verhängnis, wenn Betroffene merken, wie sehr ihre Eltern versuchen, ihnen Entscheidungen vorwegzunehmen oder in ihr Privatleben einzudringen. Ständige Anrufe, unangekündigte Besuche oder ungefragte Ratschläge sind nur einige der vielen Versuche der Eltern, die enge Bindung aufrechtzuerhalten. Und Kinder, die mit fehlender Privatsphäre und somit einem sehr engen Bund zwischen ihnen und den Bezugspersonen aufwachsen, verbinden diese Nähe mit Liebe. Sie lernen, dass eine sehr enge Bindung ohne jegliche Grenzen mit Liebe gleichzusetzen ist und merken gar nicht, dass die zahlreichen unangekündigten Besuche oder ständige Kontrollanrufe nichts mit Liebe zu tun haben, sondern mit der eigenen Bedürfnisbefriedigung.

Wer keine Autonomie entwickeln darf, wird später große Probleme haben, Nein zu sagen.

Diese abhängigen Kinder wachsen durch ihre gestörte Autonomieentwicklung zu abhängigen Erwachsenen heran. Anhand der folgenden Fragen kannst du reflektieren, ob es in deiner Kindheit (und vielleicht auch jetzt noch) fehlende Grenzen gab:

- Herrschte in deiner Familie ein enges Zusammengehörigkeitsgefühl? Wenn ja, wie hat sich das geäußert?
- Wie haben deine Eltern reagiert, wenn du etwas allein machen wolltest? Konnten sie dich loslassen oder haben sie versucht, jegliche Versuche der Selbstständigkeit zu unterbinden?
- Welche Werte und Normen nahmen in deiner Kindheit für deine Familie einen hohen Stellenwert an? Haben diese Werte und Normen immer noch eine besondere Bedeutung für dich?
- Hast du manchmal mit Schuldgefühlen zu kämpfen, wenn du etwas allein oder nur für dich tun möchtest? Erinnerst du dich an Situationen aus deiner Kindheit, in der du diese Schuldgefühle bereits spüren konntest?
- Gehörst du zu den typischen People Pleasern? Was glaubst du, hat zu diesem Verhalten beigetragen und was tust du, um dieses Verhalten aufrechtzuerhalten?

Nun hast du einiges über Trauma und toxische Familiendynamiken erfahren. Vielleicht hast du dich und deine Eltern ja auch in dem ein oder anderen Beispiel wiedererkannt. Nun ist es an der Zeit, herauszufinden, wie Veränderung stattfinden kann.

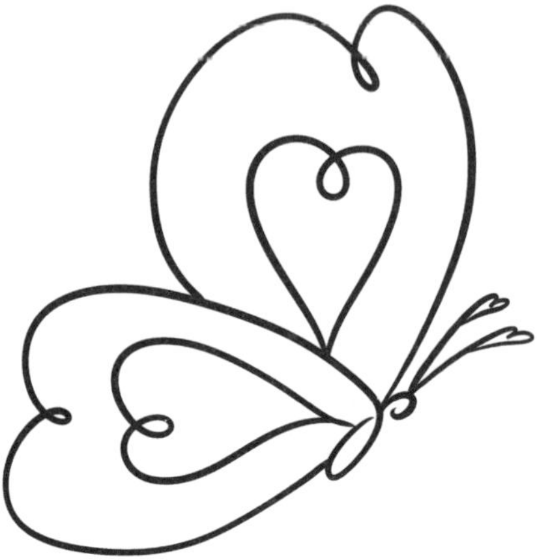

Teil zwei:

Verändern

Mit deiner Heilung veränderst du deine Beziehung zu anderen und zu dir selbst, weil du aufhörst, deine Bedürfnisse als zweitrangig zu betrachten.

Im zweiten Teil dieses Buches wirst du lernen zu verstehen, was es braucht, damit du zu dem Menschen wirst, der du sein willst. Mach dir bewusst, dass Veränderung schwierig sein kann, vor allem, wenn du etwas verändern möchtest, was du schon jahre- oder sogar jahrzehntelang so gemacht hast. Veränderung muss aber nicht immer dramatisch sein. Sie kann in kleinen Schritten erfolgen. Du legst dein eigenes Tempo fest und entscheidest, wo genau und wie du starten möchtest.

Jenseits der Maske – Die Wege zu deinem authentischen Selbst

Die Frage nach dem Selbst beschäftigt uns Menschen schon seit Jahrhunderten, die Forschung des Selbstkonzepts allerdings begleitet uns erst seit circa fünfzig Jahren. Heute wird davon ausgegangen, dass unser Selbst multidimensional ist, d. h. das Wissen über uns als Person setzt sich aus spezifischen Teilbereichen zusammen, die ein ganzheitliches Bild formen. Wie genau diese Teilbereiche strukturiert sind, ist unklar.[31] Worüber sich die Forschung allerdings einig ist, ist der Fakt, dass nicht alle unserer Selbstkonzepte immer und überall verfügbar und abrufbar sind. Man ist sich mittlerweile sicher, dass das Selbst kein festgeschriebenes Buch mit klar definierten Eigenschaften und Persönlichkeitsmerkmalen ist. Vielmehr wird zwischen einem *»working self«* und den *»possible selves«* unterschieden.

Bevor wir tiefer in die die Theorie des Selbstkonzepts eintauchen, darfst du dich von dem Glauben entfernen, dass tief in dir dein einzig wahres Selbst oder dein »wirkliches Ich« schlummert, das du laut vieler Coaches und Gurus nur entdecken musst, um ein glückliches Leben zu leben. Die Wahrheit ist: Ein »wahres Selbst« gibt es nicht. Dein Selbstkonzept entwickelt und passt sich täglich an die sich verändernden Umstände an. Es ist wandelbar und wunderbar. Du bist schließlich jetzt auch nicht derselbe Mensch, der du vor fünf Jahren warst. Was für dich früher wichtig war oder zu deiner Persönlichkeit zählte, kann zum heutigen Zeitpunkt keine Bedeutung mehr haben. Und genau das ist das Tolle daran. Je nachdem, welchen Herausforderungen du dich gerade stellen musst, rücken die Persönlichkeitsanteile hervor, die du gerade brauchst (oder manchmal auch diejenigen, die lieber im Verborgenen hätten bleiben sollen). Mach dir bewusst, dass es völlig normal ist, dass du in manchen Momenten freundlich und zuvorkommend bist und dich in anderen Momenten wie die Oberdiva Miranda Priestley aus »Der Teufel trägt Prada« verhältst. Es ist durchaus möglich, im Laufe der Zeit oder sogar innerhalb eines Tages komplett verschiedene Persönlichkeitsanteile zu zeigen. Statt dich auf die unendliche Suche nach deinem wahren Selbst zu begeben, solltest du vielmehr versuchen, deine inneren Anteile besser kennenzulernen. Es ist auch möglich, dass du in ein- und derselben Situation unterschiedliche Selbstanteile zeigst. Du kannst über einen Witz lachen und dich im nächsten Moment persönlich angegriffen fühlen. Mit manchen Menschen kannst du einfach über alles reden, andere dagegen schüchtern dich ein und du bekommst kein Wort raus. Um dich selbst zu verstehen, solltest du deine Vorstellungen darüber, wie du sein solltest, ablegen. Glaubenssätze wie »Ich bin immer zuverlässig.« oder »Ich muss Everybody's Darling sein.« üben einen unfassbaren Druck auf dich aus.

Das *working self* ist das Selbstkonzept, das wir im Hier und Jetzt wahrnehmen und abrufen können. Die *possible selves* dagegen sind Selbstkonzepte, die in der Zukunft liegen. Sie beinhalten unsere Ziele, Ängste und Hoffnungen. All das ist nicht jederzeit abrufbar, befindet sich in unserem Unterbewusstsein und kommt nur dann an die Oberfläche, wenn wir es gerade für nötig halten. Es sind besonders diese Komponenten unseres Selbst, die eine direkte Verbindung zwischen Motivation und Kognition darstellen. Zu den *possible selves* zählen die *present selves*. Das sind deine gegenwärtigen Ansichten über deine Person. Deine Sicht auf dich selbst hat direkten Einfluss darauf, wie du dich in Zukunft verändern oder weiterentwickeln möchtest. Genauso können deine *past selves* deine Selbstwahrnehmung aus früheren Erfahrungen aktivieren. Beispielsweise kannst du als Lehrer nicht mehr zurück in die Rolle des Schülers rutschen. Du kannst dich aber dank deiner *past selves* daran erinnern, wie es einmal war, Schüler gewesen zu sein, was wiederum deinen Umgang und deine Wahrnehmung auf deine aktuelle Situation prägen kann.[32] Ein weiterer Teil des Selbstkonzepts sind die *not-me-selves*, also Versionen deiner Selbst, die du auf gar keinen Fall in der Zukunft sein möchtest.[33] Indem wir unsere Gefühle, Gedanken, Eigenschaften und unser Verhalten mit anderen Menschen aus unserem Leben vergleichen, formen wir unser *ideal self*. Dieser Teil des Selbstkonzepts sagt aus, welche Person wir in der Zukunft sein möchten. Wie oft haben wir uns schon vorgenommen, ordentlicher, fleißiger, sportlicher, klüger oder sogar netter zu sein? Diese guten Vorsätze begleiten uns ständig und beruhen im Grunde genommen auf unseren (meist unbewussten) Vergleichen mit anderen Menschen.[34]

Es ist wichtig, dass du verstehst, dass es nicht deine fehlende Willenskraft oder Motivation ist, die dich an einem erfüllten Leben hindert. Denn das, was dich feststecken lässt, ist dein Leben im Autopilotenmodus. Für die meisten von uns verläuft jeder Tag mehr oder weniger gleich. Wir stehen auf, machen uns fertig, gehen zur Arbeit, kommen nach Hause, essen zu Abend, schauen vielleicht noch ein bisschen fern und legen uns wieder schlafen. Und am nächsten Tag beginnt der ganze Spaß wieder von vorne. Die verschiedenen Selbstanteile, von denen ich eben gesprochen habe, kannst du dir auch als Netzwerkverbindungen vorstellen, die sich durch unser Gehirn ziehen und dort feste Pfade legen. Durch diese Routinen und täglichen Wiederholungen haben sich mit der Zeit feste Wahrnehmungsmuster etabliert. Wenn nun ein innerer oder äußerer Reiz auf uns einwirkt, reagieren wir mit einer passenden, erlernten Reaktion auf diesen Reiz.

Befindet sich unser Geist im Autopiloten, sind wir zwar physisch anwesend, geistig sind die meisten von uns allerdings ganz weit weg. Mir passiert das manchmal, wenn ich meinen Sohn morgens in die Kita fahre. Ich fahre und fahre und plötzlich komme ich wieder zu mir und frage mich, wo die letzten zwei Minuten geblieben sind und ob die Ampel eigentlich grün war. Ich bin mir sicher, dass dir das bekannt vorkommt. In Fachkreisen spricht man hier vom sogenannten »Default Mode Network« – ein Netzwerk im Gehirn, welches für unsere Tagträume, unser geistiges Vorstellungsvermögen und selbstbezogenes Denken verantwortlich ist. Laut der Forschung wird dieses Netzwerk aktiviert, wenn keine äußeren Einflüsse auf den Menschen einwirken. Dieser Zustand dauert so lange an, bis ein anderes Netzwerk durch äußere Reize aktiviert wird, z. B. durch einen lauten Knall oder ein vorbeifahrendes Auto oder eben durch meinen Sohn, der »Mama« schreit und mir seinen Dino zeigen will.[35] Wie du siehst, ist das Default Mode Network etwas, vor dessen Einfluss wir uns nicht voll und ganz schützen können. Wir können allerdings mit Achtsamkeitstraining und gedanklicher Arbeit verhindern, dass wir unser gesamtes Leben im Autopilotenmodus steckenbleiben.

Negative Glaubenssätze transformieren

Wenn ich dir nun sage, dass dein Geist (auch wenn er sich im Autopiloten befindet) von deinem Unterbewusstsein gesteuert wird, ist das für dich wahrscheinlich nichts Neues. Du kannst dir dein Unterbewusstsein als eine Art Tresor vorstellen, der all deine Emotionen und Reaktionen gespeichert hat und den größten Teil deines Verhaltens steuert. In diesem Tresor findest du außerdem deine innersten Grundüberzeugungen und Glaubenssätze über dich selbst und die Welt, die bereits in deiner Kindheit entstanden sind.

Jedes Mal, wenn eine Person oder eine bestimmte Situation etwas Negatives in dir auslöst, dann ist es meistens dein Ego, das zum Vorschein kommt und das, was da gerade passiert, als potenzielle Gefahr ansieht. Du kannst dir dein Ego wie ein Abbild deines Selbst vorstellen, das im Tresor sitzt und den ganzen Tag versucht, dich und vor allem dein Inneres Kind zu beschützen. Wenn beispielsweise der

Glaubenssatz »Ich bin wertlos.« in dir steckt, gründet er auf deiner gelebten Erfahrung. Unsere Bezugspersonen, Erzieher, Lehrer und Freunde lehren uns, was ihrer Ansicht nach gut und schlecht ist, was wir glauben und tun sollen, damit wir von ihnen und der Gesellschaft akzeptiert werden. Ein extremes Beispiel hierfür sind Sekten. Kinder, die in Sektengemeinschaften aufwachsen, werden mit einem Glauben an einen bestimmten Gott und Ansichten über die Welt erzogen. Individualität und eigene Ansichten sind hier fehl am Platz. Leider ist es auch in vielen Familien außerhalb von Sektengemeinschaften so. Wenn du nun auf diese Momente zurückschaust, kannst du erkennen, wie sehr du dich verbiegen musstest, um in eine bestimmte Rolle zu passen. Je mehr du dich verbiegst, desto weiter entfernst du dich von deinen wahren Werten.

Kommen wir zu den Glaubenssätzen zurück. Diese bezeichne ich gern als Geschichten, denn bloß, weil du etwas über dich selbst denkst, heißt es nicht, dass es auch der Wahrheit entspricht. Genauso wie Geschichten können deine Glaubenssätze ziemlich weit von der Realität entfernt sein, vor allem diejenigen, die deiner psychischen Gesundheit massiv schaden. Das Problem ist, dass uns diese negativen Glaubenssätze meist gar nicht wirklich bewusst sind. Du würdest dir bewusst wahrscheinlich keine Konflikte, Depressionen oder andere Krankheiten und Unfrieden in deinem Leben wünschen, oder? All die Unzufriedenheit, die du in deinem Leben gerade spürst, liegt viel tiefer, als du erwartet hattest. Viele Väter und Mütter können ihre Kinder nicht so akzeptieren und lieben, wie sie sind, weil sie sich selbst nicht so akzeptieren können, wie sie sind. Wir schauen unseren unglücklichen Eltern zu und sehen, wie sie schlecht mit sich selbst und/oder anderen umgehen. Das soll kein Vorwurf an alle Mütter und Väter da draußen sein. Sieh du es vielmehr als Weckruf, dass wir zunächst genauer in uns selbst schauen müssen, achtsamer mit uns und unseren Worten sein sollten, damit wir unbewusste Glaubenssätze und Verhaltensmuster, die schädlich sein könnten, nicht an die nächste Generation weitergeben. Um Frieden in deinem Leben und glückliche Beziehungen mit deinen Mitmenschen und vor allem mit deinen Kindern (wenn du welche hast oder haben wirst) zu schaffen, ist ein mutiger Schritt in dein Unterbewusstsein angeraten.

Nimm dir an dieser Stelle ein paar Minuten Zeit und schreibe alle negativen Glaubenssätze auf, die du über dich selbst hast. Es ist egal, ob sie absurd klingen. Denn diese toxischen Glaubenssätze schlummern in dir und müssen aktiv von dir selbst geweckt werden. Als nächstes nimmst du bitte einen zweiten Zettel zur Hand und formulierst jeden Glaubenssatz ins Positive. Wenn zum Beispiel der negative Glaubenssatz »Ich bin, so wie ich bin, nicht richtig.« in dir steckt, kannst du ihn wie folgt umformulieren: »Ich bin richtig, genau so wie ich bin.« Verinnerliche diese positiven Glaubenssätze, so oft es geht. Mach es zum Teil deiner täglichen Morgenroutine, z. B. beim Zähneputzen oder Duschen. Du kannst den Zettel mit deinen positiven Glaubenssätzen auch irgendwo hinhängen, wo du dich oft aufhältst. So kannst du dir das Geschriebene immer durchlesen, wenn du an deinem Zettel vorbeigehst.

Viele Menschen denken, dass erst etwas passieren muss, damit sie einen negativen Glaubenssatz loslassen können. Manche warten auf ihren Prinzen auf dem weißen Pferd, der sie rettet. Andere wiederum warten auf die Liebe und Anerkennung einer Person, die sie schon lange nicht mehr so behandelt, wie sie behandelt werden möchten. Sie glauben, dass sich ihr negativer Selbstwert erst dann zum Positiven verwandelt, wenn ein Wunder geschieht. Doch eins solltest du dir merken: Loslassen ist kein Ergebnis. Loslassen ist eine Ausübung. Du brauchst nicht auf ein Wunder warten, um deine negativen Glaubenssätze loszulassen, sondern solltest selbst aktiv etwas dafür tun. Lerne dich selbst so zu behandeln, wie du von anderen behandelt werden möchtest. Folgende Praktiken können dir helfen, deine negativen Glaubenssätze loszulassen:

- Lerne Kritik nicht persönlich und die Meinung anderer über dich nicht zu wichtig zu nehmen. Die Meinung anderer formt nicht deine Meinung über dich selbst.
- Lass dich nicht auf alle Meinungsverschiedenheiten und Streitigkeiten ein. Lerne zu akzeptieren, dass Menschen unterschiedliche Meinungen haben dürfen und du niemanden von deiner Meinung überzeugen musst.
- Verfolge die Ziele, die du selbst erreichen möchtest und verfolge nicht die Träume, die du für einen anderen Menschen hegst.
- Mach dir bewusst, dass andere Menschen nicht dazu da sind, deine Erwartungen an sie zu erfüllen.
- Akzeptiere, dass du nicht alles kontrollieren kannst. Konzentriere dich nur auf das, was du aktiv steuern kannst: Deine Gedanken und deine Handlungen.

Das Ego – Bester Freund oder schlimmster Feind?

Vielleicht steckst du seit mehreren Jahren, wenn nicht sogar (fast) dein ganzes Leben im Autopiloten-Modus fest. Du kannst dich einfach nicht überwinden, mit Sport anzufangen, obwohl du es dir schon tausendmal vorgenommen hast. Du kannst nicht anfangen, dich gesünder zu ernähren, mit dem Trinken aufzuhören oder eine toxische Beziehung zu beenden. Egal in welchem Teufelskreis du dich befindest, du kannst ausbrechen, indem du verstehst, wie dein Geist auf unterbewusster Ebene arbeitet. Sehen wir genau hin, welche Verhaltensmuster deinen Gedanken und Glaubenssätzen zugrunde liegen. Die meisten von ihnen haben sich bereits in deiner Kindheit in dein Unterbewusstsein eingebrannt. Das bedeutet aber nicht, dass du sie nicht ändern kannst.

Wenn wir im Alltag mit schwierigen Emotionen konfrontiert werden, kommt häufig unser Inneres Kind bzw. sein großer Bruder (oder seine große Schwester) – das Ego – zum Vorschein. Das Ego entsteht, so wie vieles andere auch, in der Kindheit. Jedes Mal, wenn wir uns als Kinder abgelehnt fühlten oder uns vielleicht sogar selbst ablehnten, fütterten wir unser Ego und somit auch die falschen Überzeugungen über uns als Person. Werden Kinder in den ersten Monaten und Jahren mit Trennungen und weiteren Zurückweisungen konfrontiert, sei es durch eine Scheidung der Eltern, den Kindergarten, einen Babysitter oder im schlimmsten Fall den Todesfall einer engen Bezugsperson, kann dies einen enormen Einfluss auf die Bildung falscher Glaubenssätze haben. Wir alle haben mehr oder weniger Ablehnung und Trennungen erlebt. Jedoch ist unser Gehirn im Kindesalter noch nicht so ausgereift, dass wir verstehen, dass eine zeitweise Trennung nichts mit uns als Person, sondern mit den äußeren Umständen zu tun hat, z. B. wenn wir in den Kindergarten müssen, weil beide Elternteile berufstätig sind. Häufig ist es dann so, dass ein Kind sich abgelehnt fühlt und denkt, dass mit ihm etwas nicht stimmt, weil es unzugänglich, schlecht oder nicht liebenswert wäre – ansonsten würde es ja nicht alleingelassen werden. Auch solche Erlebnisse formen unser Ego und unsere inneren Überzeugungen und werden mit zunehmendem Alter immer mehr verinnerlicht.[36]

Alle Überzeugungen, die Angst oder Verletzung in uns hervorrufen, sind grundsätzlich falsch.

Viele Menschen fragen mich: »Sophie, woran erkenne ich denn meine Glaubenssätze und woher weiß ich, dass sie falsch oder richtig sind?« Die Antwort darauf ist eigentlich ganz einfach. Wir Menschen tendieren dazu, in einer bestimmten Situation, die Kummer, Sorgen, Angst, Wut oder ähnliche unangenehme Gefühle in uns auslöst, die Wahrheit zu sehen. Wir rutschen in ein Schwarz-Weiß-Denkmuster und sehen die Welt entweder als gut oder böse, richtig oder falsch. Dabei ist es meist so, dass eine Situation an sich nicht der Auslöser für deine unterdrückte Wut oder deine plötzlich auftretende Trauer ist, sondern vielmehr die ihnen zugrunde liegenden Überzeugungen über dich und die Welt. Wenn du die Überzeugung in dir trägst, dass man niemandem vertrauen kann, dann wird jede Unannehmlichkeit starke Gefühle in dir auslösen und diese Grundannahme bestätigen. Die meisten Menschen fragen sich nicht, warum sie auf diese oder jene Situation mit so starken Gefühlen reagieren. Stattdessen gehen sie den einfachen Weg, indem sie die Situation an sich als reinen Auslöser ihrer Gefühle sehen. Schau ab sofort genauer hin, wenn eine (vielleicht banale oder unwichtige) Situation in dir Schmerz, Scham, Schuld, Trauer, Wut oder Sorge auslöst, denn hierin liegt in vielen Fällen eine falsche Überzeugung begraben, die es gilt, herauszuarbeiten und aufzulösen. Das gilt natürlich nicht, wenn dich jemand respektlos oder offensichtlich ungerecht behandelt. Dann ist es verständlich, dass du darauf nicht mit einem Freudentanz reagierst. Falsche Überzeugungen können von Mensch zu Mensch unterschiedlich sein, jedoch habe ich mich dazu entschieden, dir eine Liste der häufigsten falschen Überzeugungen des Egos zusammenzustellen. Lies dir folgende Liste in Ruhe durch und kreuze gegebenenfalls an, welche Punkte auch auf dich zutreffen.

- ♥ Ich muss darauf warten oder etwas dafür tun, dass andere Menschen mich glücklich machen. Ich selbst kann mich nicht glücklich machen. Aus diesem Grund denke ich auch, dass ich keine Macht über mich und meine Gefühle habe und befinde mich die meiste Zeit in der Opferrolle.

- Sobald ich unangenehme Gefühle spüre, weiß ich nicht, wie ich damit umgehen soll. Es überfordert mich total und macht mir Angst. Gleichzeitig denke ich insgeheim, dass es ein Zeichen von Schwäche ist.
- Wenn es anderen schlecht geht, suche ich sofort die Schuld bei mir und frage mich: »Was habe ich Falsches gesagt oder getan?« Ich habe das Gefühl, meine Schuldgefühle zu verdienen und kann diese nur (zumindest vorübergehend) loswerden, wenn ich mich für andere aufopfere.
- Ich möchte kontrollieren können, was andere über mich denken, welche Gefühle sie mir gegenüber entwickeln und wie sie mich behandeln. Wenn ich mich nur genug anstrenge, kann ich dafür sorgen, dass sie mich mögen und mich so behandeln, wie ich behandelt werden möchte, auch wenn das bedeutet, dass ich mich wütend, rechthaberisch oder überaus kritisch zeigen muss.
- Ich fühle mich sehr unwohl, wenn ich das Gefühl habe, dass andere mich kontrollieren wollen. Sobald das geschieht, reagiere ich wütend und mit Widerstand, zeige mich rebellisch und mache genau das Gegenteil dessen, was die Person von mir möchte. Kontrolliert zu werden bedeutet, mich selbst zu verlieren.
- Ich habe große Schuldgefühle und fühle mich egoistisch, wenn ich für mich selbst sorge oder etwas tue, was mir Spaß macht, anstatt die Bedürfnisse anderer zu befriedigen.
- Ich fühle mich nur geliebt, wenn ich von außen die gewünschte Bestätigung bekomme. Aus dem Verhalten anderer mir gegenüber ziehe ich Schlüsse, wie liebenswert ich bin.

Unsere tägliche Routine bzw. alle unbewusst ablaufenden Tätigkeiten können die eine oder andere Grundüberzeugung auslösen, die unser Ego über uns selbst entwickelt hat. Eine Zeit lang waren es für mich die dreckigen Socken meines Partners, die er überall im Haus verteilte, statt sie in den Wäschekorb zu schmeißen (vielleicht kennst du dieses »Problem« ja auch). Grüße gehen an dieser Stelle raus an dich, Anton – ich liebe dich trotzdem! Jedes Mal, wenn ich also eine dreckige Socke meines Partners fand, reagierte ich reflexartig mit einem kleinen Wutanfall, warf die Socken wütend in den Wäschekorb oder schlimmer noch – in Antons Richtung. Er sollte endlich verstehen, dass sein Verhalten respektlos mir gegenüber war (so dachte ich zumindest). Vielleicht denkst du dir jetzt: »Meine Güte … wegen ein paar dreckigen Socken muss man doch nicht ausrasten!« Vielleicht kommt dir das Ganze aber selbst ziemlich bekannt vor.

Wenn ich heute zurückschaue, bin ich mir sicher, dass mir diese dreckigen Socken – oder besser: mein Ego – eine Geschichte erzählten. Ich nenne diese Geschichte gern: »Meine Angst, nicht gesehen zu werden.« Genau diese Grundüberzeugung trug ich lange Zeit in mir und sie machte sich immer in Momenten bemerkbar, die mein Unterbewusstsein als »Beweis« herausfiltern konnte, um mir so zu zeigen, dass meine Annahmen der Wahrheit entsprachen. Eine kleine Stimme in mir sagte: »Siehst du Sophie, hattest du doch mal wieder Recht, Anton sieht dich nicht. Er sieht nicht, wie viel du um die Ohren hast und schmeißt dann noch seine dreckigen Socken so respektlos auf den Boden. Das kann ja nur bedeuten, dass du tatsächlich nicht gesehen wirst.« Und so habe ich mich mit meinen toxischen Grundüberzeugungen weiter gefüttert.

Die Geschichten unseres Egos beeinflussen unser Leben massiv. Dennoch sind sich die allermeisten Menschen ihres Egos gar nicht bewusst. Ich halte es für enorm wichtig, dass du auf deinem Weg der Heilung dein Ego kennenlernst, denn es erzählt dir nicht nur, was du wahrhaftig über dich selbst denkst, sondern bildet auch dein Selbstwertgefühl, deine persönliche Identität. Du kannst ihm am besten auf den Grund gehen, wenn du in den Momenten genauer hinschaust, die in dir sehr starke Gefühle wecken. Wenn ich mich zurückerinnere, weiß ich, dass mir bereits damals bewusst war, dass Anton die dreckigen Socken nicht auf den Boden geschmissen hat mit dem Hintergedanken: »Der doofen Kuh zeige ich es jetzt aber!« Seitdem ich verstanden habe, dass die Socken mir eine Geschichte über meine schädlichen Glaubenssätze erzählten, konnte ich zutiefst dankbar sein. Nicht dafür, dass ich Antons dreckige Socken anfassen musste, aber dafür, dass ich nun herausgefunden hatte, an welcher Grundüberzeugung ich arbeiten konnte. Das soll nicht bedeuten, dass wir einfach über die Unordnung unseres Partners oder unserer Partnerin hinwegschauen sollen. Wenn du das Problem mit den Socken kennst, kannst du dich entscheiden: Du kannst dich weiterhin dein ganzes Leben darüber aufregen oder von nun an entspannt damit umgehen, indem du sie entweder liegen lässt, oder sie einfach aufhebst und dich daran erinnerst, an welchem Glaubenssatz du arbeiten solltest.

Es wird dir wohlmöglich schwerfallen, dich von deinen Ego-Geschichten zu lösen, die du dir dein ganzes Leben lang erzählt hast. Glaub mir, für mich war es auch nicht einfach. Dein Ego möchte sich nicht verändern. Das ist Teil seiner Verteidigungsstrategie. Nur durch einen vertrauten Rahmen kann es sichergehen, dass deinen anderen inneren Anteilen (vor allem deinem Inneren Kind) nichts geschieht. Sobald du im Alltag von Aussagen anderer getriggert wirst, ist es dein Ego, das eine Abwehrhaltung einnimmt und sich von deinen Ängsten steuern lässt. Ängste davor, nicht genug zu sein, nicht den Erwartungen anderer zu entsprechen oder einfach nicht als diejenige Person gesehen zu werden, als die du gesehen werden möchtest.

Dein Ego ist es, das dich glauben lässt, dass du deine Gedanken bist.

Jede Kritik, jede Abweichung zu seiner Geschichte stellt eine potenzielle Bedrohung dar. Befindest du dich in dieser Abwehrhaltung, dann bist du tatsächlich deine Gedanken, denn all das, was diese Geschichte infrage stellt, fühlt sich falsch oder sogar feindlich an.

Mach dir bewusst, dass dein Ego weder gut noch schlecht ist. Sieh dein Ego als einen Teil von dir, der immer da sein wird. Dein Ego ist unflexibel. Es sieht nur schwarz oder weiß, gut oder böse, richtig oder falsch. Du aber kannst lernen, dich von alten Mustern der emotionalen Reaktivierung zu lösen und dankbar dafür zu sein, neue Möglichkeiten des Denkens und Handelns zu entdecken. Wenn es dir gelingt, die Balance zwischen dir und deinem Ego zu halten, wirst du merken, dass du ruhig und gelassen bleiben kannst, egal was passiert. Du wirst in der Lage sein, selbstbewusst Entscheidungen zu treffen, die dir neue Blickwinkel eröffnen.

Die Angst, nicht gesehen zu werden

Da viele Menschen bewusst oder unbewusst von der Angst, nicht gesehen zu werden, betroffen sind, habe ich mich dazu entschieden, diesem Problem genauer auf den Grund zu gehen. Die Psychotherapeutin Verena Kast betrachtet diese Angst aus einer psychoanalytischen Perspektive. Ich finde ihre Sichtweise sehr spannend und möchte sie deshalb kurz schildern. Wenn du selbst von dieser Angst betroffen bist, kann dir diese Betrachtung vielleicht auch weiterhelfen.

In ihrem Buch »Vom Sinn der Angst« beschreibt Verena, was Menschen, die von Angst betroffen sind, gemeinsam haben.[37] Betroffene klagen darüber, das Gefühl zu haben, nicht als Person wahrgenommen zu werden, sondern eher eine gewisse Rolle in ihrem Familien-, Privat- oder Berufsleben zu spielen, z. B. die aufrichtige Versorgerin, die sich um alle kümmert (außer um sich selbst), oder den gestressten Geschäftsmann, der das Geld nach Hause bringt. Wenn du mir schon länger auf meinen Social-Media-Kanälen folgst, wirst du bereits wissen, dass ich seit dem Grundschulalter an Angst und Panikattacken leide, die in bestimmten Momenten bzw. Phasen meines Lebens schlimmer und dann mal wieder besser werden. Zusammen mit meiner Therapeutin habe ich herausgefunden, dass ich mein Leben lang versucht habe, eine Rolle zu spielen, nämlich die Rolle der »starken Sophie«. Ich hatte immer das Gefühl, dass mich nie jemand schwach sehen darf. Und immer diese Rolle zu spielen, ist unglaublich kräftezehrend.

Verena Kast beschreibt, dass Menschen, die Rollen spielen und gleichzeitig Probleme mit Angst haben, meist schon jahrelang eine aufgestaute Wut und Aggression in sich tragen, die wie eine nicht verheilte Wunde aufplatzt, sobald sie mit dem Gefühl, nicht gesehen zu werden, konfrontiert werden. So weit, so gut. Doch das Interessante daran ist, dass hinter dieser Angst eine noch größere Angst stecken könnte: der Verlust des Selbstwertgefühls. »Ein bisschen weit hergeholt«, denkst du dir jetzt vielleicht. Schauen wir uns das Ganze ein bisschen genauer an.

Viele von uns leben in Beziehungen, in denen wir von unserem Partner oder unserer Partnerin einiges erwarten: Zuneigung, Aufrichtigkeit, Ehrlichkeit, Sex, Unterstützung und, und, und. Menschen, die häufig von der Angst des Nicht-gesehen-Werdens heimgesucht werden, haben jedoch noch ganz andere unbewusste Erwartungen an ihre Beziehung. Viele Menschen haben die Erwartung, dass eine Beziehung ein Garant für ihren eigenen Selbstwert sein sollte. Anerkennung, Aufwertung und Akzeptanz zählen demnach zu den Bedürfnissen, die das Gegenüber erfüllen soll. Die

Sehnsucht, jemanden zu haben, der dich als Person sieht, hört und ganz versteht, ist völlig normal. Wenn Menschen jedoch selbst noch keinen Weg gefunden haben, ihren Selbstwert durch natürliche und gesunde Strategien aufzuwerten, suchen sie sich Partner aus, von denen sie ihren Selbstwert förmlich abhängig machen. Verhält sich der Partner oder die Partnerin entsprechend der Erwartungen, sehen sie sich als vollkommenen und liebenswerten Menschen. Sie sind praktisch eine Spiegelung des Verhaltens des Partners oder der Partnerin. Kommen in einer Beziehung noch Empathie und Idealisierung dazu, sprich bekommen sie das Gefühl, etwas ganz Besonderes zu sein, dann gibt ihnen das ein noch besseres Selbstwertgefühl. Es ist schwer zu sagen, ab wann etwas ein normaler Teil einer Beziehungserwartung ist und ab wann es anfängt, kritisch zu werden.

Klar, jeder von uns wünscht sich einen Partner oder Partnerin, der oder die uns versteht, zuhört, emphatisch ist und uns das Gefühl gibt, etwas Besonderes zu sein. Nun ist es aber so, dass Menschen schnell in ein Abhängigkeitsverhältnis rutschen und ihren Selbstwert nur steigern können, wenn sie in ihrer Beziehung genau dieses Gefühl bekommen. »Fühlt man sich vom Gegenüber nicht gesehen, erwachen Gefühle der Verlassenheit, kombiniert mit Gefühlen des Unwerts, des Unnützseins, des Nichtseins. Für Menschen, die in ihrem Selbstsein und ihrem Selbstgefühl sehr verunsichert sind, spielt der Partner oder die Partnerin eine große Rolle, denn er oder sie gibt ein Gefühl der Sicherheit, der Angstfreiheit, so lange natürlich der Partner genügend Beachtung schenkt«, beschreibt Verena Kast.[38]

Die Geschichten, die wir uns selbst erzählen.

Nicht nur unsere Umwelt ist dafür verantwortlich, wie sich Glaubenssätze in unserem Selbst verankern. Es gibt auch Geschichten, die wir uns selbst erzählen. Häufig sind es Geschichten, die uns auf den ersten Blick nicht schädlich erscheinen mögen, doch bei genauerem Hinsehen trotzdem etwas mit uns machen.

Um besser zu verstehen, was ich damit meine, möchte ich dir eine Geschichte erzählen, die ich mir bis zu meinem 26. Lebensjahr selbst erzählt habe. Ich war immer ein ruhiges Kind (nicht das »stille Kind«, muss ich dazu sagen) und habe ziemlich früh gemerkt, dass ich mit meiner ruhigen Art in verschiedenen sozialen Situationen heraussteche. Ich war immer das Mädchen, das wenig sprach, vor allem wenn ich mich in einer für mich fremden Umgebung befand. Ganz anders war ich in Situationen, in denen ich mich wohl fühlte, wie z. B. im Kreis meiner Familie und Freunde. In diesen Momenten war ich alles andere als schüchtern, sondern eher die »Lustige« oder die »Verrückte«. Dennoch habe ich in meinen ersten Schuljahren und auch später auf dem Gymnasium andere Geschichten über mich gehört. »Warum bist du denn so schüchtern?« oder »Warum sagst du nie etwas?«, hörte ich sie sagen und fing an, mich zu fragen, ob irgendwas mit mir nicht stimmte. Es ging sogar noch weiter. Ich fing an zu verstehen, dass meine ruhige Art und Schüchternheit von anderen nicht erwünscht sind und dass ich so, wie ich bin, nicht richtig bin. Ich begann mich zu verstellen, mich mit Klassenkameraden anzufreunden, mit denen ich normalerweise nicht befreundet sein würde (nicht weil sie schlechte Menschen waren, sondern weil sie einfach andere Interessen hatten als ich) oder auf »Dorf-Discos« zu gehen, die ich, wenn ich ehrlich bin, nie mochte. Ich tat alles, um dazuzugehören. Alles, um nicht als »komisch« abgestempelt zu werden. Irgendwann merkte ich jedoch, dass dieses ganze Schauspiel anstrengend wurde und ich mich nicht mehr verstellen wollte. In der 9. Klasse sprach ich nur noch mit den Menschen, die charakterlich zu mir passten und mit denen ich einfach gern zusammen war. In dieser Zeit fing ich auch an, meine »Beauty-Videos« auf YouTube zu veröffentlichen, was in meiner kleinen Dorf-Schule ziemlich schnell die Runde machte. Ich würde sagen, dass dies der Moment war, der mich zur Außenseiterin machte. Zum Glück ließ ich mich davon nicht unterkriegen und zog mein Ding durch. Es waren diese Momente, die mir vor Augen führten, dass ich es nicht zu meiner Lebensaufgabe machen wollte, von allen gemocht zu werden. Viel wichtiger war es mir, das zu tun, was meinen Werten entspricht und was mir Spaß macht.

Ich bin aufgewachsen mit dem Gefühl, anders zu sein als andere und irgendwie nicht reinzupassen. Das, was sich verfestigte, war der Gedanke: »Ich bin schüchtern.« Bis ich anfing zu glauben, dass Schüchternheit ein Teil von mir war. Erst mit 26 Jahren habe ich mich intensiver mit meinen Geschichten auseinandergesetzt. Wenn ich meine Schüchternheit genauer betrachte, wird deutlich, dass ich gar nicht so schüchtern bin, wie ich es mein ganzes Leben von mir dachte. Ich habe bereits mit 15 Jahren angefangen, Videos über Beauty-Themen auf YouTube hochzuladen. Eine Sache, die viele als »mutig« bezeichnen würden. Mit 18 Jahren ging ich allein nach New York, um dort für ein Jahr als Au-pair zu arbeiten. Ganz auf mich allein gestellt, in einem fremden Land, in einer fremden Familie. Wieder etwas, von dem die Gesellschaft nicht unbedingt behaupten würde, dass »schüchterne Menschen« so etwas durchziehen. Dennoch glaubte ich zu dem Zeitpunkt immer noch, dass ich die schüchterne Sophie bin.

Ich hatte das Glück, in einer liebevollen Beziehung mit tollen Eltern aufzuwachsen. Klar, meine Kindheit war nicht perfekt – aber ich bin auch fest davon überzeugt, dass es eine »perfekte« Kindheit nicht gibt. Wir sollten uns mit dem Gedanken anfreunden, dass es irgendein Bedürfnis gab, welches unsere Bezugspersonen nicht oder nicht ausreichend erfüllen konnten, ohne sie dafür zu verurteilen. An dieser Stelle möchte ich, dass du dir bewusst machst, dass auch du dir Geschichten über dich selbst erzählst, die vielleicht gar nicht oder nur zum Teil der Wahrheit entsprechen. Ich musste mir erst bewusst machen, dass niemand nur schüchtern und nie abenteuerlustig ist, dass niemand nur ordentlich und nie unordentlich ist oder dass niemand nur richtig und nie falsch handelt. Erst dann konnte ich verstehen, dass ich nicht nur die »schüchterne Sophie« bin. Ich bin so viel mehr und lerne jeden Tag etwas Neues über mich selbst. Mit den Jahren habe ich gelernt, mich von diesem Schubladendenken zu entfernen und den Menschen und vor allem mich selbst als ein komplexes Wesen zu sehen. Wir Menschen erfinden – meist von klein auf – Geschichten über uns selbst, um uns gegen Ablehnung, Verlassenwerden oder andere Ängste zu schützen, doch ein großer Teil dieser Geschichten entspricht bei genauer Betrachtung nicht der Wahrheit.

Das Rollenselbst – Fluch oder Segen?

Kinder tendieren dazu, eine bestimmte Rolle in ihrem Umfeld einzunehmen, um die Liebe, Anerkennung und Aufmerksamkeit ihrer Bezugspersonen zu erlangen. Häufig ist es so, dass bestimmte Verhaltensweisen von manchen Bezugspersonen nicht gern gesehen werden, wodurch das Kind den Glaubenssatz entwickelt, dass es so wie es ist, nicht genüge und sich verstellen muss – eine Rolle einnehmen muss – um geliebt zu werden.

Schauen wir uns das einmal an dem Beispiel des »stillen Kindes« an. Solche Kinder sind für ihre Eltern wahre Vorzeigekinder. Sie gehorchen stets, sind ruhig und lassen sich durch nichts aus der Ruhe bringen. Das Problem ist, dass diese Kinder mit der Zeit gelernt haben, belohnt oder anerkannt zu werden, wenn sie nichts sagen oder nicht auffallen. Natürlich kann ein Kind grundsätzlich von ruhiger Natur sein. Oftmals ist es allerdings so, dass dieses stille Kind mit einem Geschwisterkind aufwächst, das alles andere als ruhig ist. Geschwisterkinder sind häufig komplett gegensätzlich, wodurch das laute Geschwisterkind die Aufmerksamkeit der Bezugspersonen bekommt und das stille Kind ins Hintertreffen gerät. Das Gleiche gilt für Geschwisterkinder, die sehr krank sind und mehr Aufmerksamkeit der Eltern benötigen. Alle nehmen an, dass mit dem stillen Kind alles in Ordnung sei, ganz nach dem Motto: »Wenn was ist, wird er oder sie schon etwas sagen!« Die Wahrheit ist: Mit extrem stillen Kindern ist in den meisten Fällen nicht alles in Ordnung. Ganz im Gegenteil: Sie machen einiges durch und wünschen sich jemanden zum Reden.

Das Rollenselbst kann sich bei jedem Menschen individuell äußern, je nachdem, was die Bezugspersonen gern sehen wollten. Es ist besonders das Rollenselbst, das uns vor Augen führt, wie sehr wir uns von unserem authentischen Selbst entfernt haben. Wir lernen mit der Zeit, welche Gefühle, Gedanken, Äußerungen, Verhalten, aber auch welches Aussehen erwünscht ist und stillen somit nicht unsere eigenen Bedürfnisse, sondern die unserer Eltern und später die Bedürfnisse der Gesellschaft. Das gibt uns ein Gefühl der Sicherheit. Aus diesem Grund stellen viele Menschen ihre eigenen Bedürfnisse hinten an. Haben wir aber das Gefühl, nicht wir selbst – ja sogar fremdbestimmt – zu sein, verlieren wir nach und nach die Verbindung zu uns selbst.

Noch bevor ein Kind auf die Welt kommt, wird es im Mutterleib gefüttert mit Gedanken, Gefühlen, Vorstellungen und Erwartungen – und meist setzt sich das fort, wenn das Kind da ist. Letztendlich tun zu starre Erwartungen nur eines: Sie vermitteln dem Kind, wie es sein oder werden soll. Der Sohn soll möglichst stark und widerstandsfähig werden, die Tochter familienorientiert und pflegeleicht. Der Sohn soll den Familienbetrieb übernehmen und in die Fußstapfen seines Vaters treten. Die Tochter soll eine große Tänzerin werden, so wie es die Mama einst war. Aber was ist, wenn der Sohnemann nach der Schule lieber die Welt erkunden und Party machen möchte, statt die Verantwortung für den Familienbetrieb zu übernehmen? Was passiert, wenn das

Töchterchen keine Freude am Tanzen hat und lieber draußen Fußball spielen möchte? Zu starre Erwartungen schränken die Sichtweise eines Menschen ein. Wir versuchen häufig unbewusst, einen Menschen in eine bestimmte Rolle zu stecken. Meist geschieht dies nicht mal aus einer bösen Absicht, sondern weil wir denken, selbst zu wissen, was das Beste für das eigene Kind, den Partner, die Partnerin, den Freund oder die Freundin ist. Je größer und starrer die Erwartungen an das eigene Kind sind, desto schwieriger wird es für beide Seiten, diese Erwartungen zu erfüllen. Und unerfüllte Erwartungen bringen Enttäuschung mit sich. Der Sohn hat Schuldgefühle, weil er den Familienbetrieb nicht übernehmen will, und genauso ist die Tochter frustriert, wenn sie zu einem Hobby gezwungen wird, das nicht ihrer Natur entspricht. Werden Kinder in zu starre Rollen gedrängt, fühlen sie sich ungeliebt und unsichtbar, weil ihre wahren Wünsche und Hoffnungen unerhört bleiben. Und die Eltern sind enttäuscht, weil ihr Kind nicht ihre Wünsche und Erwartungen erfüllen kann.

Im Roman »Die Herren der Insel« schreibt Pat Conroy über eine zerstörte Familiendynamik und wie diese dazu führte, dass die Kinder Opfer einer starren Rollenverteilung wurden, die ihr Leben prägte. Conroy beschreibt hier ein sehr spannendes Phänomen, das sich in vielen Familien mit starren Rollenverteilungen finden lässt. Manche Kinder wachsen als sogenannte *Symptomträger* heran. Das sind Kinder, die besonders oft krank sind, aber nicht, weil sie ein schwaches Immunsystem oder eine chronische Krankheit haben, sondern weil sie das Leid der gesamten Familie aufsaugen wie ein Schwamm. Diese Kinder gelten als besonders empfindsam und empfänglich für alles, was in der Familie falsch läuft. Conroy schreibt hierzu: »[…] und so hatten sich alle Familienneurosen, alle Wildheit und alles unbewältigte Leid wie eine Staubschicht über die äußerst empfindsame und verletzliche Seele unserer Schwester gebreitet«.[39]

Wenn das auf dich zutrifft, dann kann es sein, dass hinter dem Gefühl des Kontrollverlusts, der Orientierungslosigkeit und der Frage nach dem Sinn des Lebens dein verletztes Inneres Kind steckt, das verzweifelt versucht dir zu sagen, dass ihm etwas fehlt. Folgende Symptome kannst du ebenfalls als Warnzeichen sehen, dass du daran arbeiten solltest, eine Verbindung zu deinem Inneren Kind herzustellen:

- Schlafprobleme bis hin zu Schlafstörungen
- chronischer Stress
- Depressionen und/oder Angst
- Gefühle des Versagens
- Angst vorm Verlassenwerden oder Alleinsein

Als Erwachsene dürfen wir erkennen, dass wir nicht mehr in einem Abhängigkeitsverhältnis zu unseren Eltern stehen. Doch die Wahrheit ist: Wir sind frei. Wir können selbst entscheiden. Und wir können für unser eigenes Wohlbefinden sorgen. Vielleicht bist du ein Erwachsener, der einige schädliche Verhaltensmuster aus seiner Kindheit übernommen hat. Vielleicht bist du aber auch ein Erwachsener, der seine kindlichen Bedürfnisse nach Liebe, Geborgenheit und Sicherheit bereits auf eine gesunde Art und Weise stillen kann.

Es kann ermüdend sein, über Jahre antrainierte Verhaltensmuster zu erkennen und sich dann noch einzugestehen, dass diese überhaupt nichts mit Selbstliebe zu tun haben, sondern vielmehr damit, in der Rolle zu leben, die wir glauben, leben zu müssen.

Und wenn diese Rolle nicht nur das Wunschpaket unserer Eltern schultern muss, sondern auch noch das emotionale Gepäck, die Traumata und ungeheilten Wunden unserer Vorfahren, wird das zu einer ganz schönen Last. Häufig wird diese uns erst bewusst, wenn wir kurz vor dem Zusammenbruch stehen.

Um herauszufinden, ob und in welchem Rollenselbst du steckst und inwiefern dich dieses Rollenbild von deiner Heilung abhält, beantworte dir bitte folgende Fragen:

- Ich ärgere mich häufig darüber, dass andere nicht schätzen, wie sehr ich …
- Ich hatte schon immer das Gefühl, dass ich als Kind besonders … sein musste, um Anerkennung und Liebe von meinen Eltern zu erhalten.
- Ich erfahre besonders viel Anerkennung von meinen Mitmenschen, wenn ich …
- Ich habe immer versucht, ein Mensch zu sein, der …
- Wie müssten sich meine Mitmenschen meiner Meinung nach verhalten, damit ich mich wertgeschätzt fühle?
- Wie fühlt sich der Gedanke an, mein ganzes Leben in dieser Rolle stecken zu bleiben?
- Wie würde es sich anfühlen, wenn ich meine Geschichte von nun an neu schreibe und mein altes Rollenselbst ablege?

Wo liegen deine Traumabindungen?

So komplex wie wir Menschen selbst, sind auch unsere Bindungen. Beziehungen, die wir im Erwachsenenalter eingehen, sind fast immer von den Nachwirkungen unserer individuellen Kindheitserfahrungen mit unseren Bezugspersonen geprägt. Auch der Umgang unserer Eltern miteinander kann einen enormen Einfluss darauf haben, welche Vorstellungen und Erwartungen wir an eine Beziehung entwickeln. Eltern, die sich liebevoll behandeln, zeigen ihrem Kind, wie eine gesunde Beziehung aussieht. Besteht eine Ehe dagegen aus Streit, Eifersucht, Gewalt oder Missbrauch, bleibt dies selbstverständlich nicht unbemerkt. Ein Kind bekommt unmittelbar mit, welche Verhaltensweisen die jeweiligen Bezugspersonen zueinander zeigen und sieht diese Beziehung als »normal« an. Ein Umfeld, das unvorhersehbar und chaotisch ist, versetzt alle Beteiligten in einen Dauerzustand von Stress. In den meisten Fällen suchen sich Menschen mit einer chaotischen Kindheit im späteren Leben einen Partner oder eine Partnerin, der oder die eben genau diese bekannten Gefühle aus der Kindheit widerspiegeln kann. Ein typisches Beispiel für eine Traumabindung möchte ich dir anhand des folgenden Beispiels verdeutlichen.

Lilly und Jakob sind ein Paar, das unterschiedlicher nicht sein könnte. Sie haben sich bereits in der Schule kennen- und lieben gelernt und jung geheiratet. Beide haben sehr unterschiedliche Kindheitserfahrungen gemacht. Lilly wurde größtenteils von ihren Großeltern aufgezogen, da ihre alleinerziehende Mutter beruflich immer viel zu tun hatte. Sie hatte daher nur wenig Zeit, sich liebevoll um ihre Tochter zu kümmern. Lilly sehnte sich sehr nach einer engeren Bindung zu ihrer Mutter, vor allem, weil sie ihren Vater nie kennengelernt hat. Er verließ Lillys Mutter, als er von der Schwangerschaft erfuhr. Lilly entwickelte schnell den Glauben, dass sie nie jemand richtig lieben könne und sie irgendwann verlassen werden würde. Wann immer sie das Gefühl hatte, allein zu sein, bemühte sie sich umso mehr, ihrer Mutter zu gefallen und so endlich ihre Aufmerksamkeit zu bekommen. Sie half ihrer Mutter im Haushalt, schrieb gute Noten und wurde früh selbstständig. Dafür erntete sie Lob von ihrer Mutter. Diese Aufmerksamkeit hat ihr die Bestätigung gegeben, dass sie geliebt wird, wenn sie sich für andere aufopfert und immer »die starke Lilly« ist.

Jakobs Kindheitserinnerungen dagegen waren anders. Er wuchs mit vier Geschwistern auf. Seine Mutter musste sich um alles allein kümmern und hatte Probleme damit, ihre Wut zu regulieren. Sie war meistens wütend auf Jakobs Vater, der die meisten Abende in der Kneipe verbrachte und trank. Und sie war wütend darüber, dass ihr Leben ganz anders verlaufen ist, als sie es sich vorgestellt hatte. Jakob war der Älteste und hat schnell gemerkt, dass er der Ruhepol für seine Mutter sein muss, um sie zu stabilisieren. Er lernte, möglichst still zu sein und keine Probleme zu machen, um den Wutausbrüchen seiner Mutter zu entgehen. Die ständige Unterdrückung seiner eigenen Bedürfnisse, Gedanken, Wünsche und Gefühle hat er zu seiner Überlebensstrategie gemacht, um das Bedürfnis nach Sicherheit zu stillen. Diese Überlebensstrategie wendet er auch im Erwachsenenleben an. Um sein Bedürfnis nach Liebe und Nähe zu kompensieren, versucht Jakob, seine Liebe in der Außenwelt zu finden, um genauer zu sein, in seinem Job. Er ist beruflich sehr erfolgreich, studierte Jura an einer sehr anerkannten Universität und bestand mit Bravour sein erstes und zweites Staatsexamen.

Hier haben sich zwei unsichere Bindungstypen gefunden. Lilly, die sich nach mehr Verbundenheit zu Jakob sehnte, war unglücklich in der Ehe, weil sich Jakob ihr nicht öffnen konnte. Immer wenn er gestresst war, zog er sich zurück und versuchte keinem zur Last zu fallen. Lilly verstand diesen Rückzug als ein Zeichen, dass Jakob sie nicht mehr lieben könnte. Eine noch nicht verheilte Wunde wurde dadurch aufgerissen. Lillys Gedanken gingen sogar so weit, dass sie dachte, Jakob hätte eine Affäre. Wenn sie ihn fragte, was denn los sei, leugnete er entweder das Problem oder reagierte genervt von Lillys Versuchen, Zuneigung von ihm zu erhalten. Sie fühlte sich alleingelassen und er konnte sich nur sicher fühlen, indem er seine Emotionen zurückhielt. Beide wandten eine Strategie an, die sie bereits aus ihrer Kindheit kannten. Lilly versuchte alles, um die Beziehung am Leben zu erhalten, da sie Angst hatte, allein zu bleiben. Und Jakob versuchte alles, um seine Emotionen zu unterdrücken und Lilly nicht zur Last zu fallen. Lilly machte ihren Selbstwert davon abhängig, wie andere sich verhielten oder reagierten und ob sie ihres Erachtens nach genug Liebe zeigten. Jakob dagegen fühlte sich so wie damals, als die Bedürfnisse seiner Mutter seine eigenen erstickten.

Die Beziehung der beiden ist ein klassisches Beispiel einer Traumabindung. Es findet sich hier ein ganz bestimmtes Muster wieder, das viele Paare verbindet und gleichzeitig voneinander trennt: das Nähe-Rückzugs-Muster. Während sich Jakob immer weiter zurückzog und seine Liebe versteckte, fühlte sich Lilly verständlicherweise durch dieses Verhalten zutiefst verletzt und verunsichert. Sie ging immer weiter auf ihn zu, weil sie sich nach emotionaler Sicherheit sehnte. Je geringer die Distanz zwischen den beiden wurde, desto mehr zog sich Jakob zurück, was wiederum die Angst auf beiden Seiten schürte. Du weißt selbst wahrscheinlich nur zu gut, dass so ein Dauerzustand keine Grundlage für eine gesunde und glückliche Beziehung sein kann.

Gleichermaßen kann eine Traumabindung problematisch werden, wenn beide Partner die gleiche Bewältigungsstrategie anwenden, z. B. wenn sich beide übermäßig aneinanderklammern und Schwierigkeiten haben, Beziehungen außerhalb dieser Bindung aufzubauen oder andersherum, wenn sich beide emotional verschließen, nicht über ihre wahren Gefühle sprechen können und sich somit immer weiter voneinander entfernen.

Traumabindungen können negative Verhaltensmuster verstärken. Menschen in Traumabindungen neigen dazu, sich gegenseitig in einem Zustand der Angst und Hypervigilanz zu halten, da ihre Erfahrungen und Emotionen eng miteinander verflochten sind. Solch dysfunktionale Verhaltensweisen halten Betroffene in einem Teufelskreis fest, der es ihnen noch schwerer macht, sich von den Auswirkungen des Traumas oder der unzureichend befriedigten Bedürfnisse ihrer Kindheit zu lösen und eigenständig ihre Bedürfnisse zu erfüllen. Traumabindungen sind zweifelsfrei keine gesunde Form von Bindung, auch wenn sie vorübergehend eine gewisse Erleichterung bringen können. Wenn du dich und deinen Partner oder deine Partnerin hier wiedererkennst, dann würde ich euch empfehlen, professionelle Hilfe in Anspruch zu nehmen – entweder durch Einzeltherapien oder durch eine Paartherapie, die auch individuelle Erfahrungen aus der Kindheit berücksichtigt.

Um dir darüber klar zu werden, wie deine persönlichen Kindheitserfahrungen und ungestillten Bedürfnisse dich und deine Beziehungen im Erwachsenenalter beeinflusst haben, ist es an der Zeit, ein paar Fragen zu beantworten. Im ersten Teil des Buches hast du viel über die einzelnen Eltern-Typen gelesen. Mit Sicherheit hast du deine Eltern in dem ein oder anderen Beispiel wiedererkannt. Die folgenden Fragen, die ich dir zusammengestellt habe, beziehen sich auf diese Eltern-Typen. Anhand deiner Antworten und Erinnerungen an deine Kindheit kannst du leichter herausfinden, wo deine Traumabindungen liegen. Vielleicht kannst du sogar direkt danach Parallelen ziehen zwischen der Beziehung zwischen dir und deinen Bezugspersonen und deinen Beziehungen im Erwachsenenalter. Erinnere dich bei jeder Frage, die du beantwortest, zurück an deine Kindheit und versuche, dir konkrete Situationen zwischen dir und deinen Bezugspersonen ins Gedächtnis zu rufen. Forsche nach, welche Kindheitserfahrungen die jeweiligen Gefühle in dir hervorrufen.

- Wie fühlst du dich, wenn jemand über deine wahren Gedanken und Gefühle lacht oder diese für nicht richtig erklärt?
- In welchen Momenten fühlst du dich unsichtbar? Was tust du konkret, wenn du dich so fühlst? Suchst du verzweifelt nach Anerkennung und Aufmerksamkeit oder ziehst dich zurück, weil du denkst, jegliche Anstrengung sei eh umsonst?
- Gibt es bestimmte Gedanken oder Gefühle in dir, die du anderen nicht zeigst, weil du Angst vor den Reak-

tionen hast? Wenn ja, welche Gedanken oder Gefühle sind das?

- Wie würdest du dein Innerstes beschreiben? Lebst du im Einklang mit deinen Werten oder fühlst du Gefühle der Scham und Verwirrung?
- Wie triffst du Entscheidungen? Triffst du diese selbstsicher und allein oder machst du deine Entscheidungen von äußeren Faktoren wie fremden Wünschen, Lob und Anerkennung abhängig?
- Wie sieht es mit deiner äußeren Erscheinung aus? Bist du jemand, der akribisch auf sein Äußeres achtet oder eher jemand, dem sein Äußeres egal ist? Begründe deine Antwort.
- Hast du das Gefühl, Nein sagen zu können oder wirst du von Schuldgefühlen und Ängsten geplagt, wenn du es tust?
- Versuchst du manchmal, andere dazu zu bringen, sich zu verhalten oder zu denken, wie du es gern hättest?
- Wirst du von Gefühlen der Angst und Sorge angetrieben, wenn sich eine geliebte Person von dir distanziert? Wie verhältst du dich in solchen Momenten?
- Wie reagierst du, wenn du mit Gefühlen wie Wut, Angst, Trauer oder anderen unangenehmen Gefühlen in dir konfrontiert wirst?
- Hast du das Gefühl, deine Emotionen »im Griff zu haben« oder platzen sie unkontrolliert aus dir heraus?
- Gibt es bestimmte Bewältigungsstrategien, die du anwendest, wenn du dich von deinen Gefühlen überwältigt fühlst?

Time to shine! Jetzt lerne ich mich richtig kennen!

Gehörst du zu den Menschen, die täglich ihre Bedürfnisse hintenanstellen, sie über längere Zeit unterdrücken, das Gefühl haben, andere glücklich machen zu müssen oder gar den Zugang zu den eigenen Bedürfnissen verloren haben? Dann ist es nun an der Zeit, dass du deine wahren Bedürfnisse kennenlernst, sie wahrnimmst und dir selbst das gibst, was du für ein erfülltes Leben brauchst. In diesem Kapitel wirst du herausfinden, welche Bedürfnisse in dir schlummern, was du brauchst und wie du diese Strategien in dein neues Leben integrierst. Um deine Reise zur Selbstentwicklung antreten zu können, musst du herausfinden, was dir Stärke und inneren Frieden gibt, denn du kannst alles erreichen, wenn du das tust, was deinen wahren Werten entspricht.

Menschen, die nicht wissen, was sie brauchen, um glücklich zu sein, füllen ihren Tag mit allen möglichen Aktivitäten: hier die Wäsche machen, da das Kind zur Schule bringen, den Wocheneinkauf machen und alles für ihre Liebsten tun. Und natürlich ist das eine tolle Eigenschaft und ich hoffe zutiefst, dass du eine Familie, Freunde oder Arbeitskollegen hast, die diese Eigenschaft an dir zu schätzen wissen und nicht für selbstverständlich halten. Jedoch vergessen viele, was es bedeutet, sich selbst gegenüber aufrichtig zu sein, sich Zeit zu nehmen für Hobbys oder sich eine Auszeit zu gönnen, um dem Alltagsstress zu entkommen. Meine fertige Wäsche liegt zum Beispiel teilweise zwei Tage noch rum, bevor ich sie zusammenlege, weil ich gelernt habe, dass a) nichts Schlimmes passiert, wenn ich sie nicht sofort zusammenlege und b) meine Freizeit und Erholung viel wichtiger sind als zusammengelegte Wäsche. Menschen, die sich selbst nicht priorisieren, sind so beschäftigt mit ihren To-dos, um einem bestimmten Rollenbild gerecht zu werden, dass sie vergessen, wer sie eigentlich sind. Wir sind mehr als »die perfekte Mama« oder »der perfekte Papa«, Hausfrau, Businesswoman oder Businessman – wir sind in erster Linie Menschen. Wir haben Bedürfnisse und ich bin mir sicher, dass nur die wenigsten Menschen tiefe Erfüllung darin finden, die Wäsche zu machen oder Schlüpfer zusammenzulegen.

Für ein glückliches und zufriedenes Leben gilt: Du bist alles, was du brauchst.

Du brauchst keinen Partner und keine Partnerin, um glücklich zu sein. Du musst nicht »gerettet« werden und musst dich nicht unterordnen. Alles, was du tun solltest, ist, auf dein Herz zu hören. Du kannst lernen, auf deinen Körper zu hören, deiner inneren Stimme zu lauschen und mit der Zeit wirst du merken, wie gut es sich anfühlt, einfach mal das zu tun, was *dir* guttut. Es ist also wichtig, dass du dir (egal wie stressig dein Alltag sein mag) mindestens eine halbe Stunde am Tag einfach Zeit für dich nimmst, sei es durch Sport, ein Schaumbad oder eine Meditation zum Abschalten. Hier kannst du kreativ werden. Wichtig ist, dass du etwas findest, was dir Spaß macht und dich runterbringt. Hast du das Bedürfnis nach Ruhe und fühlst dich ausgelaugt, dann lass dir ein schönes Schaumbad ein. Hast du Lust dich zu bewegen und deinem Körper was Gutes zu tun? Dann geh zum Sport oder raus in den Wald für einen ausgiebigen Spaziergang! Ausreichend Bewegung ist nicht nur für deine körperliche Gesundheit wichtig, sondern auch für deine geistige. Aber das weißt du mit Sicherheit bereits. Ich war in meiner Kindheit und Jugend ein echter Sportmuffel, bis ich gemerkt habe, dass mein Körper sich nach mehr Bewegung sehnt. Ich habe verschiedene Sportarten ausprobiert und das gefunden, was mir Freude macht. Eine Sportart zu finden, die dir guttut und Spaß macht, kann ich dir wärmstens ans Herz legen. Es besteht häufig der Irrglaube, dass man sich bei Stress erholen und möglichst wenig bewegen soll. Doch Erholung kann auch bedeuten, deinen Körper zu bewegen, ihn zu trainieren und stärker zu machen.

Du weißt nicht so recht, was dir Spaß macht und womit du deine dreißig Minuten Me-Time füllen kannst? Beantworte folgende Fragen, um herauszufinden, was dir gefallen und guttun würde. Denk dran: Es gibt keine falschen oder richtigen Antworten.

- Was hast du gern gemacht, als du klein warst? Was waren Tätigkeiten, bei denen du völlig die Zeit vergessen konntest?
- Was gibt dir Energie? Nach welchen Aktivitäten fühlst du dich wie ein neuer Mensch?
- Macht es dir Spaß, etwas mit anderen zu unternehmen oder bist du lieber allein?
- Bist du kreativ, malst, zeichnest oder bastelst du gern? Oder hast du einfach Lust, deinen Kopf abzuschalten und dich zu bewegen?
- Gibt es ein Thema, das dich besonders interessiert oder über das du gern mehr erfahren würdest? Welche Möglichkeiten gibt es, dass du dich in diesem Bereich weiterbilden kannst?

Kommen wir nun zu deinen Bedürfnissen. Du fragst dich vielleicht, was genau mit Bedürfnissen gemeint ist. Du kannst dir ein Bedürfnis als eine Antriebskraft vorstellen, wie der Kraftstoff, ohne den ein Flugzeug nicht fliegen könnte oder Schokolade, ohne die ich nicht leben könnte (wirklich jetzt!). Grundbedürfnisse wie Hunger, Durst, Sexualität oder Schlaf sorgen für dein körperliches, psychisches und soziales Wohlbefinden. Würdest du diese Bedürfnisse für einen langen Zeitraum nicht befriedigen, steht buchstäblich dein Leben auf dem Spiel. Ein Bedürfnis kannst du durch bestimmte Strategien oder Verhaltensweisen befriedigen: Du isst, wenn du Hunger hast oder trinkst, wenn du Durst hast. Danach fühlst du dich satt und zufrieden.

Umso komplizierter wird es, wenn wir das Spektrum der Bedürfnisse außerhalb der klassischen Grundbedürfnisse anschauen, in dem komplexe Gefühle ins Spiel kommen, wie Anspannung, Angst, Frustration, Wut, Ohnmacht usw. Haben wir nie gelernt, auf unseren Körper zu hören, diese Gefühle zu spüren und mithilfe von entsprechenden gesunden Strategien zu regulieren, können wir auch nicht wissen, was wir eigentlich brauchen. Die meisten Menschen scheitern schon daran, diese Gefühle zu spüren, sie einzuordnen und wissen dann logischerweise nicht, welche gesunden Strategien es gibt, um sich besser zu fühlen. Es fällt auch dir vielleicht nicht leicht, zu entschlüsseln, welches Bedürfnis hinter schwierigen Gefühlen liegen könnte. Brauchst du Entspannung, eine Umarmung oder einfach nur jemanden, der dir zuhört? Wie du sehen kannst, stehen Bedürfnisse und Gefühle in einem engen Zusammenhang. Du kannst ein Gefühl, egal ob es nun positiv, negativ oder neutral ist, als ein Signal deines Körpers sehen, das dir zu verstehen gibt, ob ein Bedürfnis erfüllt ist oder nicht. Die Innere-Kind-Arbeit kann hilfreich sein, um herauszufinden, welche Bedürfnisse in dir unbefriedigt sind. Dazu erfährst du im Kapitel »So groß und doch so klein – Wie du deinem Inneren Kind zuhörst« mehr.

Folge deinen Werten

Du hast sicher schon die Erfahrung gemacht: Sich von dem Gedanken zu lösen, dass dein Selbstwert von der Meinung anderer Menschen über dich, und wie sie sich dir gegenüber verhalten, abhängt, ist irrsinnig schwer. Auch für mich war das eine der größten Lektionen, die ich im Laufe meines Lebens lernen durfte: Die Meinung anderer Menschen über dich darf sich von deiner Meinung über dich selbst unterscheiden. Es ist verständlich, dass wir von allen gemocht und akzeptiert werden wollen. Aber wenn wir realistisch sind, ist das unmöglich. Aber: Ein Mensch, der sich so liebt, wie er ist, und bereits den Zugang zu seiner Wahrhaftigkeit gefunden hat, wird Menschen in sein Leben ziehen, die ihn respektvoll und mit Liebe behandeln. Und dieser Mensch wird sich auch nicht von den Meinungen anderer über ihn abhängig machen, sich übermäßig anpassen oder von dem Wunsch geleitet werden, von allen gemocht oder begehrt zu werden. So wie dich deine Mitmenschen behandeln, kann dir in vielen Fällen zeigen, wie du in Wahrheit über dich selbst denkst und fühlst. Dein Ziel sollte es sein, dich von all den negativen, kritisierenden Stimmen in dir zu befreien und dich selbst lieben zu lernen. Erst dann wirst du Menschen in dein Leben ziehen, die dich genauso lieben, wie du dich selbst liebst (wenn diese nicht bereits in deinem Leben sind).

Um deine Wahrhaftigkeit zu entdecken, die nicht von deinem Ego oder deinem inneren Kritiker belächelt wird, musst du lernen, deinen Selbstzweifeln und selbstschädigenden Gedanken keine Aufmerksamkeit mehr zu schenken. Sobald du in der Lage bist zu verstehen, dass diese Gedanken deiner Vergangenheit angehören und einen Schutzmechanismus darstellen, der dir früher Sicherheit verschafft hat (oder ein anderes Bedürfnis in dir stillen konnte), dir aber jetzt nicht mehr dient, bist du bereit, den nächsten Schritt zu gehen.

Erinnere dich an schwere Zeiten, welche Gefühle und Probleme dich damals beschäftigten. Anstatt dies zu betrauern oder dich vielleicht noch darüber zu ärgern, dass du dies oder jenes hättest gar nicht oder anders tun sollen, versuche deine damaligen Gefühle, Gedanken und Handlungen aus einer anderen Perspektive zu betrachten. In allen Dingen, die uns passieren, liegt ein tieferer Sinn. Es sind besonders die unangenehmen Zeiten, die uns zeigen, dass nun der Moment gekommen ist, aufzuwachen. Es sind die Momente, in denen wir weinend im Bett liegen und nicht mehr leben wollen. Momente, die uns zeigen, dass wir etwas ändern müssen. Und vielleicht bist du schon so weit, dass du erkannt hast, dass selbst diese unangenehmen Zeiten für dich und dein Leben einen Sinn ergaben. Ohne diese Momente wärst du heute nicht da, wo du jetzt bist. Du wärst nicht der Mensch, der du heute bist und würdest nicht dieses Buch in der Hand halten mit der Intention, etwas in deinem Leben zu verändern und deine Träume zu verwirklichen.

Du erinnerst dich an die Geschichte, die ich mir mein ganzes Leben lang erzählt habe? Die Geschichte, dass ich die »schüchterne Sophie« bin? Vielleicht bist du auch ein Mensch, der sich bereits jahrelang die Geschichte erzählt, dass er nicht liebenswert ist, ein Mensch, der sich selbst nicht ausreichend liebt und achtet. Ich bekomme öfters eine bestimmte Frage von meinen Kursteilnehmern und -teilnehmerinnen gestellt: »Wie kann ich etwas spüren, was ich nie gespürt habe?« Wie kannst du Selbstliebe spüren, wenn du dich selbst nie richtig geliebt hast? Dann solltest du dich zuallererst fragen, was du jetzt gerade tust. Du liest dieses Buch in der Hoffnung, dich selbst besser zu verstehen, lieben zu lernen und dein Leben zum Positiven zu verändern. Ist das etwas, was ein Mensch, der sich selbst nicht liebt, tun würde? Nein. Das ist bereits ein Akt der Selbstliebe. Mach dir das bewusst. Überlege an dieser Stelle, was du bereits alles als Akt der Selbstliebe für dich tust. Wahrscheinlich noch nicht genug, sonst würde dich diese Frage nicht mehr beschäftigen. Worauf ich hinaus möchte, ist, dass du dir bewusstmachen solltest, dass du womöglich dieses Gefühl schon einmal gefühlt hast, sonst würdest du nicht wissen, wie es sich anfühlt. Das Gleiche gilt natürlich auch für andere Gefühle wie Vertrauen, Sicherheit, Lebensfreude usw.

Wenn du dich dem Glauben öffnest, dass auch in dir zumindest ein kleiner Teil steckt, der unversehrt blieb, auch wenn vieles versehrt wurde, kannst du davon ausgehen, dass es Anteile in dir gibt, die wissen, wie sich wahre Selbstliebe anfühlt. Es ist also nicht so, dass du nicht in der Lage bist, Selbstliebe, Vertrauen, Lebensfreude oder andere schöne Gefühle zu fühlen, sondern einfach noch nicht den richtigen Weg zu diesen Gefühlen gefunden hast.

Ich hatte letztens eine Unterhaltung mit meiner Schwester. Sie setzt sich für Mobbingprävention an Kindergärten, Grundschulen und Schulen ein, um ein friedliches Miteinander zu schaffen. In ihren Kursen erzählt sie häufig von mir und meinen Mobbingerfahrungen. Sie berichtet den Kindern, wie ich den Großteil meiner Schulzeit eine Außenseiterin war, weil ich immer mein Ding gemacht habe und irgendwann nicht mehr das Bedürfnis hatte, mich anzupassen oder gar meine Persönlichkeit zu verändern, nur um dazuzugehören. Wenn ich zurückschaue auf meine Schulzeit, hätte ich es nicht anders gemacht. Ein Leben nach eigenen Werten zu leben, bedeutet, auf Menschen zu treffen, die andere Werte haben. Und manche dieser Menschen werden dich schlichtweg doof finden. Sie werden versuchen, dich zu ändern oder schlecht über dich reden. Menschen, die unzufrieden mit sich selbst und ihrem eigenen Leben sind, werden versuchen, dich runterzuziehen, weil sie es nicht ertragen können, jemanden zu sehen, der sich nicht anpasst. Doch solange du deinen Weg gehst, kannst du auch lernen, der Meinung anderer nicht so viel Bedeutung zu schenken. Meine Schwester meinte zu mir: »Ich werde immer ganz emotional, wenn ich den Schülern und Schülerinnen von deiner Geschichte erzähle, weil du so ungerecht behandelt wurdest. Du tust mir so leid!« Ich habe ihr gesagt, dass ich ihr nicht leidtun muss. Klar war das, was mir damals passiert ist, kein Zuckerschlecken. Ich habe viele Tränen vergossen und mich darüber geärgert, dass mich Menschen in eine Schublade steckten, in die ich nicht gehörte. Aber es hat mich zu dem Menschen gemacht, der ich heute bin. Es hat mich gelehrt, mein Ding durchzuziehen, egal wie viele Kritiker nur darauf warten, dass ich auf die Nase falle. Ich habe immer das getan, was ich liebe, und das tue ich auch heute noch. Vielleicht kannst du in diesem Gedanken etwas Frieden finden und verstehen, dass du dich vor Kritikern nicht fürchten musst. Nimm sie als Ansporn, deine Ziele und Träume im Auge zu behalten und weiter zu verfolgen.

Deine persönliche Transformation

Häufig beginnen wir erst dann damit, unser Leben zu verändern, wenn es die einzige Option ist, die uns bleibt. Die meisten von uns bewegen sich nicht aus der eigenen Komfortzone. Das ist verständlich. Die Komfortzone ist das, was wir kennen, und alles, was wir kennen, fühlt sich sicher an. Aber wenn wir jahrelang in einer toxischen Beziehung stecken oder uns selbst sabotieren und gar nichts anderes kennen, dann fühlen sich selbst die unsicherste Umgebung und das schädlichste Verhalten sicher an, weil sie uns so vertraut vorkommen. Selbst wenn wir tief im Innern wissen, dass es schlecht für uns ist, bleiben wir jahrelang in dieser trügerischen Komfortzone stecken. Doch manchmal gibt das Leben uns Zeichen, dass etwas Großes auf uns wartet. Und häufig sind wir uns dieser Zeichen nicht bewusst. Aus diesem Grund ist es umso wichtiger, dass du dieses Kapitel aufmerksam liest und schaust, welche Zeichen du in deinem Leben schon erhalten hast bzw. worauf du in Zukunft achten solltest.

*Das Leben ist wie ein wilder Tanz.
Manchmal spielt es seine eigenen Melodien und
wir müssen neue Schritte lernen, um im Takt
zu bleiben und dem Rhythmus zu folgen.*

*Die meisten Menschen,
die bereits eine positive Veränderung in ihrem Leben
durchgemacht haben, berichten von einem Ereignis,
das sie für immer veränderte.
Die einen machten eine Trennung durch, die ihnen den
Boden unter den Füßen weggerissen hatte,
die ihnen aber zu einem neuen,
glücklicheren Leben verholfen hatte.
Die anderen verloren ihren Job
und wieder andere traf es noch schlimmer.
Auf die eine oder andere Art und Weise wurde all
diesen Menschen etwas genommen,
was ihnen zuvor Sicherheit gebracht hat.*

Manchmal sind es auch kleine Dinge im Leben, die uns auf die Idee bringen, unser Leben zu verändern. Vielleicht ist es ein alter Freund, der dir von seinem neuen Job erzählt und du dich auf einmal inspiriert gefühlt hast, neue berufliche Wege einzuschlagen? Vielleicht aber fühlst du dich auch in letzter Zeit gar nicht gut. Der ganze Stress der letzten Monate oder Jahre hat sich angestaut und du fragst dich gerade, wie lange du dein Leben noch so weiterleben kannst, bevor du gänzlich zusammenbrichst? Oder du steckst voller Wut, weil ein geliebter Mensch wiederholt deine Grenzen überschritten hat und du mit der Ungerechtigkeit in dieser Beziehung konfrontiert wurdest? Wie du siehst, können die Zeichen deines Lebens offensichtlich und gleichzeitig unauffällig sein. Sie können sich hinter schwierigen Gefühlen, Krisen oder Fragen nach dem Sinn des Lebens verstecken. Überlege an dieser Stelle, welche Zeichen dir dein Leben bereits gegeben hat, die dich in eine andere Richtung lenken sollten, du sie aber bis jetzt nicht erkennen konntest oder wolltest.

Wenn du dich momentan in einem Zustand der Trauer oder Wut befindest und dich darüber ärgerst, wie dein Leben bisher verlaufen ist, dann ist es an der Zeit, dass du aufhörst, diese Emotionen zu unterdrücken, wegzuschieben oder zu verleugnen. Mach dir bewusst, dass all diese Emotionen vollkommen berechtigt und normal sind. Es ist normal, Angst zu haben, wenn du nicht weißt, was die Zukunft bringt. Es ist auch normal, wütend zu sein, wenn dich ein Mensch ungerecht behandelt. Vielleicht hast du auch das Gefühl, sensibler auf alles zu reagieren als früher. Glaub mir, das ist ein gutes Zeichen, denn einerseits erlaubst du dir endlich, diese unangenehmen Gefühle zu spüren und andererseits wird dir bewusst, dass du es nicht verdient hast, so behandelt zu werden. Sensibel zu sein und deine Sensibilität zuzulassen ist ein Zeichen, dass du bereits begonnen hast zu heilen und auf keinen Fall aufgeben solltest. Sobald du dich gegen Emotionen wie Wut, Trauer, Ärger oder andere unangenehme Gefühle wehrst, desto länger werden sie bleiben. Sehe sie als einen Teil deines Heilungsprozesses, der dir zeigt, wohin dein Weg gehen soll.

Befindest du dich gerade an einem Punkt in deinem Leben, an dem du alles infrage stellst?

Du weißt nicht mehr, wer du bist, was du willst oder was deine Träume sind? Wenn du dir solche Fragen stellst, ist das ein weiteres Zeichen. Du kannst diese Fragen als eine Art Botschaft sehen. Und diese Botschaft besteht nicht darin, dir zu sagen, dass du bis hierhin alles falsch gemacht hast, dumm, wertlos oder nicht liebenswert bist. Du kannst sie als eine Botschaft sehen, die dir sagen möchte, dass du anfangen solltest, dein Leben nach deinen Werten auszurichten. In meinem Online-Kurs »Meine Grenze – Mein Nein« bringe ich den Teilnehmenden nicht nur bei, wie sie ihre Bedürfnisse erkennen und leben können, sondern auch, wie sie gesunde Grenzen setzen. In meinem Kurs haben meine Teilnehmer des Öfteren ein und dieselbe Erkenntnis. Sie berichten, dass sie an einem Punkt in ihrem Leben angekommen sind, an dem sie gemerkt haben, dass sie ihr gesamtes Leben bisher nach den Bedürfnissen und Wünschen anderer ausgerichtet haben und nun gar nicht mehr wissen, was sie eigentlich selbst wollen oder brauchen. Sie befanden sich in einem jahrelangen Prozess der Verleugnung, denn sie wollten sich nicht eingestehen, dass sie wahrhaftig geliebt werden können – und nicht nur für das Ausmaß an Aufopferung, das sie für andere aufbringen. Diese Erkenntnis ist ein wichtiger Bestandteil des Heilungsprozesses. Sie zeigt uns, dass unsere Überzeugungen durch falsche Glaubenssätze und Erfahrungen geprägt wurden, die letztendlich so miteinander verschmolzen sind, dass wir begonnen haben, sie für die Wahrheit zu halten.

Befreie dich von deinen Selbstzweifeln

Es ist besonders wichtig für deine persönliche Transformation und dein Lebensglück, dass du das tust, was du liebst und deine Werte definierst. Aber was ist, wenn meine Selbstzweifel zu groß sind und ich von meiner Angst und Furcht überwältigt werde? Was könnten die Leute denken, wenn ich einfach mein Ding mache? Was ist, wenn ich am Ende allein bin oder gar als egoistisch betitelt werde? Egal an welchem Punkt du dich in deinem Leben gerade befindest, ganz gleich, ob du noch jung bist und dich noch finden willst oder du schon viel Lebenserfahrung hast und dennoch einen komplett neuen Weg einschlagen willst, folgende Worte werden dich auf deiner Reise zu deinen Träumen unterstützen.

Ein wichtiger Schritt, dich von deinen Selbstzweifeln zu befreien, liegt darin, dich nicht mehr mit anderen zu vergleichen. Und ich weiß aus eigener Erfahrung, dass das nicht einfach ist. Ich war selbst immer ein Mensch, der nicht nur zu viel Wert darauf gelegt hat, was andere denken könnten, sondern auch ein Mensch, der sich ständig mit anderen verglichen hat – und zwar mit allen, die in meinen Augen schöner, erfolgreicher oder intelligenter waren als ich. Und was hat das mit mir gemacht? Ich habe mich selbst kritisiert, ich habe mich selbst runtergemacht und konnte nicht sehen, was für ein wunderbarer Mensch ich eigentlich bin. Wie habe ich es da rausgeschafft, magst du dich jetzt vielleicht fragen. Ich habe ganz einfach begonnen, diese Menschen nicht mehr als ein Ideal zu betrachten oder versucht, diesem Ideal hinterherzujagen. Statt meinen Fokus auf andere und ihre Erfolge zu legen und im Neid zu versauern, habe ich Schritt für Schritt gelernt, mit meiner Aufmerksamkeit bei mir selbst zu bleiben. Ein Gedanke, der mir zudem sehr geholfen hat, mich nicht mehr zu vergleichen war ein ganz simpler Spruch:

»Es wird immer jemanden geben,
der in irgendetwas besser ist als du.«

Dieser Spruch klingt auf den ersten Blick nicht besonders motivierend, oder? Aber ja doch! Bloß weil jemand in etwas besser ist als du, heißt das nicht, dass du als Person weniger liebenswert bist oder dass du von nun an aufhören solltest, an deinen Zielen zu arbeiten und deine Träume zu verfolgen. Die Menschen, die du so beneidest, sind Menschen, die nicht aufgegeben haben, ihre Träume zu verfolgen, bloß weil jemand anderes besser war als sie. Und auch wenn dir diese Menschen außergewöhnlich begabt erscheinen, muss dies nicht bedeuten, dass sie so gut in dem sind, weil sie von Gott (oder einem anderen höheren Geschöpf) eine Gabe erhalten haben oder einfach Glück hatten. In den meisten Fällen sind es Menschen, die an ihren Sehnsüchten, an ihren Träumen und Zielen festgehalten und kontinuierlich ihren Weg verfolgt haben. Wenn Menschen also in irgendetwas besser sind als du, sind es einfach nur Menschen, die dir ein paar Schritte voraus sind. Die Menschen, mit denen du dich vergleichst, sind auch nur ganz normale Menschen. Jeder Mensch hat seine individuellen Stärken und Schwächen. Lass dich nicht von dem blenden, was du von außen siehst. Denke daran, dass du bei einem Spielfilm auch nur die besten Szenen siehst, die zusammengeschnitten wurden. Was du nicht siehst, sind all der Schweiß, die Tränen, die harte Arbeit und auch die Misserfolge, die hinter der Leinwand stattfanden. Du bewertest nur das, was du siehst, kennst aber nie die ganze Geschichte eines Menschen. Konzentriere dich stattdessen auf deine Entwicklung und deine persönlichen Fortschritte. Wenn du dich also das nächste Mal dabei erwischst, dich mit anderen zu vergleichen oder gar neidisch zu werden, erinnere dich an meine Worte und kehre mit deiner Aufmerksamkeit zurück zu dir.

So groß und doch so klein – Wie du deinem Inneren Kind zuhörst

Falls du die Videos auf meinen Social-Media-Plattformen kennst, dann weißt du bereits, dass ich die Verbindung zu unserer Kindheit und dem Inneren Kind oft thematisiere. Deinem Inneren Kind Raum zu geben, es anzuhören, zu akzeptieren und zu lieben, so wie es ist, wird dich dir selbst einen großen Schritt näherbringen und dein Leben mit Freude, Kreativität und Kraft füllen. Dieser Schritt mag für manche einfach sein, für andere jedoch nicht – vor allem, wenn du zu denjenigen gehörst, die eine traumatische Kindheit erleben mussten. Ich kann es vollkommen verstehen, wenn es für dich im ersten Moment komisch klingt, über ein Inneres Kind in dir nachzudenken. Menschen wollen meistens als erwachsene Menschen ihre Probleme lösen und sich nicht mit inneren, geschweige denn kindlichen Anteilen auseinandersetzen. Doch Heilung bedeutet eben auch, deinem Inneren Kind gegenüber eine fürsorgliche Haltung einzunehmen. Der Kontakt zum Inneren Kind wird alte Wunden aufreißen, dir vielleicht sogar den Boden unter den Füßen wegziehen, wenn du mit deinen wahren Gefühlen und Bedürfnissen konfrontiert wirst. Aber ich verspreche dir, dass es sich lohnen wird. Wenn du dein Inneres Kind einmal an die Hand genommen hast und dich von ihm führen lässt, wird es dir eine Welt zeigen, die du schon längst vergessen hast.

Du bist nicht deine Gedanken. Die Stimme, die dich tagtäglich kritisiert, sind lediglich deine alten Geschichten.

Stell dir vor, wie es sich anfühlen würde, dir selbst mit einer neuen, friedlichen Haltung, Bewusstheit und wahrhaftigen Liebe zu begegnen. Stell dir vor, wie es wäre, deiner Verletztheit mit tiefem Mitgefühl zu begegnen. Das fühlt sich gut an, oder?

Erkenntnisse aus der Forschung zeigen, dass sich ein bewusster und offener Umgang mit den eigenen Gefühlen positiv auf die mentale Gesundheit und den Heilungsprozess auswirken kann. Unser Ziel soll es sein, ein neues Verhältnis zu unseren Emotionen und Gedanken zu entwickeln. Es geht dabei nicht darum, diese direkt anzugehen oder zu verändern. Vielmehr werden wir mit den folgenden Übungen gemeinsam versuchen, einen bewussten Umgang mit deinen inneren Anteilen zu schaffen.

Um dich aus deinem Ego-Zustand und den unbewusst ablaufenden Verhaltensmustern im Alltag zu befreien, ist es wichtig, dass du eine Verbindung zwischen deinem Inneren Erwachsenen und deinem Inneren Kind herstellst. Dein Inneres Kind allein wird nicht in der Lage sein, alte, festgefahrene Glaubensmuster zu ändern und sich dann ratzfatz selbst neu zu definieren. An dieser Stelle kann nur dein Innerer Erwachsener die Verantwortung für deinen neuen Lebensweg übernehmen und das Steuer in die Hand nehmen, indem er bewusste Entscheidungen für beide trifft.

Solange du dein Inneres Kind nicht beachtest und die Verantwortung für den tiefsitzenden Schmerz übernimmst, wird es weiter versuchen, der Angst vor dem Verlassenwerden und der Ablehnung zu entfliehen und Gefühle der Machtlosigkeit und Ohnmacht ausstrahlen, durch die du wiederum in der Opferrolle verharrst. Der Schmerz kann erst vergehen, wenn dein Innerer Erwachsener neue Entscheidungen trifft und anfängt, deinem Inneren Kind zuzuhören und von ihm zu lernen. Wenn du es schaffst, die Verbindung zwischen deinem Inneren Erwachsenen und deinem Inneren Kind wiederherzustellen, dann freue dich auf ein Leben voller Selbstachtung, persönlicher Stärke, Leidenschaft, Sanftheit und liebevoller Beziehungen. In diesem Kapitel findest du tolle Übungen und Meditationen, um mit deinem Inneren Kind in Kontakt zu treten.

Deinem Inneren Kind ein liebevoller Erwachsener sein

Wenn du deinen Inneren Erwachsenen mit deinem Inneren Kind in Kontakt treten lassen möchtest, gibt es einige Dinge zu beachten. Da viele von uns in dysfunktionalen Familien aufgewachsen sind, wissen wir gar nicht, was es braucht, um unserem Inneren Kind ein guter Vater oder eine gute Mutter zu sein. Dein Innerer Erwachsener muss daher neue Fähigkeiten erwerben, um mit deinem Inneren Kind in Kontakt treten zu können. Dafür bedarf es Spielraum und Spontanität, um sich von den alten, festgefahrenen Regeln zu befreien, zu spielen und schließlich eine tiefe Verbindung zu dir selbst zu finden. Bevor du also die Reise zu deinem Inneren Kind antrittst, solltest du dir folgender Regeln bewusst sein.

- *Regel Nr. 1:* Spiel und Spaß sind etwas, das die meisten Menschen mit »kindisch sein" verbinden. »Ein Erwachsener, der spielt und auch noch Spaß dabei hat? Pff, wie kindisch! Der ist wohl noch innerlich ein Kind geblieben!« Und so schnell entsteht in der Gesellschaft das Bild, dass Kindsein etwas Schlechtes ist und man zumindest vor den Augen anderer seine kindlichen Anteile, die sich nach Spiel und Spaß sehnen, verstecken sollte. Doch das Spiel an sich hat wenig mit diesem Vorwurf zu tun. Es bedeutet keinesfalls, dass man sich kindisch verhält oder »den Ernst des Lebens nicht sehen will«. Spielen bedeutet einfach *sein*. Frage dich an dieser Stelle: Was tue ich gern? Was bringt mir wahrhaftige Freude? Womit kann ich die Zeit vergessen und einfach *ich* sein? Deine Antworten auf diese Fragen sind dein Schlüssel zu deinem Inneren Kind. Die Tätigkeiten, die dein Inneres Kind in dir spielen lassen, sind genau das, wonach es sich sehnt. Lass es zu. Lass es spielen. Befreie dich von gesellschaftlichen Vorstellungen eines »verantwortungsvollen Erwachsenen« und folge deinem Herzen. Doch nicht nur dein Inneres Kind möchte spielen. Auch dein Innerer Erwachsener möchte sich austoben. Eine wunderbare Möglichkeit, deinen Inneren Erwachsenen hierbei zu unterstützen, bietet deine Sexualität. Viele von uns wachsen mit dem Glauben auf, dass Sexualität etwas ist, wofür man sich schämen muss. Etwas, was man nur im Dunkeln und heimlich tut. Sexualität ist jedoch eines der menschlichen Grundbedürfnisse. Ohne sie würden wir Menschen aufhören, uns fortzupflanzen und keine wahre Liebe und Verbundenheit empfinden. Versuche, deine Scham abzulegen und dich sexuell auszuleben. Du selbst bestimmst deine Grenzen, innerhalb derer du dich auf spielerische Art und Weise sexuell ausleben kannst.
- *Regel Nr. 2:* Wenn du mit Bezugspersonen aufgewachsen bist, die es nicht geschafft haben, deine kindlichen

Bedürfnisse ausreichend zu befriedigen, dann ist diese Regel besonders wichtig für dich. Erinnere dich an eine Situation in deiner Kindheit, in der du mit aller Kraft versucht hast, deinen Eltern deutlich zu machen, dass du dir Nähe und Trost wünschst, dass du jemanden brauchst, der dich in den Arm nimmt. Es gab vielleicht Momente in deinem Leben, in denen dieses Bedürfnis unerfüllt blieb. Was geblieben ist, ist eine tiefsitzende Wut, weil dich niemand hören konnte oder dein Leiden sehen wollte. Vielleicht empfindest du auch heute noch Scham, sobald du deine Bedürfnisse deinem Partner oder deiner Partnerin gegenüber äußerst? Wenn das auf dich zutrifft, wirst du höchstwahrscheinlich von dem Glauben geleitet, dass du kein Recht darauf hast, dir etwas zu wünschen. An dieser Stelle kann dein Innerer Erwachsener eine wichtige Stütze für dein Inneres Kind darstellen. Du kannst deinem Inneren Kind helfen, indem du lernst, ihm aufmerksam zuzuhören. Lerne im Alltag genauer hinzuschauen, welche Bedürfnisse dein Inneres Kind äußert. Und auch wenn du ihm nicht immer das geben kannst, was es braucht, ist es wichtig, einfach nur zuzuhören und ihm die Möglichkeit zu bieten, seine Bedürfnisse zu äußern.

- *Regel Nr. 3:* Neben der Möglichkeit, die eigenen Bedürfnisse ohne Schuldgefühle ausdrücken zu können, gibt es die kindlichen Gefühle, die gefühlt werden möchten. Dein Innerer Erwachsener sollte deinem Inneren Kind als eine Art Orientierungshilfe zur Seite stehen und ihm erlauben, alles zu fühlen, was es fühlen will – auch schwierige oder unangenehme Gefühle. Mach deinem Inneren Kind klar, dass es keine richtigen oder falschen Gefühle gibt und alle Gefühle ihre Daseinsberechtigung haben. Zur gleichen Zeit muss dein Inneres Kind verstehen, dass es in manchen Situationen ein wenig Überlegung braucht, ob diese Gefühle auch ungehindert geäußert werden können. Wir erleben im Alltag immer wieder Situationen, zum Beispiel auf Arbeit, in Kontakt mit Autoritäten, bei wichtigen Terminen usw., in denen es nicht sinnvoll wäre, seiner Wut einfach freien Lauf zu lassen. Es ist also von besonderer Bedeutung, dass dein Inneres Kind die Konsequenzen von ungehinderten Gefühlsausdrücken und Handlungen erkennt. Versteh mich nicht falsch: Dein Inneres Kind darf Wut, Zorn und Ärger fühlen. Jedoch setzen viele Innere Kinder in solchen Gefühlszuständen ihre kindlichen Bewältigungsstrategien ein, fangen an, um sich zu schlagen oder schlimmer noch, jemanden zu verletzen. Dein Inneres Kind muss sich keineswegs dafür schämen, diese Gefühle zu fühlen. Ganz im Gegenteil: Sie sind – genau wie seine angenehmen Gefühle – Teil seiner persönlichen Kraft, die ihm dabei helfen kann, ungestillte Bedürfnisse zu stillen und dem Inneren Erwachsenen gleichzeitig zu zeigen, wann Gefahren drohen oder an welchen Stellen dein Innerer Erwachsener deinem Inneren Kind nicht ausreichend zugehört hat.

Wie trete ich mit meinem Inneren Kind in Kontakt?

Die Arbeit mit dem Inneren Kind kann dir dabei helfen, ungelöste, emotionale Wunden und traumatische Erfahrungen aus deiner Kindheit zu erkennen, zu verstehen und zu heilen. Es geht darum, sich mit den verletzten oder vernachlässigten Anteilen deines Inneren Kindes zu verbinden, um dein persönliches Wachstum zu ermöglichen. Ich werde dir einige sinnvolle Übungen aufzeigen, die dich mit deinen inneren Anteilen in Kontakt treten lassen. Diese umfassen verschiedene Techniken, wie Imagination und Meditationen. Unter einigen Übungen in diesem Buch findest du ein Triggerpotenzial (null = keine Triggergefahr bis *** hohe Triggergefahr). Die Sterne zeigen dir, wie hoch das Risiko ist, dass durch die jeweilige Übung traumatische Erinnerungen geweckt werden, die zu starken Gefühlen führen können. Wenn eine Übung ein hohes Triggerpotenzial (***) hat, führe sie bitte nur innerhalb einer Therapie oder mit einer Person deines Vertrauens durch. Bitte beachte, dass jeder Mensch anders ist. Daher können die in diesem Buch vorgestellten Übungen nur eine gewisse Orientierung bieten. Bestenfalls entscheidest du zusammen mit deinem Therapeuten oder deiner Therapeutin, was für deinen individuellen Fall ratsam und sinnvoll ist.

*Ein wesentlicher Schritt deiner Heilung besteht darin,
zu erkennen und zu akzeptieren,
dass du noch kindliche Anteile in dir hast,
die zum Teil tief in deinem
Unterbewusstsein verankert sind.*

Die Bedürfnisse dieser kindlichen Anteile solltest du von nun an versuchen zu stillen, indem du deinem Inneren Kind zuhörst. Wenn du es geschafft hast, eine Verbindung zu deinem Inneren Kind herzustellen, wird es dir mit der Zeit immer leichter fallen, deine kindlichen Bedürfnisse im Alltag zu erkennen und ihnen nachzugehen. Selbst wenn du eine weniger schöne Kindheit hattest, bedeutet dies nicht, dass du keinen Zugang zu deinem Inneren Kind schaffen kannst. Eine Verbindung zu seinem Inneren Kind kann jeder Mensch herstellen, ganz gleich, ob er eine schöne, liebevolle, chaotische, traumatische oder unsichere Kindheit hatte. All das, was du täglich tust, denkst, wie du kommunizierst, ist ein lebendiges Abbild jener zurückliegenden Erfahrungen. Und genau darin liegt deine Quelle zur Erkenntnis. Mithilfe deiner täglichen Routine, Gedanken und Verhaltensmustern, deiner unangenehmen, aber auch angenehmen Gefühle kannst du Kontakt zu deinem Inneren Kind aufbauen.

Der nächste Schritt besteht darin, zu erkennen, dass dein Inneres Kind verletzt ist. Für viele Menschen kann dieser Schritt eine echte Herausforderung darstellen. Es kann sein, dass es auch für dich nicht einfach sein wird, diesen Schritt zu gehen. Doch diese schmerzhafte Begegnung wird dir helfen, eine klare Grenze zwischen deiner Vergangenheit und deiner Gegenwart zu ziehen, sodass du dich im Hier und Jetzt sicher fühlen kannst. An dieser Stelle möchte ich betonen, dass der Kontakt zum Inneren Kind im schlimmsten Falle zu einer Retraumatisierung führen kann. Das bedeutet: Wenn du traumatische Erfahrungen gemacht hast, an die du dich erinnern kannst oder bereits mit einer Traumafolgestörung diagnostiziert wurdest, dann führe die Innere-Kind-Arbeit bitte nicht alleine durch. Hole dir Unterstützung bei einem speziell dafür ausgebildeten Therapeuten oder Therapeutin.

Ein klares Vorher-Nachher definieren zu können, bedeutet nicht, die eigenen, traumatischen Ereignisse zu verleugnen, und es ist ein Wunschgedanke, dass diese Dinge keine seelischen Verletzungen in uns hinterlassen haben. Recht häufig höre ich von Menschen, denen ich online oder im echten Leben begegne, dass sie eine schöne Kindheit hatten. Wenn du auch so über deine Kindheit denkst, dann mach dir bitte bewusst, dass du deine Erfahrungen nun aus einer ganz anderen Perspektive betrachtest – nämlich aus der Perspektive eines Erwachsenen. Du blickst zurück mit einem ausgereiften Gehirn, mit einer gewissen Bewusstheit und Reife, über die du damals als Kind noch nicht verfügt hast. In solchen Momenten, sprich Momenten der Erinnerung (vor allem wenn diese viele Jahre zurückliegen) tendieren wir dazu, Dinge ins rechte Licht zu rücken, um uns selbst zu schützen. Das Gehirn eines Kindes jedoch funktioniert ganz anders.

Ich erinnere mich noch genau an das Haus, in dem ich die ersten acht Jahre aufgewachsen bin. Es war ein tolles

Haus mit einem Keller und zwei Etagen. Mein Kinderzimmer befand sich oben auf der zweiten Etage, direkt neben dem Zimmer meiner Schwester. Wir hatten zudem einen Hof mit einer Scheune, hinter der sich ein großer Garten befand. In meiner Erinnerung waren dieses Haus, der Hof und der Garten einfach riesig. Ich erinnere mich gern an diese Zeit zurück. Vor ein paar Jahren sind meine Schwester und ich an diesem Haus vorbeigegangen und haben uns dazu entschieden, ein paar unserer Kindheitserinnerungen zu wecken und auf den Hof zu gehen (ohne Erlaubnis, aber verrate es keinem!). Als wir auf unserem alten Hof standen, fiel uns beiden auf, wie klein auf einmal alles schien. »War das immer so klein?«, fragte ich meine Schwester in diesem Moment. Sie hatte genau den gleichen Eindruck. Als Kinder kam uns alles so viel größer, viel extremer, viel lauter und viel farbenfroher vor als jetzt. Vielleicht hast du ja bereits ähnliche Erfahrungen machen können? Du siehst, Kinder sehen die Welt mit anderen Augen. Auch wenn dir eine unschöne Erinnerung aus deiner Kindheit im Moment als »unwichtig« oder »nicht so schlimm« erscheint, bedeutet dies nicht, dass es für dich als Kind nicht schlimm war. Es kann sein, dass eben aus dieser Erinnerung eine tiefe Wunde entstanden ist, die durch deine Verdrängung oder Leugnung nicht heilen konnte. Das soll kein Vorwurf an dich sein. Das sind normale menschliche Abwehrmechanismen, die dir bis jetzt gedient haben, nun aber nicht mehr dienlich für dich sind. Indem du dein Inneres Kind kennenlernst, wirst du auch deine verletzliche Seite kennenlernen. Das wird nicht einfach werden, vor allem, wenn du diese Seite an dir nicht gern siehst. Deine Verletzungen zu sehen und anzuerkennen ist dennoch ein wichtiger Schritt deiner Heilung und sollte nicht unterschätzt werden.

Indem du dich mit deinem Inneren Kind auseinandersetzt, ihm zuhörst, ihm Liebe und Aufmerksamkeit schenkst, kannst du negative Verhaltensmuster, die ihren Ursprung in der Kindheit haben, erkennen und verändern. Du kannst deine Selbstliebe und Selbstfürsorge stärken und dich selbst mit all deinen Anteilen besser kennenlernen. Bitte beachte, dass das Konzept des Inneren Kindes seine beste Wirkung entfalten kann, wenn du dich vorab ausreichend mit deinem erwachsenen Ich im Hier und Jetzt beschäftigt und eine stabile Basis für dein Inneres Kind geschaffen hast. Das bedeutet für dich: Arbeite zunächst daran, ein gutes Empfinden für dich als erwachsenen Menschen zu entwickeln und deine erwachsenen Kompetenzen zu entfalten. In vielen Übungen geht es darum, ein »ideales Elternteil« oder »Helfer« für dein Inneres Kind zu sein. Um diesen Übungen gerecht zu werden, solltest du als erwachsene Person bereit und fähig sein, diese Position einzunehmen.

Imagination als heilsame Kraft

Im Kapitel über die Spuren des Traumas habe ich bereits darüber gesprochen, wie traumatische Erinnerungen gespeichert werden und dass es notwendig ist, diese Erfahrungen der Vergangenheit zuzuordnen. Um deinem Inneren Erwachsenen das Gefühl von Vertrauen und Sicherheit geben zu können, musst du bereit sein, das Leid deines Inneren Kindes wieder zu spüren. Allein durch Imagination, welche Prof. Dr. Luise Reddemann auch als »heilsame Kraft« bezeichnet, kann es dir gelingen, deinem verletzten Inneren Kind und somit auch deinem Inneren Erwachsenen das zu geben, was beide wirklich brauchen. In den meisten Fällen geben wir uns selbst nicht genug Mitgefühl, Trost und Fürsorge. Das sind alles Dinge, die wir häufig an andere Menschen weitergeben (was natürlich auch richtig ist). Dabei vergessen wir allerdings, dass wir selbst auch diesen liebevollen Umgang verdienen. Folgende Fragen (inspiriert von Luise Reddemanns »Gefühle besser verstehen« aus dem Jahr 2010) können dir helfen, dir bewusst ins Gedächtnis zu rufen, wie du liebevoll mit dir selbst umgehen und dich unterstützen kannst:

- Welche innere Haltung stärkt mich? (Überlege hier, welche Gedanken und Einstellungen dir Kraft geben, z. B. motivierende Ich-Sätze.)
- Wie fühlt sich mein Körper, wenn ich eine starke innere Haltung bewahre?
- Was hilft mir, mich zu entspannen und bewusster wahrzunehmen, was gerade in mir passiert?
- Wie möchte ich meine verletzten inneren Teile versorgen?
- Welches Potenzial verbirgt sich im Problem? (Wähle hier ein Problem aus, welches dich gerade beschäftigt.)

Begegnest du deinem Inneren Kind, kannst du ihm das Gefühl geben, nicht mehr allein zu sein. Du kannst ihm mitteilen, dass nun alles vorbei ist und du da bist, um es zu beschützen. Mit dem Inneren Kind in Kontakt treten, bedeutet sich eine Situation in deinem Hier und Jetzt anzuschauen und zu sehen, welche ungeheilten Wunden deines Inneren Kindes aufreißen. Mithilfe einer mitfühlenden und liebevollen Verbindung zu deinem Inneren Kind kannst du lernen, die Gefühle, die dich normalerweise überrumpeln, besser zu verstehen und einzuordnen. Sobald du gelernt hast, allen deinen Gefühlen ihre Daseinsberechtigung zu geben, wirst du verstehen, dass du nicht mehr gezwungen bist, immer auf ein und dieselbe Weise zu reagieren oder erlernte Kompensationsmechanismen bzw. Überlebensstrategien zu zeigen. Sobald du die spontane Freude, die Kreativität und die Albernheit deines Inneren Kindes zulassen kannst, wirst du mit mehr Leichtigkeit durchs Leben gehen. Und vor allem wirst du lernen, auf deine persönlichen Bedürfnisse zu achten und respektvoll mit ihnen umzugehen und dir selbst das zu geben, was du sonst nur anderen geben konntest oder immer von anderen erwartet hast.[40] Wenn du selbst traumatische Dinge erlebt hast, kann dir folgende Übung helfen. Ich lade aber jeden ein, diese Übung zu machen, ganz unabhängig davon, ob traumatische Erinnerungen vorliegen oder nicht.

Auf ein Gespräch mit dem früheren Kind

Art der Übung: Ressourcen- und emotionsaktivierend
Ziel der Übung: Zugang, Verständnis und Erklärungen für heutige Probleme finden, den Sinn des damaligen Ereignisses verstehen, Auseinandersetzung mit möglichen Lösungen
Themen der Übung: Vergangenheit, Problementwicklung, Einsicht finden
Benötigtes Material: Eine Couch oder zwei mit einer Decke verbundene Stühle
Triggerpotenzial: ***

Bitte beachte: Diese Übung hat ein hohes Triggerpotenzial. Sie kann sehr tiefgehend sein und intensive Gefühle oder traumatische Erinnerungen wecken. Bitte führe diese Übung nur mit einem Therapeuten oder einer Therapeutin oder einer Person deines Vertrauens durch. Sei dir des Triggerpotenzials bewusst, bevor du die Übung beginnst. Sollten bei dir intensive Gefühle auftreten, dann lass dir Zeit, diese auch zu spüren und unterdrücke sie nicht. Es ist wichtig, dass du sie bewusst spürst. Die Übung kann dir helfen, wichtige Lernerfahrungen zu machen und die auftretenden Gefühle im Anschluss zu reflektieren. Alternativ kannst du auch deinen Therapeuten, deine Therapeutin oder die Person deines Vertrauens darum beten, dich im Dialog mit deinem früheren Kind zu unterstützen.

Sollte bei dir eine Traumafolgestörung diagnostiziert worden sein oder du vermutest, an einer Posttraumatischen Belastungsstörung oder Dissoziativen Identitätsstörung erkrankt zu sein, dann führe die folgenden Übungen bitte nicht allein, sondern nur mit einem Therapeuten oder einer Therapeutin deines Vertrauens durch. Das ist ganz wichtig, denn die Reise zum Inneren Kind kann ungünstige regressive Prozesse in Gang setzen. Das bedeutet, dass durch die imaginativen Übungen überforderndes traumatisches Material aktiviert werden kann.[41]

Du befindest dich in einem Raum, in dem eine Couch steht. Wenn du keine Couch hast, kannst du auch zwei Stühle ohne Armlehnen mit einer Decke miteinander verbinden, die du über die Stuhllehnen wirfst. Setze dich nun auf eine Seite der Couch oder Stuhl. Jetzt kannst du dir vorstellen, dass dein früheres Ich im Alter von … Jahren auf der anderen Seite der Couch oder dem anderen Stuhl Platz nimmt. Das Alter deines früheren Kindes kannst du dir aussuchen. Bleibe nun eine Weile in deiner Position sitzen und achte auf eine ruhige Atmung. Du hast nun die Chance, deinem früheren Kind alles zu sagen, was dir auf dem Herzen liegt. Worüber du sprichst, ist dir allein überlassen. Du könntest deinem früheren Kind beispielsweise erzählen, wie damals alles verlaufen ist, wie sich alles entwickelt hat. Oder du beschreibst ihm oder ihr, wie das Leben verlaufen wird, welche Hürden, Konflikte und Belastungen auf das Kind zukommen werden. Nutze diese Übung auch, um deinem früheren Kind zu erklären, warum seine damaligen Gedanken und Gefühle richtig und stimmig waren und vor allem, dass sie der damaligen Lebenssituation angemessen waren. Wenn du deinem früheren Kind von den Belastungen deines Lebens erzählen möchtest, kannst du ihm natürlich Mut machen, dass es all diese Hürden erfolgreich meistern wird. Du kannst ihm auch die Möglichkeit geben, dich an die Hand zu nehmen, sodass ihr gemeinsam die bevorstehenden Herausforderungen bewältigt. Und du hast die Möglichkeit, deinem früheren Kind aufzuzeigen, welche Ressourcen ihm zur Bewältigung dieser Probleme zur Verfügung stehen.

Wie du siehst, hast du bei dieser Übung viele Punkte, bei

denen du ansetzen kannst. Du kannst das Gespräch kurz halten oder ausführlich mit deinem früheren Ich sprechen. Wie lange die Übung dauern soll, hängt ganz davon ab, wie du dich dabei fühlst und wie viele Themen du mit deinem früheren Ich besprechen möchtest.

Die Schulkind-Meditation

Art der Übung: Ressourcen- und emotionsaktivierend
Ziel der Übung: Zugang, Verständnis und Erklärungen für innere Überzeugungen finden, Transformation alter, schädlicher Glaubenssätze
Themen der Übung: Vergangenheit, Problementwicklung, Einsicht finden
Benötigtes Material: Entspannende Musik, eine Couch oder ein bequemer Stuhl
Triggerpotenzial: **

In dieser Meditation soll es um dein inneres, verletztes Schulkind gehen und dich gedanklich zurück in deine Schulzeit führen. Die Meditation kann dir helfen herauszufinden, was dir damals in der Rolle des Schulkindes gefehlt hat.

Setze dich aufrecht auf eine Couch oder einen bequemen Stuhl. Wenn du magst, kannst du dir entspannende Musik über Kopfhörer oder Lautsprecher anmachen. Schließe nun deine Augen und nimm ein paar tiefe Atemzüge. Versuche dich zurückzuerinnern an deine Schulzeit. An dieser Stelle kannst du dir dein kindliches Ich vorstellen, wie es mit einem Schulranzen auf dem Rücken zur Schule geht. Wie alt bist du? Was hast du an? Was befindet sich in deinem Ranzen? Eine Brotdose, deine Hefter und Schulbücher? Ist noch etwas drin, was für dich von Bedeutung war? Wie hast du dich die meiste Zeit gefühlt, als du zur Schule gegangen bist? Warst du voller Motivation und Freude auf den bevorstehenden

Tag oder hattest du keine Lust, zur Schule zu gehen? Stell dir nun vor, wie du in der Schule ankommst, dich auf deinen Platz setzt und der Unterricht losgeht. Welcher Lehrer oder welche Lehrerin steht vor der Klasse? Hattest du Lieblingslehrer oder -lehrerinnen? Wenn ja, warum mochtest du diese gern? Gab es Lehrer oder Lehrerinnen, die du nicht ausstehen konntest? Warum war das so? Wirf nun einen Blick nach rechts und links. Wer sitzt da neben dir? Mit welchen Mitschülerinnen hast du gern Zeit verbracht? Gab es Mitschüler, die gemein zu dir waren? Gab es konkrete Situationen, in denen du dir gewünscht hast, am liebsten wegzurennen?

Stelle dir vor, du steckst im Körper deines früheren Schulkindes. Was denkst und fühlst du gerade? Du blickst nach vorne und statt deiner Lehrerin oder deines Lehrers siehst du einen Zauberer vor der Klasse stehen. Dieser Zauberer bist du. Um genauer zu sein, ist es dein erwachsenes, weises Ich, das zu dir spricht. Höre auf deine erwachsene Stimme, welche liebevoll zu dir spricht. An dieser Stelle kannst du deinem verletzten Schulkind all das sagen, was es damals hätte hören wollen, um sich besser zu fühlen. Das kann z. B. so aussehen:

- ♥ Du hast es verdient, das zu bekommen, was du dir gewünscht hast.
- ♥ Ich liebe dich von ganzem Herzen, kleine(r) …
- ♥ Du musst dich nicht verstellen. Du darfst so sein, wie du wirklich bist.
- ♥ Du darfst dich so anziehen, wie es dir gefällt.
- ♥ Du kannst deinen Standpunkt selbstbewusst verteidigen und musst deine Meinung nicht anpassen, um gemocht zu werden.

Verabschiede dich nun von dem Zauberer und nimm ihn in den Arm, wenn du magst. Kehre langsam wieder zu deinem erwachsenen Ich zurück und sage deinem kleinen Schulkind-

Ich, dass du von nun an immer da sein wirst und es sich auf dich verlassen kann. Komme langsam wieder ins Hier und Jetzt zurück.

Die Kunst des Verstehens: Eine neue Sichtweise auf unsere Eltern

Kinder, die um jeden winzigen Funken Liebe oder gar den kleinsten Krümel positiver Signale kämpfen mussten, haben über Jahre gelernt, wie sie mit ihren Eltern kommunizieren müssen, damit die gewünschte Reaktion oder das gewünschte Verhalten eintritt. Diese Kommunikationsstrategien werden nicht selten von der Hoffnung begleitet, dass sich die Beziehung zu den eigenen Eltern, selbst wenn die Kinder schon Erwachsene sind, irgendwann bessert, nur um dann feststellen zu müssen, dass sich absolut nichts geändert hat.

Ein reifes Gespräch über die eigenen Probleme mit emotional unreifen Eltern kann schwierig und kräftezehrend sein, da sie sich sofort persönlich angegriffen fühlen. Kinder von emotional unreifen Eltern müssen sich häufig Sprüche anhören wie: »Sag ruhig, dass ich die schlimmste Mutter der Welt bin!« oder »Dann such dir doch einen anderen Papa, wenn ich nicht gut genug bin!«. Ein Problem anzusprechen, wird gleichgesetzt mit Undankbarkeit, sodass sich das Kind irgendwann gar nicht mehr traut, irgendetwas anzusprechen, aus Angst, sofort als »undankbare Göre« oder »verzogener Bengel« bezeichnet zu werden. Und diese Angst sitzt tief. Meist so tief, dass sich diese Kinder auch im Erwachsenenalter nicht trauen, ernste Gespräche mit ihren Eltern zu führen. Alle Gespräche kratzen nur an der Oberfläche. Nicht selten besteht so eine Beziehung, die eigentlich ein sicherer Hafen voller Liebe und Zuneigung sein sollte, aus eiskalter Leere. Sämtliche Kontaktversuche, wenn diese denn stattfinden, verschlimmern die Situation meist noch. Kinder von emotional unreifen Eltern versuchen über viele Jahre lang alles, um ihr ungestilltes Bedürfnis nach Liebe endlich gestillt zu bekommen. Das ist ein völlig verständliches Verhalten. Da viele meiner Zuschauer auf Social Media unter diesem Problem leiden, habe ich mich dazu entschieden, dir drei spezifische Übungen zu zeigen, die dir dauerhafte Unterstützung bieten und gegebenenfalls deine Einstellung zu deinen Eltern ändern können.

Die Beobachterperspektive

Der Psychiater Murray Bowen hat zu Lebzeiten mit vielen Patienten gesprochen, die mit emotional unreifen Eltern aufgewachsen sind und als Erwachsene dennoch versuchten, emotionale Nähe zu ihnen aufzubauen. Er entwickelte eine Methode, mit der es seinen Patienten leichter fiel, sich aus dem familiären System zu lösen. Bei dieser Methode geht es darum, eine neutrale Beobachterperspektive einzunehmen. Sie kann dich vor Verletzungen schützen und aus familiären Verstrickungen lösen. Wenn du diese Methode regelmäßig anwendest, wirst du lernen, wie du dich von dem Verhalten und den Emotionen anderer Menschen nicht mehr einfangen lässt.

Wir haben bereits darüber gesprochen, dass wir uns wie auf Autopilot immer wieder in die gleichen Reaktionsmuster reinziehen lassen. Damit ist nun Schluss! Mit dieser Methode lernst du ruhig und überlegt zu reagieren. Nimm dir vor, jedes Mal, bevor du auf jemanden reagierst, erst einmal kurz durchzuatmen und in den Beobachtermodus zu gehen. Dafür gibt es unterschiedliche Wege. Entweder du beginnst damit, langsam deine Atemzüge zu zählen, oder du wendest Progressive Muskelrelaxion an und spannst nacheinander kurz verschiedene Muskelgruppen an, um diese abrupt wieder loszulassen. Anleitungen zu dieser Entspannungsmethode findest du auf YouTube. Alternativ kannst du dir auch deinen sicheren Ort oder eine Fantasielandschaft vorstellen. Es ist ganz egal, wofür du dich entscheidest. Letztendlich zählt, dass du langsam, aber sicher aus dem Autopilotenmodus raus und in den Beobachtermodus reingehst. Du kannst dir auch vorstellen, dass du in die Position eines Wissenschaftlers oder Forschers schlüpfst, der seine Probanden ganz genau beobachtet und seine neuesten Erkenntnisse niederschreibt. Folgende Fragen können dir währenddessen behilflich sein:

- Wie ist der Gesichtsausdruck der Person?
- Wie ist die Stimmlage der Person? Hoch und schrill oder doch eher ruhig und entspannt?
- Wie ist die Körpersprache der Person? Nimmst du sie eher als starr oder flexibel wahr?
- Wie reagiert die Person, wenn du versuchst, mit ihr in Verbindung zu treten? Was empfindest du dabei?
- Entdeckst du bei dieser Person bestimmte Verhaltensweisen, von denen du nun weißt, dass diese schädlich sind (z. B. emotionale Unreife)?

Vielen Menschen hilft es, wenn sie leise ein persönliches Mantra vor sich hinsagen, wie z. B. »Ich lasse jetzt los.« Versuche das, was du beobachtest, im Kopf in Worte zu formulieren – du musst es natürlich nicht laut aussprechen. Das Besondere an dieser Methode ist, dass dein Geist dadurch darauf fokussiert ist, die richtigen Worte für das, was gerade geschieht, zu finden und nicht zur gleichen Zeit in alte emotionale Reaktionsmuster rutschen kann. Du kannst versuchen, deine Empfindungen in Worte zu fassen, um dich emotional noch stärker von der Situation lösen zu können.

Wenn du dich in einer Situation befindest, in der du dich unwohl und bedrängt fühlst, dann suche nach einer Entschuldigung, um etwas Distanz zu gewinnen. Jede Ausrede oder Entschuldigung ist in Ordnung und muss nicht zwingend der Wahrheit entsprechen. Letztendlich geht es darum, dass du in deiner entspannten und objektiven Beobachterperspektive bleibst.

Diese Methode erfordert viel Übung und wird dir wahrscheinlich nicht gleich beim ersten Versuch gelingen. Das ist nicht schlimm. Gib nicht auf und versuche es immer weiter. Je mehr du dich in der Beobachtung übst, desto stärker wirst du. Du wirst mehr Vertrauen in deine Fähigkeiten aufbauen und dich leichter von dem Verhalten und den Gefühlen anderer distanzieren können.

Emotionale Freiheit durch mehr Gewahrsein

Im Leben begegnen wir Menschen, die sich noch nicht so bewusst mit ihren Emotionen beschäftigt haben, wie du es gerade tust. Sie sind, wie ich es gerne bezeichne, »emotional unreif«. Du kannst dir selbst zu emotionaler Freiheit verhelfen, wenn du lernst, den Reifegrad deiner Mitmenschen stets im Blick zu behalten. Sobald du verstanden hast, mit welchem Reifegrad dein Gegenüber ausgestattet ist, wird es dir leichter fallen, seine Reaktionen vorherzusehen.

Um emotionale Freiheit zu gewinnen, wirst du nicht drum herumkommen, Grenzen in deinem Alltag zu setzen. Damit kommen wir zu einem wesentlichen Aspekt für mehr Gewahrsein in deinem Leben, nämlich klar und sachlich zu sagen, was du möchtest und was du nicht möchtest. Für den Frieden in deinem Leben solltest du versuchen, dich nicht auf ein erwünschtes Ergebnis oder eine erhoffte Reaktion deines Gegenübers zu versteifen, denn das ist etwas, was außerhalb deiner Kontrolle liegt. Vielmehr musst du lernen, deine wahren Gefühle, Gedanken, Wünsche und Bedürfnisse deutlich auszudrücken. Befreie dich von der Hoffnung, von anderen immer verstanden zu werden oder jemanden dazu bringen zu können, sich in einer bestimmten Art und Weise zu verhalten. Es wird immer Menschen geben, die dich nicht verstehen können oder wollen. »You can't please everyone« heißt es so schön im Englischen (auf Deutsch: Du kannst es nicht allen recht machen). Drei Erkenntnisse können dir mehr emotionale Freiheit verschaffen:

- *Lerne dich auszudrücken und lass los:* Dieser Punkt geht eng einher mit dem, was ich eben schon erwähnt habe. Lerne dich klar und sachlich auszudrücken. Versuche dabei aber nicht, eine bestimmte Reaktion bei deinem Gegenüber erzielen zu wollen. Bleibe mit deiner Aufmerksamkeit bei dir, deinen Worten und deinen Gefühlen. Schaffe Gewahrsein für das, was in dir vorgeht, und nicht dafür, was dein Gegenüber womöglich denken könnte oder tun wird. Wir wünschen uns oft, die Reaktion unseres Gegenübers irgendwie kontrollieren zu können, und hoffen, dass er oder sie sich irgendwann ändern wird. Es hat letztendlich keine Bedeutung, ob dein Gegenüber so reagiert, wie du es dir wünschst. Viel wichtiger ist es, dass du deine wahren Gefühle und Gedanken zum Ausdruck bringst und deinen Fokus somit darauf legst, was du tatsächlich kontrollieren kannst.
- *Behalte das Ergebnis im Auge, nicht die Beziehung:* Menschen gehen häufig mit einem Ziel in eine Konfrontation (oder Interaktion) mit jemandem. Wie dieses Ziel aussieht, ist individuell. Bevor du also das nächste Mal ein Gespräch mit jemandem suchst, frage dich zunächst: Was möchte ich mit diesem Gespräch überhaupt erreichen? Möchte ich, dass er oder sie mich versteht? Möchte ich, dass er oder sie mir zuhört? Oder möchte ich Hilfe bei einem Problem erhalten? Möchte ich, dass er oder sie sich entschuldigt und mir Recht gibt?
  - Wenn du bemerkst, dass dein Ziel auf dem Wunsch liegt, dass dein Gegenüber sich verändert, dann suche dir ein anderes Ziel. Das Ziel sollte in dir liegen. Es sollte konkret, klar und

erreichbar sein. Statt also zu sagen: »Ich möchte, dass mein Partner sich ändert«, sage lieber: »Ich möchte meinem Partner sagen, was ich wahrhaftig denke und fühle.«
- Wenn du mit emotional unreifen Menschen zu tun hast, ist die Wahrscheinlichkeit sehr gering, dass sie sich tatsächlich ändern. Dazu sind emotional unreife Menschen häufig nicht in der Lage. Mit so einem Ziel ist Enttäuschung vorprogrammiert und die Konversation zum Scheitern verurteilt. Wenn du dagegen bei dir bleibst, konzentrierst du dich auf das Ergebnis, das du erreichen willst, und nicht auf die Beziehung.

♥ *Lerne dich emotional abzugrenzen:* Wenn du mit emotional unreifen Menschen sprichst, sollte es von nun an deine Aufgabe sein, Grenzen zu setzen, die sich für dich richtig anfühlen. Die Betonung liegt hier auf dem Wort »dich«, denn es soll nicht darum gehen, Grenzen zu setzen, die sich für dein Gegenüber gut anfühlen könnten. Statt dich auf endlose Diskussionen einzulassen, setzt du von nun an die Dauer des Gesprächs fest. Und nicht nur das: Du bestimmst auch, worüber du sprechen möchtest und worüber nicht. Emotional unreife Menschen sind Meister darin, von einem Thema abzulenken, über das sie nicht sprechen wollen. Sie können geschickt eine Antwort so formulieren, dass sie nicht die eigentliche Frage beantworten. Sie können jedoch keine klare Gesprächsstrategie entwickeln. Alle Ablenkungs- und Vermeidungsversuche führen ins Leere. An dieser Stelle kann es hilfreich sein, in die Position des Beobachters zu gehen und zu schauen, was in dir vorgeht. Bleibe achtsam und versuche nicht, reflexartig zu reagieren. Hier darfst du dich ausprobieren und schauen, was für dich am besten funktioniert, um erwachsen zu reagieren und dein emotionales Gleichgewicht aufrechtzuerhalten.

Einen neuen Blickwinkel einnehmen

Es kam einmal eine Klientin zu mir in die Beratung, die über Probleme mit ihrer Mutter klagte. Als ich sie fragte, wie sie ihre Mutter beschreiben würde, sagte sie, dass sie eine sehr engstirnige, kritische, nörgelnde und bewertende Person sei. Sie geriet immer wieder mit ihrer Mutter in Konflikte und überlegte, gänzlich den Kontakt abzubrechen. Doch eines Tages geschah etwas Erstaunliches. Eine alte Schulfreundin der Mutter kam zu Besuch. Meine Klientin erkannte ihre Mutter nicht wieder. Sie lachte, alberte rum und war wie verwandelt. Der Anblick ihrer Mutter löste etwas in ihr aus. »Mir wurde plötzlich bewusst, dass ich meine Mutter immer nur aus meinen Augen betrachtet habe. Es war ein Blickwinkel gefüllt mit eigenen Verletzungen und Wunden. Ein starrer Blickwinkel, der meine Mutter nur als meine Mutter sah, aber nicht als Mensch.«

Die Erkenntnis meiner Klientin hat mich sehr berührt, denn sie hatte damit vollkommen recht. Wie würde sich deine Sicht auf deine Bezugspersonen ändern, wenn du sie aus einem anderen Blickwinkel betrachten würdest und nicht aus dem Blickwinkel deines verletzten Kindes? Versteh mich nicht falsch. Es ist wichtig und notwendig, dass du deine kindlichen Verletzungen siehst, anerkennst und heilst. Du sollst damit auch nicht das, was dir damals gegebenenfalls angetan wurde, entschuldigen oder bagatellisieren.

Auf deinem Weg zur Heilung ist jedoch noch ein weiterer Schritt erforderlich: Die Erkenntnis, dass deine Eltern eben nicht nur deine Eltern sind. Sie waren einst Kinder voller Pläne und Träume, eine Schwester oder ein Bruder, ein Kollege oder Kollegin und vieles mehr. Sie sind so viel mehr als nur deine Eltern. Seine Eltern nur als »gut« oder

»böse« zu sehen ist ein typisches Phänomen, das ich häufig bei Menschen sehe. In der Psychologie bezeichnet man solche Denkweisen als »Schwarz-Weiß-Denken«. Menschen sind entweder gut oder böse, fleißig oder faul, Freund oder Feind – nichts dazwischen. Menschen sind nie nur das eine oder das andere. Niemand ist nur glücklich und nie wütend. Genauso ist niemand nur böse und nie gut. Vielleicht hast du bisher zu den Menschen gehört, die ihre Eltern idealisieren, weil du das Gefühl hattest, dass du nur so die Beziehung zu ihnen aufrechterhalten konntest. Vielleicht wurde dir beigebracht, dass Kritik an den Eltern auszuüben ein Schwerverbrechen ist. Also bleibst du still. Doch natürlich gibt es auch eine andere Seite der Medaille. Es gibt ebenso zahlreiche Menschen, die ihre Eltern als Monster bezeichnen. Sowohl der idealisierte als auch der herablassende Blick auf die eigenen Eltern ist ein Hinweis darauf, dass du deine Eltern aus einem zu starren Blickwinkel betrachtest und dich noch nicht ausreichend von ihnen lösen konntest. Ein zu einseitiger Blickwinkel bedeutet, dass du bestimmte Anteile deiner Eltern abgespalten hast und sie nicht als ganze Persönlichkeiten wahrnehmen kannst. Um einen neuen Blickwinkel auf deine Eltern einnehmen zu können, ist es nötig, dass du sie als Menschen wahrnimmst und nicht nur als deine Eltern. Versuche sie als Menschen mit einer eigenen Vergangenheit zu betrachten, als Menschen, die auch fehlbar sind. Diese Erkenntnis wird dir dabei helfen, dich in eine gesunde Richtung zu entwickeln und dich gleichzeitig von ihnen zu lösen. Lösen bedeutet hier nicht, dass du den Kontakt zu ihnen abbrechen musst, sondern dass du lernst, eine Beziehung zu ihnen aufzubauen, die nicht von alten Ritualen, Verpflichtungen, Schuldgefühlen, Sehnsüchten oder Enttäuschungen geprägt ist.[42]

Wege zur Entfaltung deines Potenzials

Wahrscheinlich kamen dir im Laufe des Buches so einige Gedanken und Zweifel. Zweifel an deiner Vergangenheit, den »Fehlern«, die du begangen hast, oder dem wohlmöglich schlechten Einfluss, den du auf andere Menschen gehabt haben könntest. Vielleicht weißt du aber auch gar nicht, was du fühlen oder denken sollst. Egal wie du dich im Moment fühlen magst, es gibt kein Richtig oder Falsch. Selbst wenn du gerade von Zweifeln und Ängsten begleitet wirst, dann gehören diese Gefühle und Gedanken zu dir und sind ein Teil deiner Reise. Glaubst du wirklich, ein Dalai Lama oder Martin Luther King hatte nie Zweifel? Jeder Mensch kommt manchmal an einen Punkt in seinem Leben, an dem er sich fragt, ob es das alles wert ist oder nicht weiß, wo die Reise für ihn hingehen soll. In diesem Kapitel möchte ich dir aufzeigen, wie du Momente des Zweifels und der Ungewissheit nutzt, um dein Leben zu verändern. Du wirst lernen, wie du deine alten, festgefahrenen Gedanken-, Verhaltens- und Glaubensmuster transformieren kannst und neue hilfreiche Strategien kennenlernen, die du direkt in deinen Alltag integrieren kannst. Am Ende dieses Kapitels erfährst du außerdem, wie du diese Strategien auch langfristig umsetzt. Bist du bereit? Auf geht's!

Zweifel als Chance sehen

Manchmal kommen wir an einen Punkt, an dem sich ein Neuanfang nicht gut anfühlt, sondern eher wie ein überwältigendes Ende. Es gibt Momente im Leben, an denen wir von etwas Vertrautem Abschied nehmen müssen – ob gewollt oder ungewollt. Manchmal sind das Dinge, an denen wir emotional sehr hingen oder in die wir all unsere Hoffnung gesteckt haben. Wenn wir diese Dinge verlieren, dann kann es sich anfühlen, als ob man den Boden unter den Füßen verliert. Du beginnst wieder zu zweifeln, verstrickst dich in Grübelschleifen oder fällst schlimmstenfalls wieder in alte, selbstschädigende Verhaltens- und Denkmuster.

In solchen Momenten ist es wichtig, dass du dich daran erinnerst, dass dein Leben die ganze Zeit in Bewegung bleibt, auch wenn du den Eindruck hast, steckenzubleiben oder nicht voranzukommen. Dein Leben bewegt sich nicht nur die ganze Zeit mit dir, es richtet sich auch ständig neu für dich aus. Nicht umsonst gibt es das schöne Sprichwort: »Wenn sich eine Tür schließt, öffnet sich eine andere.« Es wird immer Momente geben, in denen wir uns schweren Herzens von Dingen verabschieden müssen oder in denen wir harte Rückschläge und Niederlagen erleiden, die uns ins Zweifeln bringen.

Die meisten von uns brauchen Zeit,
um zu realisieren,
dass es an der Zeit ist, loszulassen.

Du weißt, dass das, was du im Moment tust, nicht funktioniert und du deshalb steckenbleibst. Vielleicht wolltest du es auch lange nicht wahrhaben, hast dich selbst getäuscht und unangenehme Gefühle, die mit dieser Sache verbunden waren, geleugnet. Du hast in einer Scheinrealität gelebt, um dich selbst zu schützen. Wenn du nun an einem Punkt in deinem Leben angelangt bist, an dem du verstanden hast, dass Veränderung notwendig ist, kannst du wie folgt vorgehen.

Auch hier ist es wichtig, dass du deine Vergangenheit als das akzeptierst, was sie ist: etwas Vergangenes. Und Vergangenes kannst du nicht mehr ändern. Wenn du über diese eine Sache nachdenkst, die für dich im Moment nicht mehr funktioniert, empfindest du wahrscheinlich viele unangenehme Gefühle und Erinnerungen. An dieser Stelle bedarf es großen Mitgefühls von deiner Seite. Mitgefühl für deine damaligen Entscheidungen, deine früheren Beweggründe und deine aktuellen Gefühle darüber. Versuche all deiner Wut, deinem Ärger und deiner Enttäuschung Luft zu lassen. Versuche zu akzeptieren, dass du es damals nicht besser wusstest. Du hast aus bestem Gewissen gehandelt und um dich selbst vor etwas zu schützen. Vielleicht war es deine Angst vor dem Unbekannten, deine Angst vor Ablehnung oder vorm Verlassenwerden, die dich dazu gebracht haben, eine Sache zu tun, die dich auf Dauer nicht glücklich gemacht hat, aber zumindest für einen kurzen Moment Schutz geboten hat. Habe Verständnis für und Mitgefühl mit dir selbst.

Es bringt dich nicht weiter, wenn du emotional an diesem Ereignis hängen bleibst, denn ein Verharren in der Vergangenheit bedeutet auch immer ein Feststecken in der Gegenwart. Natürlich ist es wichtig, dass du aus deiner Vergangenheit lernst, sie aufarbeitest und Schlüsse für deine Zukunft ziehst. Doch irgendwann sollte der Moment kommen, an dem du mit deiner Vergangenheit abschließt, um neu anzufangen. Vielleicht ist eine Beziehung zu Ende gegangen und du kannst dir nicht vorstellen, jemals wieder mit jemand anderem glücklich zu werden? Vielleicht steht auch eine große Veränderung in deinem Leben an (z. B. ein neuer Job) und du fürchtest dich vor der neuen Rolle und den Verantwortlichkeiten, die dieser Neuanfang mit sich bringt.

Wir können sofort sehen,
was bei den anderen nicht stimmt,
was sie falsch machen oder was sie unserer
Meinung nach besser machen könnten.

Um zu verstehen, warum Dinge in deinem Leben zu Ende gehen, sei es nun gewollt oder ungewollt, darfst du zunächst einmal deine Beziehung zu dir selbst betrachten. Wir Menschen tendieren dazu, mit dem Finger auf andere zu zeigen. Das ist immer einfacher, als sich selbst den Spiegel vors Gesicht zu halten. Eine Beziehung, die in deinem Leben zu Ende geht, weil sie schon lange nicht mehr funktioniert hat, war im Grunde genommen eine Ablenkung von der Beziehung zu dir selbst. Eine Beziehung, ein Ort oder ein Job, den du verlassen musst, kann durchaus richtig für dich gewesen sein – zum damaligen Zeitpunkt. Was dir die Beziehung zu einem Menschen, einem Ort oder einer Arbeitsstelle einst gegeben hat, muss nicht das sein, was du jetzt brauchst. Mach dir bewusst, dass dein Leben diese Art von Beziehung nun nicht mehr unterstützt. Der Widerstand, den du in dir spürst, kommt nicht von irgendwoher. Er ist ein Zeichen deines Herzens, dass es an der Zeit ist, eine neue Richtung einzuschlagen. Für den Frieden in deinem Leben darfst du lernen, deine eigene Gesellschaft zu lieben. Vergiss nicht, dass Einsamkeit und Alleinsein zwei verschiedene Dinge sind. Ein Mensch, der allein ist, ist nicht automatisch ein Mensch, der einsam ist. Viele vergessen dies und stürzen sich daher von einer in die nächste Beziehung.

Vor allem dann, wenn eine Beziehung dir viel Schmerz gebracht hat, ist es wichtig, dass du die Wunde versorgst. Erst wenn du dich selbst mit liebevoll geöffneten Armen empfangen kannst, wenn du in der Lage bist, deinen damaligen und jetzigen Entscheidungen mit Mitgefühl und Vertrauen entgegenzusehen, wirst du lernen, dich wahrhaftig zu lieben. Zweifel, die in schweren Momenten aufkommen, sind etwas Menschliches. Wenn wir zweifeln, ist es an der Zeit, zuerst einen Schritt zurückzumachen, um dann zwei Schritte nach vorne machen zu können. Erinnere dich daran, worin du gut bist, was dich ausmacht und wozu du dich berufen fühlst. Nutze das, was du bereits erreicht hast, was du aufgebaut hast, und stärke das, was bereits ist, anstatt darüber nachzudenken, was du noch nicht hast.

Wie kann ich mich wirklich verändern?

Der erste Schritt zu einer wahrhaften Veränderung liegt darin, zu erkennen, mit welchen Erwartungen du durch dein Leben gehst. Das sind Erwartungen an dich selbst, an andere Menschen und an das Leben. In diesem Teil zeige ich dir, dass unsere Erwartungen häufig den Grundstein legen für Enttäuschungen, Verletzungen, Kränkungen.

- Was erwarte ich von meinen Mitmenschen? Erwarte ich, dass sie respektvoll, nett und hilfsbereit sind oder gar liebevoll mir gegenübertreten?
- Mache ich meinen Selbstwert von meiner Leistung abhängig, oder glaube ich, dass ich nur etwas wert bin, wenn ich viel schaffe?
- Fühle ich mich passiv meinem Schicksal ausgeliefert, so als könnte ich eh nichts ändern? Oder nehme ich eine aktive Rolle ein und versuche mein Leben so zu leben, wie ich es mir wünsche?
- Wie reagiere ich auf die Erwartungen anderer? Versuche ich diese sofort zu erfüllen, oder schaue ich erst einmal, was meine Ziele sind?
- Wie gehe ich mit Enttäuschungen um? Fühle ich mich wie ein Versager oder komme ich schnell darüber hinweg?
- Sage ich aktiv, was ich mir von jemandem wünsche, oder erwarte ich (vielleicht auch unbewusst), dass diese Person das selbst wissen sollte, ohne dass ich sie darauf anspreche?

Der Glaube, dass jemand von selbst weiß, was du brauchst, ohne dass du es der Person direkt sagst, ist ein Anzeichen für Angst – die Angst vor Enttäuschung, die Angst, dass dein Gegenüber dein geäußertes Bedürfnis ignorieren oder belächeln könnte. Vielleicht hast du es schon mal genau so erlebt. Du äußerst gegenüber deinem Gesprächspartner ein tiefsitzendes Bedürfnis, z. B. eine Pause, Hilfe im Haushalt oder bei den Kindern, eine Umarmung etc., und hast nicht die Reaktion bekommen, die du dir erhofft hast. Dann kann es gut sein, dass du für dich selbst entschieden hast, lieber nichts zu sagen, um dieser Enttäuschung zu entgehen. Andererseits kann es auch sein, dass zu hohe Erwartungen an die eigene Person ursächlich für dieses Glaubensmuster sind. Wir Menschen stecken uns meist hohe Ziele, möchten in ein vorgefertigtes Rollenbild passen und tun alles dafür, den Schein zu wahren. Um diesem Mechanismus auf den Grund zu gehen, beantworte bitte folgende Fragen:

- Was bedeutet es für mich, nach Hilfe zu fragen? Stehe ich dem Wort »Hilfe« neutral gegenüber oder sehe ich es als Zeichen von Schwäche?
- In welchen Momenten fällt es mir schwer, nach Hilfe zu fragen?
- Welchem Rollenbild versuche ich in diesen Momenten zu entsprechen?
- Welche Angst liegt dem zugrunde?

Ich habe danach gefragt, ob du in deinem Leben eine passive oder aktive Rolle einnimmst. Befindest du dich eher in der passiven Position und fühlst dich deinem Schicksal hilflos ausgeliefert, begibst du dich automatisch in die Opferrolle. Sobald du dich in der Opferrolle befindest, wirst du Gefühle von Hilflosigkeit und Ohnmacht spüren. Du wirst denken, dass du eh nichts ändern kannst, egal wie sehr du dich anstrengst, und wirst letztendlich aufhören, es überhaupt zu versuchen. In der Psychologie spricht man in solchen Fällen von *erlernter Hilflosigkeit*. Die erlernte Opferrolle, in die sich viele Menschen häufig unbewusst begeben, sorgt dafür, dass sie die Macht über ihr eigenes Leben in fremde Hände geben. Nimmst du eine aktive Rolle in deinem Leben ein, wirst du ziemlich schnell merken, dass sich diese Haltung deutlich leichter, angenehmer und vor allem mächtig anfühlt. Du hast bestimmt oft Sprüche gehört wie: »Du allein bist für dein Glück verantwortlich!« oder »Probier es einfach. Du hast ja nichts zu verlieren!«. Ja, diese Sprüche sind einfacher gesagt als getan und häufig spielen auch andere Faktoren wie Privilegien, der soziale und finanzielle Status und vieles mehr eine Rolle, die es manchen Menschen leichter machen, etwas für ihr Glück zu tun. Wenn du an einer Depression leidest, weißt du selbst am besten, dass du nicht einfach aufstehen und glücklich sein kannst, richtig? Dennoch möchte ich, dass du dir bewusst machst, welche Rolle du gerade in deinem Leben einnimmst, denn diese Einsicht könnte dir aufzeigen, ob du bereits auf dem richtigen Weg bist oder ob du eine andere Richtung einschlagen solltest.

Vielleicht kannst du dich nun besser von dem Gedanken lösen, dass »die Welt da draußen« oder »alle anderen« für deine Unzufriedenheit verantwortlich sind. Öffne dich der Vorstellung, dass die schlechten, unangenehmen oder negativen Gefühle, die andere in dir auslösen, schon lange vorher in dir waren. Stell dir vor, wie bizarr es wäre, wenn jeder Mensch seine Erwartungen an seine Mitmenschen einfach »frei Schnauze« äußert. »Guten Tag, Herr XY, ich erwarte, dass sie mich mögen und nett zu mir sind.« Da würde der Herr wahrscheinlich ganz verdattert aus der Wäsche schauen. Vielen Erwartungen liegt eigentlich eine Forderung zugrunde, die dich in ein Schuldverhältnis dir selbst gegenüber versetzt.[43] Natürlich kommt es vor, dass wir Menschen oder Situationen begegnen, die uns ein Dorn im Auge sind und die wir am liebsten auslöschen würden. Es gibt viele Dinge, die in uns negative Emotionen auslösen können. Das bedeutet aber nicht, dass diese Dinge für unser Unwohlsein verantwortlich sind. Versuche unangenehme Situationen oder Menschen, die in dir ein Gefühl von Unwohlsein erzeugen, nicht als Ursache, sondern als Auslöser zu sehen. Und diese Auslöser wiederum kannst du von nun an nutzen, um mehr über dich selbst zu erfahren und zu schauen, wo deine Baustellen liegen. Es ist an der Zeit, dass du selbst eine aktive Rolle in deinem Leben einnimmst und Verantwortung für das übernimmst, was du denkst, fühlst und wie du handelst. Mach dir also bewusst, mit welchen Erwartungen du durch dein Leben gehst.

Wie du dein Gehirn langfristig umprogrammierst

Tatsächlich neigen die meisten Menschen dazu, eher negativ als positiv zu denken. Sie finden ein Haar in der Suppe oder machen das Meckern und Nörgeln wahrhaftig zu einer neuen Extremsportart. Leider hat dieses ständige Nörgeln mehr negative Effekte als positive, nicht nur für die Person selbst, sondern natürlich auch für die Mitmenschen, die das Nörgeln ertragen müssen. Ich selbst habe einen gewissen Grad an Pessimismus vererbt bekommen (Danke, Mama!) und erwische mich selbst manchmal beim Nörgeln. Das Problem dabei ist, dass ich es meistens erst dann bemerke, wenn mein Freund mich darauf aufmerksam macht. Und das geht den meisten Menschen so. Sie gewöhnen sich so an ihre negativen Gedanken, an das Nörgeln und Meckern, dass es sich für sie ganz normal anfühlt und sie nicht merken, wie das dazu führt, dass das Gehirn den Fokus verstärkt auf die negativen Dinge legen wird. Jeder negative Gedanke knüpft eine neue oder stärkt eine bereits bestehende neuronale Verbindung in unserem Gehirn, die einen riesigen Nährboden für Ängste und Selbstzweifel bietet.

Es ist so, als würdest du deine Stimme hören, obwohl du gar nicht sprichst. Falls dir das noch nicht bewusst ist, kannst du es hier und jetzt sofort testen. Denke bitte folgenden Satz fünfmal hintereinander: »Ich freue mich darauf, bald ein Leben voller Freude und Zufriedenheit zu leben.«

Hast du deine Stimme innerlich hören können? Wahrscheinlich hast du nicht nur deine Stimme in deinem Kopf gehört, sondern auch ein bisschen Vorfreude empfunden, als du dir vorgestellt hast, wie sich dieses Leben voller Freude und Zufriedenheit wohl anfühlen könnte. Das Erstaunliche an unseren Gedanken ist, dass sie einen enormen Einfluss auf unser Wohlbefinden haben können, selbst wenn wir sie nicht aussprechen. Du kannst dir das vorstellen wie eine Computersoftware, die als Basis für alle anderen Funktionen des Computers dient. Genauso sind deine Gedanken die Basis für deine Empfindungen und Fähigkeiten, auf die wiederum dein zukünftiges Ich aufbauen wird. Es ist nie zu spät, etwas zu ändern und seine Gedanken in eine andere Richtung zu lenken!

- ♥ *Schritt 1: Bilde fünf Sätze ohne Negation.* Der erste Schritt ist nicht nur einer der wichtigsten, sondern auch einer der schwersten. Für diese Übung möchte ich, dass du dir fünf Sätze überlegst, die keine Negation enthalten. Negation bedeutet, dass diese Sätze keine Verneinung enthalten dürfen, d. h. es dürfen keine Wörter wie *nicht, ohne, noch, nichts, niemand, weder, keine usw.* verwendet werden. Warum ist das so wichtig? Dafür gibt es einen einfachen Grund: Unser Gehirn versteht keine Verneinung. Machen wir doch mal einen kleinen Test:
  - Bitte denke auf keinen Fall an einen rosa Elefanten. Der rosa Elefant trägt keine grüne Hose und hat keine Stiefel an.
  - Und, hast du es geschafft, nicht an den rosa Elefanten zu denken? Wahrscheinlich nicht. So wie wir nicht NICHT kommunizieren können, können wir auch nicht NICHT denken. Das liegt daran, dass ein Mensch sich zunächst einmal etwas vorstellen muss, damit sein Gehirn diese Gedanken verarbeiten und vernetzen kann. Jedes Mal, wenn du dir sagst: »Ich will KEINE Angst

mehr haben!« oder »Ich trauc mich NICHT … zu tun.«, bewirkst du damit nicht, dass die Angst oder Sorgen nicht mehr auftreten. Ganz im Gegenteil: Du schaffst somit einen Nährboden für deine Angst, sodass du in Zukunft sogar noch häufiger und stärker Angst empfinden wirst.

- Ich lade dich ein, mehr und mehr ein Gefühl für deine Sprache zu entwickeln und zu schauen, wie du mit dir selbst sprichst. Achte in den nächsten Tagen besonders darauf, welche Gedanken dir täglich in den Sinn kommen und wie viele davon wirklich positiv (formuliert) sind. Nimm dir nun einen Stift zur Hand und schreibe fünf Sätze auf, die keine Negation enthalten. Diese Sätze können sich auf ein Thema deiner Wahl beziehen. Egal ob du nun selbstbewusster werden möchtest, keine Angst mehr haben willst, Fehler zu machen oder aufhören möchtest, dich für alles zu entschuldigen – du kannst die nächsten zehn Minuten dafür nutzen, neue, gesunde Gedanken zu schaffen. Statt »Ich will KEINE Angst mehr haben«, sage bitte »Ich bin stark und schaffe das!« oder »Ich möchte mich selbst besser kennenlernen und auf meine Fähigkeiten vertrauen.« Da Negationen manchmal ziemlich knifflig und schwer zu vermeiden sind, lass dir hierfür Zeit und überlege gründlich, wie du sie vermeiden kannst.
- An dieser Stelle fragst du dich vielleicht, warum ich nicht geschrieben habe »Ich möchte angstfrei sein.«? Die Antwort ist simpel. Ein Leben ohne Angst gibt es nicht. Zudem musst du dir bewusst machen, dass Angst zwar ein unangenehmes Gefühl ist, gleichzeitig aber auch ein lebensnotwendiger Instinkt ist, der dich vor Gefahren schützen kann.

- *Schritt 2: Formuliere nur positiv.* Was fällt dir auf, wenn du den Satz »Ich möchte mich selbst besser kennenlernen und auf meine Fähigkeiten vertrauen.« liest? Richtig, er ist durchweg positiv formuliert. Statt diesem Beispielsatz könntest du selbstverständlich auch etwas anderes sagen, zum Beispiel: »Ich bin mutig.« oder »Ich bin selbstbewusst.« Was genau du verinnerlichen möchtest, bleibt ganz dir überlassen. Wichtig ist, dass du dich mit deinem neuen Mantra oder deiner Affirmation wohlfühlst und daran glauben kannst. Positives Formulieren lenkt deine Aufmerksamkeit automatisch auf das Wesentliche, nämlich auf das, was du erreichen möchtest und nicht auf das, was du vermeiden möchtest. Wenn du also in Zukunft neue Glaubenssätze, Ziele oder Affirmationen formulieren möchtest, achte auf eine klare, präzise und positive Formulierung.
- *Schritt 3: Arbeite mit Teilschritten.* Große Ziele wie »Ich möchte 50 kg abnehmen.« können uns schnell überwältigen und verleiten dazu, dieses Ziel über Bord zu werfen, weil wir uns entmutigt und schwach fühlen. Aus diesem Grund ist es besonders wichtig, dass du in Teilschritten arbeitest. Wenn du dein Gehirn langfristig umprogrammieren möchtest und lernen willst, positiver zu denken, solltest du deine neuen Glaubenssätze oder Ziele in kleinere Etappen unterteilen, die weitaus einfacher zu erreichen sind und dir zudem noch regelmäßig Glücksgefühle verschaffen, wenn du sie tatsächlich erreicht hast. Das wird dich wiederum ermutigen, weiterzumachen und nicht aufzugeben.
  - Wenn es dein großes Ziel ist, keine oder weniger Angst zu haben, könntest du deine Teilschritte wie folgt formulieren:
  - Ich möchte mir meiner Gedanken, Erfahrungen oder Verhaltensweisen bewusstwerden, die mein Problem ausgelöst haben.

- Ich möchte mir meiner Gedanken und Verhaltensweisen bewusstwerden, die mein Problem aufrechterhalten.
- Ich möchte bei meiner nächsten Herausforderung Übung XY ausprobieren und schauen, was passiert.
- Ich möchte mich morgen in Situation XY begeben, um mich mental zu stärken.
- Ich möchte in zwei Wochen mindestens drei angsteinflößende Situationen erfolgreich gemeistert haben.

♥ *Schritt 4: Arbeite in der Gegenwart.* Es passiert etwas ganz Erstaunliches in deinem Gehirn, wenn du versuchst, Sätze zu verinnerlichen, die ein Triggerwort, wie z. B. »Angst«, enthalten. Selbst wenn du einen Satz verwendest, der keine Negationen enthält und positiv formuliert ist, dennoch das Wort »Angst« enthält, erinnert sich dein Verstand automatisch an eine Situation, in der du Angst verspürt hast. Dein Gehirn sucht immer und überall nach Referenzen, in denen du schon mal Angst hattest. Das Gleiche tut es aber auch mit Sätzen wie »Ich bin mutig.« oder »Ich bin stark.« Auch hier sucht dein Gehirn automatisch nach Erinnerungen, die diese Aussagen bestätigen können. Denk doch jetzt gleich mal an eine Situation, in der du besonders mutig oder stark warst.

Wie fühlt sich das an?

Gleichzeitig trainierst du damit deine Achtsamkeit, im Hier und Jetzt zu bleiben und dich und deine Empfindungen bewusst wahrzunehmen. Das sind zwei wesentliche Aspekte für dein Wohlbefinden und deine Lebensqualität. In der Gegenwart zu bleiben, kann dir helfen, Stress abzubauen und dich nicht von deinen Sorgen oder Ängsten über die Zukunft überwältigen zu lassen. Wer achtsam ist, kann zudem klarer denken und fundiertere Entscheidungen treffen, da er sich darüber bewusst ist, was er im Moment braucht und fühlt.

Freiheit durch Grenzen

Grenzen zu setzen ist etwas, was die meisten Menschen entweder zu wenig oder zu viel tun. Die einen setzen gar keine Grenzen, sodass sie sich stets ausgenutzt und erschöpft fühlen. Die anderen setzen zu starre Grenzen, mit denen sie sich eigentlich nur selbst im Weg stehen.

Was sind Grenzen? Grenzen schützen dich. Wenn du in einem Haushalt aufgewachsen bist, in dem es keine Grenzen gab oder deine Grenzen nicht akzeptiert wurden, dann ist die Wahrscheinlichkeit hoch, dass du selbst nicht lernen konntest, wie du gesunde Grenzen ziehst oder wo deine eigenen Grenzen überhaupt liegen. Diese Grenzüberschreitungen lassen uns zu Ja-Sagern werden und sperren uns in einen Käfig der Nettigkeit, in dem wir den Wunsch gefangen halten, von allen gemocht zu werden. Gehörst du zu den Ja-Sagern oder People Pleasern? Wenn ja, hast du dich schon mal gefragt, warum du immer und überall »Ja« sagst? Häufig steckt der Gedanke dahinter, dass man »nett« sein muss, z. B. indem man jemandem einen Gefallen tut. Es ist das zwanghafte Suchen nach Wertschätzung anderer. Sie sollen doch nun bitte endlich erkennen, was du alles für sie leistest, hast du dir vielleicht schon das ein oder andere Mal gedacht. Nun wirst du schon festgestellt haben, dass das «Nett-Sein« ziemlich mühsam sein kann, vor allem wenn man seine eigenen Bedürfnisse hintenanstellt.

Grenzüberschreitungen in der Kindheit können aber auch ins andere Extrem umschlagen, nämlich dass du zu hartnäckig an deinen Grenzen festhältst, z. B. indem du eine hohe Mauer um dich baust und dich emotional zurückziehst oder indem du den Menschen strikte Verhaltensregeln vorschreibst, wenn sie es überhaupt hinter deine Mauer schaffen. Wenn das auf dich zutrifft, dann gebe dir nicht selbst die Schuld. Das ist ein Schutzmechanismus. Wahrscheinlich verfolgt dich ein Gefühl der Unsicherheit schon dein ganzes Leben, denn du hast gelernt, dass du dich bei deiner Bezugsperson nicht sicher fühlen kannst, da sie deine Grenzen nicht akzeptieren wollte oder konnte. Die Mauer ist nun das Einzige, was dich zu schützen scheint.

Nun ist es an der Zeit, eine Hundertachtzig-Grad-Wendung zu machen und ein Machtwort zu sprechen, denn in Wirklichkeit ist es nicht das «Nett-Sein«, was dich voranbringt, sondern die Verbindung zu deinen wahren Bedürfnissen. Diese Verbindung wird dir Zugang zu deinen Werten geben und dir zeigen, wo deine Grenzen liegen. Es geht nicht darum, von nun an arrogant und egoistisch zu deinen Mitmenschen zu sein, sondern darum, zunächst einmal deine Grenzen kennenzulernen und diese dann klar zu kommunizieren.

Gerade bei denjenigen, die als People Pleaser aufwachsen, sehe ich das häufig. Sie hegen einen starken Groll gegen ihre Eltern. Doch wenn man genauer hinschaut, beruht dieser Groll in Wahrheit auf der Unfähigkeit, innere Grenzen zu setzen. Innere Grenzen sind Versprechen, die wir uns selbst geben, was wir von uns selbst und von anderen tolerieren und was nicht. Innere Grenzen können sich zeigen, indem du zum Beispiel sagst: »Ich habe diese Woche zu wenig Schlaf bekommen und bin total erschöpft. Heute Abend gehe ich früh schlafen, selbst wenn mein bester Freund mich zum Feiern einlädt.« Wenn wir innere Grenzen nicht einhalten, kann es passieren, dass wir anderen gegenüber nachtragend sind, weil wir Zeit, Energie und Ressourcen zur Verfügung gestellt haben, die wir in Wahrheit nicht geben wollten oder konnten. Wir sind dann sauer auf andere, um die Wut gegen uns selbst nicht spüren zu müssen. Oftmals merken wir gar nicht, dass wir ihnen unfreiwillig etwas gegeben haben, weil wir dieses chronische »Ja-Sagen« schon zu einer fest verankerten Charaktereigenschaft gemacht haben.

Vom Bedürfnis nach Anerkennung zur Selbstfürsorge – Der Weg aus der People-Pleaser-Falle

So wie vieles andere auch gründet die Unfähigkeit, »Nein« zu sagen auf Erfahrungen aus der Kindheit. Viele Kinder bekommen nur die Liebe und Anerkennung ihrer Bezugspersonen, wenn sie ihnen dienlich sind und sich anpassen. Diese Kinder ernten Lob, sobald sie anderen etwas Gutes tun. Im Gegenzug gibt es meist nur ein kurzes Lächeln oder ein gut gemeintes, aber herzloses »Danke, das hast du gut gemacht!«.

Aber auch der Freundeskreis in jungen Jahren kann bei dieser Entwicklung eine entscheidende Rolle spielen. Hierzu möchte ich dir eine kleine Geschichte erzählen, mit der du dich vielleicht sogar identifizieren kannst. Lisa war immer ein sehr schüchternes, aber liebes Mädchen, das Schwierigkeiten hatte, Freunde zu finden, die meiste Zeit allein auf dem Schulhof verbrachte und sich einfach nur einsam fühlte. Sie sehnte sich so sehr nach einer Freundin, mit der sie spielen und lachen konnte. Doch dann, wie es das Schicksal so wollte, kam ein Nachbarsmädchen, das sich mit Lisa anfreundete. Beide waren unzertrennlich. Aus Angst, diese einzige Freundin verlieren zu können, passte sich Lisa an und bemühte sich aus Leibeskräften, diesem Mädchen zu gefallen. Sie kleidete sich wie sie, hörte die gleiche Musik und folgte ihr überall hin. Doch eines Tages freundete sich dieses Mädchen mit einem anderen Mädchen an und Lisa befürchtete, dass ihre Freundschaft daran bald zerbrechen könnte. Als sie merkte, dass das Mädchen sich immer mehr von ihr entfernte und weniger Zeit mit ihr verbrachte, spürte Lisa einen ungeheuren Schmerz in ihrem Herzen. Lisas Bemühungen, die Freundschaft aufrechtzuerhalten, halfen nichts.

Sie war wieder allein und entwickelte einen Glaubenssatz, den sie selbst als Erwachsene noch mit sich rumträgt: »Mich will niemand haben.«

*Statt den eigenen Interessen
und Wünschen nachzugehen,
um sich persönlich weiterzuentwickeln,
gehen People Pleaser nicht den eigenen Weg,
sondern den Weg der anderen.*

Wenn du auch zu den People Pleasern gehörst, dann solltest du dir bewusst machen, dass all die Menschen, mit denen du in einem Abhängigkeitsverhältnis stehst, nicht ohne Grund in deinem Leben sind. Es ist ja immer so, dass sich genau die zwei Menschen finden, die die ungestillten Bedürfnisse des jeweils anderen befriedigen und somit innere Muster und Überzeugungen aufrechterhalten können. Wenn du eine genauere Anleitung brauchst, wie du aus der People-Pleaser-Falle entkommen kannst, lade ich dich herzlich in meinen Online-Kurs »Meine Grenze – Mein Nein« ein.

Elefanten, Porzellanfiguren und das große Chaos

Selbstbewusst »Nein« zu sagen und seine Grenzen klar zu vertreten, ist keine Eigenschaft, mit der wir geboren werden. Das wäre doch schön, oder? Manche Menschen haben das Glück, in ihrer Kindheit die Fähigkeiten zu erlernen, ausreichend auf die eigenen Bedürfnisse zu hören, die eigenen Grenzen zu setzen und zu verteidigen. Andere dagegen waren weniger glücklich und haben diese Fähigkeit bis jetzt noch nicht erlernen können.

Um deine Grenzen klar setzen zu können, solltest du zuallererst wissen, was deine wahren Bedürfnisse sind.

Grenzen gehen immer mit persönlichen Bedürfnissen einher. Beide können nicht unabhängig voneinander funktionieren. Wenn du also noch nicht weißt, was deine wahren Bedürfnisse sind, wie du auf deinen Körper hörst und dir selbst das gibst, was du brauchst, dann solltest du noch weiter forschen, z. B. mithilfe der Übungen aus dem Kapitel »So groß und doch so klein – Wie du deinem Inneren Kind zuhörst«. Erst wenn du gelernt hast, deine Bedürfnisse zu erkennen und zu stillen, wirst du bereit sein für den nächsten Schritt – Abgrenzung.

Der zweite Schritt auf dem Weg zu klaren Grenzen liegt darin, zu bestimmen, in welchen Bereichen in deinem Leben du klare Grenzen setzen solltest. Ein Lebensbereich, der uns alle betrifft, ist die Beziehung zu unseren Mitmenschen: Familie, Freunde, Arbeitskollegen oder Liebespartner. Um zu verstehen, wo du beginnen solltest, musst du dir zunächst einmal anschauen, welche Menschen in deinem Leben einen Platz einnehmen. Aber dabei bleibt es natürlich nicht. Prüfe außerdem, welche Menschen dir Energie nehmen und welche dir Energie schenken. Die Energieräuber werden auch häufig als »toxische Menschen« bezeichnet. Ich nenne sie gerne *Elefanten*, weil sie mich an einen Elefanten im Porzellanladen erinnern, der unbekümmert alles klein trampelt, unter anderem auch deine Grenzen. Befinden sich Elefanten nach wie vor in deinem Leben, wirst du dich wahrscheinlich in einem permanenten Kampf- oder Fluchtmodus befinden, um dich von ihnen abzuschirmen und dich selbst zu schützen. Du gehst auf Abstand und ärgerst dich gewaltig darüber, dass diese Menschen dich so herumschubsen. Vielleicht betitelst du sie auch als »Arschloch« oder »blöde Kuh« und schreibst ihnen noch etliche weitere negative Charaktereigenschaften zu. Vielleicht aber hast du dich noch gar nicht von den Elefanten abgewandt und sie spielen noch eine wichtige Rolle in deinem Leben.

Eine wichtige Sache, die du dir am besten als kleinen Reminder an deinen Kühlschrank heften solltest: Es ist nicht speziell dieser eine Mensch, der deine Grenzen überschreitet, denn tut er es nicht, wird es jemand anderes tun. Es ist auch nicht speziell dieser eine Mensch, der bestimmte Emotionen in dir auslöst, es ist sein Verhalten. Es ist also an der Zeit, dich zu fragen: Warum lasse ich solche Grenzüberschreitungen immer wieder zu?

Es wird dich nicht weiterbringen, noch lange einen Groll gegen die Elefanten in deinem Leben zu hegen oder diese aus deinem Leben zu verbannen (zumindest nicht langfristig), wenn du noch nicht gelernt hast, deine Grenzen klarzumachen. Möglicherweise kennst du den Teufelskreis der Traumabindungen selbst zu gut. Dann wirst du verstehen, dass diese Elefanten kommen und gehen, aber nie ganz aus deinem Leben verschwinden werden, solange du nicht lernst, dich klar ihnen gegenüber zu positionieren.

Woher soll jemand wissen, was deine Grenzen sind, wenn du sie ihm gegenüber nicht klar machst?

Sprechen wir noch einmal kurz über das Thema Erwartungen. Häufig ist es so, dass wir erwarten, dass ein Mensch gefälligst unsere Grenzen einhalten soll. Dem ist nicht so. Du allein trägst die Verantwortung dafür, deine Grenzen aufzustellen und mit einem klaren »Nein« zu sagen, bis wohin dieser Mensch gehen und welche wertvolle Porzellanfigur er nicht zertrampeln darf. Hat ein Mensch bereits mehrmals deine Grenzen überschritten, ignoriert oder belächelt, dann auch deswegen, weil du es zugelassen hast. Damit möchte ich dir nicht den Selbst-schuld-Sticker auf deine Stirn kleben. Allerdings möchte ich, dass du dir ins Bewusstsein rufst, dass du das anziehst, was du ausstrahlst. Das Kapitel über Beziehungsirrtümer wird dieses Thema im Detail aufgreifen. Strahlst du Selbstliebe, positive Gedanken, Gefühle und Überzeugungen aus, wirst du Menschen anziehen, die deine Überzeugungen teilen oder zumindest akzeptieren. Bist du jedoch ein Mensch, der mit negativen Gedanken, einem geringen Selbstwert und einem ungeheuren Groll auf seine Mitmenschen und die Welt umherläuft, wirst du genau die Menschen anziehen, die deine negativen Überzeugungen über dich und die Welt bestätigen.

Ein ständiger und wertvoller Begleiter, der dir dein ganzes Leben lang zur Seite stehen und dich auf den richtigen Weg locken wird, ist dein Wille zur Veränderung. Ganz klar: Tradition und Altbewährtes vermitteln uns Sicherheit. Aber stell dir mal vor, wie das Leben jetzt wäre, wenn du dich seit deiner Kindheit nicht mehr weiterentwickelt hättest? Du wärst überhaupt nicht in der Lage, ein selbstständiges Leben zu führen. Aber warum hören wir dann irgendwann auf, uns weiterzuentwickeln und verharren in alten Routinen und Verhaltensmustern? Die Angst vor dem Ungewissen, sprich vor Veränderungen, kann für manche so groß sein, dass sie befürchten, jede Veränderung würde ihnen den Boden unter den Füßen wegreißen. Für manche ist es auch einfach die Bequemlichkeit, die sie daran hindert, vorwärtszugehen. Frage dich also:

- Gilt das, was ich bisher gemacht habe, immer noch? Entspricht das immer noch meinen Bedürfnissen?
- In welchen Bereichen möchte ich mich weiterentwickeln?
- Welche Menschen können mich auf meinem Weg unterstützen? Wer ist in diesem Bereich gut und kann mich in meiner Selbstentwicklung begleiten?
- Wohin treibt mich meine Neugier? Gibt es etwas, was ich schon immer mal ausprobieren wollte, mich aber nie getraut habe, umzusetzen?

Mach dir bewusst, dass dein neuer Weg nicht immer klar definiert sein wird. Es wird Weggabelungen geben, die dich bewusst entscheiden lassen, ob du weiterhin deinen alten Weg mit deiner altbekannten Struktur und Routine gehen möchtest oder den neuen Weg, der dich auf eine aufregende Entdeckungsreise zu deinem authentischen Selbst führen wird. Wählst du den Weg der Entdeckungsreise, dann mach dir auch bewusst, dass dieser nicht immer einfach sein wird. Es wird Menschen geben, die dich auf deinem neuen Weg nicht begleiten wollen, die sich von dir abwenden und in eine andere Richtung gehen. Lass sie los. Du brauchst diese Menschen nicht mehr. Gleichzeitig wird es Menschen geben, die dich als neue Wegbegleiter unterstützen werden, dir Neues zeigen und helfen, auf deine wahren Bedürfnisse zu hören und klare Grenzen zu setzen.

Beziehungskunst ohne Erwartungen – Die Magie des Loslassens

Jedes Verhalten ist Kommunikation. Wie Paul Watzlawick schon zu sagen pflegte: »Man kann nicht nicht kommunizieren.« Egal ob du ruhig mit jemandem sprichst, ihn anbrüllst, anschweigst oder einfach nur dasitzt und bockig an die Wand starrst – du kommunizierst. Und hinter jedem Verhalten sind Emotionen und Bedürfnisse verborgen, die es zu erkennen und achtsam wahrzunehmen gilt.

Wenn es dir so geht wie mir, wird dir Kommunikation manchmal mehr und manchmal weniger gut gelingen. Wenn wir einen miesen Tag hatten oder gestresst sind, ist die Wahrscheinlichkeit hoch, dass wir auf eine Bitte unseres Partners oder unserer Partnerin gereizt reagieren. Manchmal gibt es aber auch Menschen, mit denen die Kommunikation einfach nicht klappen will. Nun brauchst du wahrscheinlich nicht lange, um zu überlegen, welche Menschen in deinem Leben besonders oft deine »Knöpfe« drücken und dich an den Rand des Wahnsinns treiben.

Ein essenzieller Teil gelungener Kommunikation ist es, Verantwortung für deine Entscheidungen zu übernehmen.

Wenn uns eine Situation emotional bedrückt, fällt es uns häufig schwer, zu erkennen oder zuzugeben, dass wir selbst dazu beigetragen haben könnten. Das schlechte Wetter, der böse Chef, die nervige Nachbarin: Wer immer einen Schuldigen sucht, der wird nicht lange suchen müssen, wenn er noch nicht gelernt hat, dass er selbst der Schöpfer seiner Probleme ist. Dauerndes Jammern kostet allerdings nicht nur Kraft, sondern macht zudem auch noch unbeliebt.

Um zu verstehen, wie wir einen sicheren Raum für mehr Ehrlichkeit, Gutmütigkeit und Verletzlichkeit in unseren Beziehungen schaffen, müssen wir uns anschauen, wann wir wirklich die Verantwortung für die eigenen Entscheidungen und Fehler übernehmen und wann wir uns selbst bewusst oder unbewusst in die Opferrolle stecken. Kannst du dich an einen Moment erinnern, in dem du zu dir selbst sagtest: »Mann, das war ganz schön dumm von mir. Aus diesem Fehler habe ich aber gelernt. Sowas passiert mir nicht nochmal!«? Was ist hier passiert? Du hast einen Fehler – oder sagen wir besser eine »Erfahrung« – gemacht und Verantwortung übernommen für dein Handeln. Wie hat sich das angefühlt? Vielleicht war es nicht leicht, dir einzugestehen, dass du falsch lagst oder lieber hättest anders handeln sollen, aber letztendlich hast du eine wertvolle Erfahrung gemacht, aus der du lernen konntest. Und ich bin mir sicher, dass dich diese Erkenntnis einen Schritt weitergebracht hat.

Auf diese Art und Weise funktioniert achtsame Kommunikation. Jedoch kommunizieren die meisten Menschen nicht achtsam. Sie verharren auf ihren starren Meinungen, möchten sich ihrem Gegenüber nicht öffnen oder sich nicht in ihn hineinversetzen und geben ihm die Schuld an ihren

Problemen. Unachtsame Kommunikation zieht Missverständnisse und emotionale Verletzungen praktisch magisch an. Gründe für kommunikative Missverständnisse können u. a. sein:

- Ich verstehe mein Gegenüber nicht.
- Mein Gegenüber versteht mich nicht.
- Wir können uns nicht verständigen.
- Ich verstehe nicht, was mein Gegenüber sagt, fühlt oder möchte.

Der Großteil aller alltäglichen Konflikte in Paarbeziehungen, aber auch im Familienleben, beruht auf Missverständnissen. Natürlich gilt hier auch das Prinzip der Gegenseitigkeit. Es wird selbstverständlich niemanden weiterbringen, wenn du falsche Entscheidungen zugibst und dein Partner oder deine Partnerin beharrlich darauf besteht, dass er oder sie immer die richtige Entscheidung trifft. Eine zu einseitige Kommunikation, vor allem in der Partnerschaft, ist zum Scheitern verurteilt. Es ist wichtig, dass beide Parteien zusammenarbeiten, damit Auseinandersetzungen schnell aufgelöst werden können.

So räumst du Missverständnisse aus dem Weg

Achtsame Kommunikation kann einen Konflikt gänzlich verändern, auch wenn das Problem inhaltlich gleichbleibt. Ein Problem, das ursprünglich zwischen dir und deinem Kommunikationspartner oder -partnerin stand, kann durch eine neue Sichtweise plötzlich zu etwas werden, das ihr gemeinsam meistert.

Jeder Mensch bewertet die Aussagen seines Gegenübers. Meist geschieht das unbewusst. Ein »Es ist grün, fahr los.« kann ganz schnell als ein «Du kannst nicht Auto fahren!« interpretiert werden, wenn bestimmte Bewertungsfilter in dir aktiv sind. Durch diese automatisierten Bewertungsfilter kommt es leider immer wieder zu Auseinandersetzungen und Missverständnissen. Wie du es schaffst, deinem Gegenüber mitzuteilen, was du denkst, möchtest und fühlst, ohne dass er oder sie es missverstehen könnte, zeige ich dir in diesem Kapitel. Nun liegt es nicht allein an dir, ob ein Gespräch gut oder schlecht verlaufen wird. Dein Gegenüber sollte auch ein Auge auf seine automatisierten Bewertungsfilter werfen. Seht es als gemeinsames Projekt, das ihr für eine bessere Kommunikation zusammen angeht. Letztendlich geht es bei dieser Technik darum, sich gemeinsam darüber zu verständigen, wie die Aussage des jeweils anderen vom Gegenüber interpretiert wurde, vor allem auf sachlicher und emotionaler Ebene. Als ich diese Technik entdeckt habe und erfolgreich in meine eigene Beziehung integrieren konnte, merkte ich sofort, wie viele Missverständnisse und Streitereien sie verhindern oder zumindest sofort auflösen kann.

Es ist eine Technik des aktiven Zuhörers und nennt sich *Paraphrasieren.* Mithilfe von gewissen Einstiegssätzen kannst du auf Aussagen reagieren, die etwas »Negatives« in dir auslösen. Gerade in hitzigen Diskussionen kann diese Technik dir helfen, das Gesagte aus einer Beobachterperspektive zu betrachten und deine Gedanken neu zu sortieren. Es geht vor allem darum, sich selbst zu reflektieren, zu schauen, woher gewisse Emotionen kommen und sich dann mithilfe des Wissens neu auf die Situation einzulassen. Folgende Einstiegssätze kannst du in solchen Fällen verwenden:

- Habe ich richtig verstanden, dass …?
- Meintest du damit, dass …?
- Wenn du … sagst, bedeutet das dann …?

Mithilfe dieser einfachen Sätze kannst du unterschiedliche Ziele verfolgen. Ob du nun deine eigene Position verdeutlichen möchtest, komplizierte Sachverhältnisse genauer klären möchtest oder dir in hitzigen Diskussionen einfach nur Zeit verschaffen möchtest, letztendlich kannst du diese Technik in sämtlichen Beziehungen anwenden – auf der Arbeit, in deiner Beziehung, mit deinen Kindern oder mit deinen Haustieren (obwohl du bei Letzteren wahrscheinlich eher keine Antwort erwarten solltest). Du kannst so mit ganz einfachen Fragen Missverständnisse klären, dein Gegenüber zum Weitersprechen animieren und das Vertrauen in der Beziehung aufbauen und stärken.

Gesprächstechniken wie das Paraphrasieren können Vertrautheit und Verbindlichkeit erwecken, indem du und dein Gesprächspartner auf sachlicher Ebene zusammenkommt und du ihm oder ihr das Gefühl gibst, wahrgenommen und verstanden zu werden. Diese Wirkung beruht auf dem *Prinzip des Spiegelns*. Indem du auf der einen Ebene das Gesagte, die Wortwahl, den Ton oder sogar die Mimik und Gestik deines Gegenübers spiegelst, schaffst du auf der anderen Ebene Vertrauen und Sympathie (natürlich nur, wenn du etwas Positives paraphrasierst). Du kannst diese Technik auch in der täglichen Kommunikation einsetzen und nicht nur, wenn eine Unstimmigkeit herrscht. Sowohl in der Psychoanalyse als auch in der klientenzentrierten Psychotherapie werden Techniken des Spiegelns angewandt, um Konflikten, Gefühlen und Bedürfnissen der Patienten und Patientinnen genauer auf den Grund zu gehen.

Schauen wir uns das Ganze an einem Beispiel an: Monika und Uwe sitzen am Küchentisch und freuen sich schon auf das gemeinsame Abendessen. Heute gibt es Käsesuppe – Monikas Leibspeise. Als Uwe den ersten Löffel seiner Suppe zum Mund führt, merkt er, dass sich ein langes, dunkles Haar darin befindet. »Da ist ein Haar in der Suppe«, sagte er zu Monika und schaut sie dabei leicht angewidert an. Monika schaut rüber zu Uwes Teller und sieht das lange, dunkle Haar, das höchstwahrscheinlich von ihr selbst stammt. »Dann koch dir doch nächstes Mal selbst was!«, kontert sie prompt und verlässt gekränkt den Raum.

Was ist hier passiert? Es war ein Haar in der Suppe, doch anstatt die Tatsache einfach so hinzunehmen, reagierte Monika gekränkt und ließ deshalb sogar das gemeinsame Abendessen und ihre Leibspeise sausen. Warum? Wenn wir uns Uwes Aussage anschauen, dann wird deutlich, dass es sich um eine rein sachliche Information handelt, nämlich dass ein Haar in der Suppe ist. Monika hat diese Aussage jedoch persönlich genommen, wahrscheinlich weil sie diese auf der Beziehungsebene interpretiert hat. Diese Ebene sorgt dafür, dass Monika Uwes Aussage mehr Bedeutung zuschreibt, als er in Wahrheit beabsichtigt hat. Sie könnte Uwes Aussage also nicht als reine Sachinformation interpretiert haben, sondern als eine Botschaft, wie z. B. »Deine Suppe schmeckt mir nicht.« oder «Du kannst nicht kochen, sonst wäre ja kein Haar in der Suppe.« verstanden haben. Wie du sehen kannst, kann eine einfache, sachliche Aussage zu einer großen Kränkung oder Auseinandersetzung führen. Doch wenn du lernst, dir deiner Bewertungsfilter bewusst zu werden, schaffst du mehr Leichtigkeit in deinem Leben.

Lebst du noch ein Leben voller Erwartungen?

Wir glauben, dass eine gute Beziehung immer harmonisch sein sollte, dass sich Paare niemals streiten sollten, und wenn, dann nur, wenn sie sich schnell wieder versöhnen. Vielleicht befindest du dich ja in einer Beziehung, in der du viel Wut, Enttäuschung und Ärger empfindest. Damit bist du nicht allein, denn für die meisten Menschen ist es der Partner oder die Partnerin, der oder die unangenehme Gefühle in ihnen auslösen kann wie kein anderer Mensch.

Beziehungen können herausfordernd sein. Doch jedes Mal, wenn dein Partner oder deine Partnerin durch ein Verhalten Gefühle wie Wut, Angst, Sorgen oder Enttäuschung in dir auslöst, dann mach dir bewusst, dass nicht er oder sie diese Gefühle verursacht hat. Vielmehr ist es das Verhalten, das eine alte Wunde in dir aufreißt, die bisher noch nicht geheilt wurde (vorausgesetzt er oder sie hat dich nicht bewusst gekränkt oder verletzt). Jedes Verhalten, das etwas Unangenehmes in dir auslöst, kann dir die Augen öffnen und dir zeigen, wo deine ungeheilten Wunden liegen. Alle Beziehungen in deinem Leben sind ein Geschenk, auch wenn sie mit schmerzhaften Erinnerungen verknüpft sind. Ohne einen Partner oder eine Partnerin, der oder die etwas in uns auslöst, hättest du nicht die Gelegenheit, zu erkennen, wo denn eigentlich DEINE Baustellen liegen und in welcher Hinsicht du dir selbst das geben solltest, was du von deinem Partner oder deiner Partnerin erwartest.

Wenn du mich und meine Arbeit schon länger verfolgst, weißt du wahrscheinlich, dass ich kein großer Fan von Erwartungen bin, denn Erwartungen (vor allem, wenn sie an andere Menschen gerichtet sind) sind der Ursprung von Enttäuschungen und Verletzungen. Bist du bereit, dich dem Gedanken zu öffnen, dass nicht andere Menschen für deine Unzufriedenheit verantwortlich sind, sondern diese Unzufriedenheit bereits in dir steckt?

Nimm dir einen Moment Zeit und mache dir nun Gedanken darüber, mit welchen Erwartungen du durch dein Leben gehst. Als kleine Hilfestellungen habe ich dir wieder ein paar Beispiele aufgeschrieben:

- Was erwarte ich von meinem Partner/meiner Partnerin? (Beispiel: Mein Partner/meine Partnerin muss täglich seine Wertschätzung zeigen, sonst fühle ich mich nicht geliebt.)
- Was erwarte ich von mir selbst? (Beispiel: Ich muss die perfekte Hausfrau/der perfekte Hausmann sein, sonst bin ich weniger liebenswert.)
- Was erwarte ich von meinen Mitmenschen? (Beispiel: Jeder Mensch muss freundlich zu mir sein, sonst habe ich das Gefühl, etwas falsch gemacht zu haben.)

- Was erwarte ich vom Leben? (Beispiel: Das Leben soll möglichst einfach und harmonisch verlaufen, sonst weiß ich nicht, wie ich zurechtkommen soll.)

Wie du sehen kannst, habe ich nach jeder Erwartung das Wort »sonst« geschrieben, denn ich möchte, dass du dir nicht nur Gedanken darüber machst, was du erwartest, sondern auch, was du befürchtest, wenn diese Erwartungen nicht eintreten sollte. Deine Erwartungen werden dir helfen zu erkennen, wie sehr du von der Anerkennung, den Reaktionen und dem Verhalten anderer abhängig bist.

Mach dir bewusst, dass deine Erwartungen an andere Menschen und dein Leben nicht von irgendwo herkommen. Auch hier spielen deine Glaubenssätze und Ego-Geschichten eine entscheidende Rolle. Deine Aufgabe ist es nun, dich allmählich von deinen Erwartungen zu lösen, wenn du ein Leben voller Leichtigkeit und Freude leben möchtest. Du solltest dich nicht nur von Altem lösen, sondern auch Neues schaffen. Beginne dir selbst das zu schenken, was du bisher von anderen erwartet hast, und du wirst merken, dass es nicht die Aufgabe deines Partners oder deiner Partnerin ist, dich glücklich zu machen. Versteh mich nicht falsch: Eine liebevolle Beziehung, die auf Verständnis und Vertrauen aufbaut, kann sehr wohl zu deinem Glück beitragen. Um so eine Beziehung führen zu können, ist es allerdings notwendig, dass sich beide Partner bereits selbst das geben, was sie glauben, zu brauchen. Dein Selbstwert ist etwas, das du wie einen heiligen Schatz beschützen und behüten solltest. Denn darin liegt die Kraft, zu erkennen, dass nur diejenigen Menschen in deinem Leben Platz haben, die zu deinem Glück beitragen können.

Beziehungsirrtümer – Was am Ende wirklich zählt

Über Beziehungen wurde schon so manches Buch geschrieben. Die Aufforderungen, in dieser oder jener Weise miteinander Zeit zu verbringen, zu kommunizieren oder Sex zu haben, haben zur Folge, dass Menschen am Ende noch verwirrter sind als vorher. Dieses Kapitel möchte ich unrealistischen Beziehungserwartungen widmen, die dir (hoffentlich ein bisschen) die Last von den Schultern nehmen können und dir zeigen, worauf es wirklich ankommt.

In unserer Gesellschaft herrscht seit vielen Jahren die Erwartung, dass eine Beziehung möglichst harmonisch sein soll. Die Erwartung, dass eine Beziehung bedeutet, immer in Harmonie und nie in Disharmonie zu leben, führt letztendlich (so wie viele andere Erwartungen) zu einer großen Enttäuschung.

Wenn du mit dieser Erwartung lebst, dann fühlt sich für dich wahrscheinlich jeder Streit, jede Auseinandersetzung und jedes unangenehme Gefühl wie ein Überfall an. Auseinandersetzungen mit dem Partner oder der Partnerin können Gefühle von Machtlosigkeit und Ohnmacht in dir auslösen, die wiederum den Gedanken wecken, dass dein Partner oder deine Partnerin entweder nicht der oder die Richtige für dich ist oder, noch schlimmer, dass du beziehungsunfähig bist.

Eine Beziehung wird niemals durchgehend harmonisch sein.

Es wird immer Momente geben, in denen du und dein Partner oder deine Partnerin anderer Meinung sein werdet. Das heißt aber nicht, dass ihr nicht »füreinander bestimmt« seid oder am besten gleich eure Beziehung beenden solltet. Ganz im Gegenteil: Mein Partner und ich sind oft unterschiedlicher Meinung, und ich versuche das Beste daraus zu machen, indem ich die Chance einer Meinungsverschiedenheit nutze, um andere Sichtweisen und Perspektiven wahrzunehmen.

In Beziehungen tendieren viele Paare dazu, einen Streit oder eine kleine Auseinandersetzung als Machtspiel zu sehen, aus dem man entweder als Gewinner oder als Verlierer hervorgeht. Dabei geht es in einer Beziehung doch nicht darum, klüger, stärker oder machtvoller zu sein als der andere, sondern vielmehr darum, sich dem Gegenüber und seinen Sichtweisen zu öffnen (das bedeutet nicht, dass du diese übernehmen musst). Tatsächlich sind du und dein Partner oder deine Partnerin auf einer Seite: Ihr beide wollt euch zufrieden und nicht frustriert fühlen. Es ist in allen Beziehungen, die wir führen, sinnvoll, die Situation auch aus der Sicht des anderen zu betrachten. Am besten funktioniert dies, wenn beide Gesprächspartner offen dafür sind. Viele Menschen glauben, dass sie möglichst alles dafür tun müssen, um »ihren Kopf durchzusetzen«. Sie glauben, dass sie nicht einmal die kleinste Meinungsverschiedenheit zulassen dürften, weil schon das bedeutet, dass sie »nachgeben« oder sich »kontrollieren« lassen würden. Dieses »Lass-den-anderen-nicht-gewinnen-Spiel« spielen unendlich viele Paare. Sie leben so sehr in der Zukunft und nicht in der Gegenwart, dass sie auf Dauer die Dynamik innerhalb der Beziehung schädigen. Wenn ein Partner versucht, den anderen zu dominieren, dann wird er entweder auf Widerstand oder auf Kapitulation stoßen – beide Optionen hinterlassen eins: Unzufriedenheit. Mach dir bewusst, dass du nur deine eigenen Gedanken, Gefühle und Handlungen und nicht die deines Partners oder deiner Partnerin kontrollieren kannst. Das Gleiche gilt für deine Absicht. Mit jedem Widerstand, den du leistest, unterwirfst du dich deiner eigenen Kontrolle. Nur wenn du lernst, eigene Entscheidungen zu treffen, ohne unnötigen Widerstand zu leisten, wirst du frei sein.

Wir können wachsen, indem wir uns Problemen und Herausforderungen stellen und diese Erfahrungen sinnvoll für die Zukunft nutzen. Wir können erst verstehen, was Freiheit bedeutet, wenn wir einmal in Unfreiheit waren. Wir können erst sehen, was Sicherheit und Vertrauen bedeuten, wenn wir einmal Erfahrungen mit Angst und Verzweiflung gemacht haben. Jede schlechte Erfahrung ist nicht einfach eine schlechte Erfahrung, die du am besten ganz schnell vergessen oder verdrängen solltest, sondern etwas, das dir zeigt, was dir im Leben und in einer Beziehung wichtig ist.

Wozu gehen Menschen eine Beziehung ein? Eine Beziehung beginnt meist damit, dass sich zwei Menschen treffen, die sich nicht kennen, aber auf eine magische Art und Weise voneinander angezogen fühlen. Es ist nicht das hübsche Gesicht, die stylischen Klamotten oder der dicke Geldbeutel, was uns letztendlich (und wahrhaftig) fasziniert, sondern das, was die andere Person ausstrahlt. Alle Lebewesen sind von einem Energiefeld umgeben, das so individuell ist wie unser Aussehen und unsere Persönlichkeit. Dieses Energiefeld wird genährt von unseren Gedanken, Gefühlen, Überzeugungen, Worten und Sätzen. Wahrscheinlich hast du auch schon mal einen Menschen getroffen, der bei dir ein wohliges Gefühl auslöste, sobald er den Raum betrat. Oder umgekehrt: Du unterhältst dich mit einem Menschen und merkst, dass sich etwas nicht stimmig anfühlt und dieser Mensch mit seiner bloßen Anwesenheit ein Unwohlsein in dir auslöst.

Ein weiterer Irrtum, den man in vielen Beziehungen antrifft, ist die Erwartung, dass man in einer gut funktionierenden Beziehung möglichst viel miteinander sprechen sollte. Ich sage: Jein. Einerseits bin ich ein großer Befürworter von langen und tiefgründigen Gesprächen in einer Beziehung. Ich denke, dass dies eine Beziehung enorm stärken kann. Andererseits bin ich der Meinung, dass jeder Mensch, der sich in einer Beziehung befindet, auch in der Lage sein sollte, mit seinem Gegenüber zu schweigen, denn man kann eine Beziehung auch totquatschen. Ich selbst kenne das zu gut. Mein Partner ist jemand, der es liebt, zu diskutieren, wenn es da nicht mich gäbe, die ab einem bestimmten Punkt einfach keine Lust mehr auf Diskussionen hat und das Thema beendet.

Eng verknüpft mit der Vorstellung einer intensiven Kommunikation steht die häufige Erwartung, dass mein Partner oder meine Partnerin mir das geben sollte, was ich brauche. »Eine Beziehung ist ein Geben und Nehmen“, machen viele Menschen zu ihrem Lebensmotto. Auch hier sage ich wieder: Jein. Dein Partner oder deine Partnerin ist nicht dazu da, um deine Bedürfnisse zu befriedigen (jedenfalls die Bedürfnisse, die du selbst erfüllen kannst und nicht die Anwesenheit einer anderen Person erfordern, wie z. B. Nähe und Zuneigung). Genauso ist eine Beziehung nicht dazu da, um dich glücklich zu machen. Nur wenn du lernst, für dich selbst zu sorgen, das heißt, deine eigenen Bedürfnisse zu befriedigen, handelst du selbstverantwortlich. Egoistisch oder egozentrisch handelt jemand, der erwartet, dass sein Gegenüber seine Bedürfnisse ignoriert oder zurückstellt, um die eigenen zu erfüllen. Wenn du dich in einer Beziehung befindest, in der du das Gefühl hast, ausgenutzt zu werden, alles für denjenigen zu tun, du aber nichts zurückbekommst, dann solltest du dich fragen: Warum tue ich dies oder jenes für diese Person? Was erwarte ich im Gegenzug? Ist es Anerkennung, Liebe, Bestätigung? Was wiederum erwartet mein Gegenüber von der Beziehung? Menschen werden immer von einer Motivation geleitet – sie neigen zum Übermuttern, wenn sie sich nach Bestätigung sehnen, oder zum Kontrollieren, wenn sie Angst vor Kontrollverlust haben. Menschen handeln also immer mit einer Intention, mit einer Erwartungshaltung, mit der sie einen anderen Menschen durch gewisse Verhaltensweisen dazu bringen möchten, auf eine bestimmte Art und Weise zu reagieren und somit ein ersehntes Bedürfnis zu befriedigen. Anstatt dich also zu fragen, was du tun kannst, damit dein Gegenüber so handelt, wie du es dir wünschst, solltest du dich lieber fragen, was du selbst tun kannst, um dieses Bedürfnis zu befriedigen.

Umgang mit schwierigen Gefühlen

In diesem Kapitel werden wir uns genauer mit schwierigen Emotionen wie Angst, Wut, Trauer, Missgunst oder Enttäuschung beschäftigen. Viele Menschen tendieren dazu, diese Emotionen verdrängen zu wollen. Doch Gefühle verschwinden nicht einfach, wenn man sie ignoriert. Du schiebst sie nur wie heiße Kohlen in den Ofen im Keller, wo sie schön warm bleiben und vor sich hin glühen. Aber wenn der Ofen irgendwann voll ist, dann rollen die heißen Kohlen raus, sodass du dich an ihnen verbrennst. Manchmal passiert das auch, wenn der Ofen noch nicht einmal voll ist. Es reicht ein kleiner Auslöser (Trigger), und schon spuckt dein Ofen die längst verglühte Kohle wieder aus und du wirst von deinen Gefühlen plötzlich überwältigt. Damit das nicht mehr passiert, gebe ich dir Einblicke in die Welt der Emotionen. Du wirst lernen, warum manche Erziehungsmethoden dazu führen, dass wir im Alltag von unseren Emotionen überrumpelt werden. Außerdem wirst du Übungen kennenlernen, die dir langfristig helfen können, einen gesünderen Umgang mit dieser Art von Gefühlen zu entwickeln und dich langfristig zu stärken.

Warum du Erziehungsmethoden immer hinterfragen solltest

Erinnere dich zurück an deine Kindheit. Wie sind deine Eltern mit dir umgegangen, wenn du »schwierige« Emotionen wie Angst, Wut, Trauer oder Ähnliches gezeigt hast? Haben sie versucht, dich zu beruhigen und zu trösten? Oder haben sie versucht, deine Emotionen als »nicht echt« abzustempeln und dich mit dem Umgang schwieriger Situationen allein gelassen? Vielleicht wurdest du auch in dein Zimmer geschickt und du durftest erst wiederkommen, wenn du dich beruhigt hast? Viele Eltern wählen im Umgang mit schwierigen Gefühlen ihrer Kinder den einfachen Weg, weil sie selbst nicht wissen, wie sie mit eigenen, schwierigen Emotionen umgehen sollen. Wie sollen sie dann wissen, wie sie die Gefühle ihres Kindes ernst nehmen und akzeptieren können, geschweige denn Trost spenden können?

In solchen Fällen kommt die geliebte Taktik der Ablenkung zum Einsatz. Das Kind fällt hin, tut sich weh oder erzählt von einer traurigen Situation, die es als sehr belastend empfand. Statt dem Kind Trost zu schenken, versucht das Elternteil es so schnell wie möglich von seinem Schmerz – egal ob seelisch oder körperlich – abzulenken. »Schau mal, dort auf dem Baum sitzt ein Eichhörnchen!« Vielleicht fühlst du dich jetzt ertappt, weil du diese Taktik bei deinem Kind selbst schon angewandt hast. Versteh mich nicht falsch. Manchmal ist Ablenkung gut, z. B. wenn du dein Kind schnell von einem Wehwehchen ablenken möchtest, nachdem du auf die Wunde gepustet hast. Übrigens: Auf die Wunde pusten kann tatsächlich die Schmerzen lindern, denn hier tritt der Placebo-Effekt in Kraft. Kinder haben mit der Zeit gelernt, dass Pusten nach einem Aua eine gute Methode ist, um sich selbst wieder zu beruhigen. Dadurch entwickeln sie eine positive Erwartungshaltung an das Pusten, denn sie glauben ganz fest daran, dass es den Schmerz leichter erträglich macht.

Dennoch ist Ablenkung auf lange Sicht keine gute Methode, um dem Kind die Fähigkeit, glücklich zu sein, zu vermitteln. Ablenkung hat meist nichts mit Aufrichtigkeit zu tun, sondern eher mit Manipulation. Im Grunde genommen versuchen wir, die Emotionen des Kindes zu manipulieren, indem wir so tun, als wären sie nicht wichtig genug, um gefühlt zu werden oder gar unerwünscht. Stellen wir uns diese Situation mit dem Wehwehchen einmal zwischen zwei Erwachsenen vor. Der eine fällt hin, verletzt sich und der andere fragt sofort: »Willst du ein Eis?« Klingt absurd, oder? Warum also wenden wir diese Taktik bei unseren Kindern an? Ablenkung kann in manchen Fällen eine gute Taktik sein,

z. B. wenn dein Kind Angst vor Spritzen hat und du es während des Arztbesuches mit einem Bilderbuch ablenkst, das Trost spendet. Ansonsten gilt bei schwierigen Emotionen: Ruhe bewahren, die Gefühle benennen und einordnen – egal ob es um deine eigenen Gefühle oder die deines Kindes geht.

Das Gleiche gilt also auch für dich, wenn du mit schwierigen Emotionen konfrontiert wirst, vor allem in Situationen, wenn dein Inneres Kind zum Vorschein kommt. Schau genau hin, was da gerade passiert. Benenne das Gefühl und versuche zu verstehen, woher es kommt. Bist du wirklich über die Tatsache wütend, dass dein Partner oder deine Partnerin nicht das Geschirr gespült hat, während du auf Arbeit warst? Hast du mal darüber nachgedacht, dass vielleicht mehr dahinterstecken und das schmutzige Geschirr für ein verletztes Inneres Kind stehen könnte, das sich nicht gesehen fühlt? Oder diese Situation hat dich an eine ungeheilte Wunde aus deiner Kindheit erinnert? Es ist entscheidend, dass du lernst, liebevoll mit dir und deinen Emotionen umzugehen, egal um welche Emotionen es sich handelt. Insbesondere nach Wutausbrüchen ist es wichtig, dass du genauer hinschaust. Was hat diesen Wutausbruch ausgelöst? Versuche nicht, einem bestimmten Ereignis oder einer Person im Hier und Jetzt die Schuld für deinen Wutausbruch zu geben, sondern überlege, warum dich diese Situation emotional so aus der Bahn geworfen hat.

Wenn wir dieses Konzept erweitern, können wir ein Muster erkennen. Nehmen wir einen Vater, der seine Familie nach der Geburt des Kindes verlässt (so etwas tun natürlich auch Mütter), weil er ein Schema wiederholt, das tief in seinem Unterbewusstsein begraben liegt. Verlassene Kinder werden zu verlassenen Erwachsenen, und verlassene Erwachsene werden zu denjenigen, die ihre Kinder verlassen. Warum? Weil diese Menschen nicht gelernt haben, mit schwierigen Emotionen umzugehen und davor flüchten. Ein Kind, das von einem Elternteil aus dem Nichts heraus verlassen wurde, trägt eine tiefe Wunde in sich. Wenn diese Wunde nicht verarbeitet und geheilt werden konnte, wird sie das Kind bis ins Erwachsenenalter begleiten. Demnach wird die Geburt des eigenen Kindes diese Wunde wieder aufreißen. Statt dem eigenen Kind dann die Liebe zu geben, die man selbst von seinem verlassenen Elternteil nicht bekommen konnte, versuchen diese Menschen sich emotional von ihrer Familie zu distanzieren. Sie wollen vor den Gefühlen weglaufen, die sie als Kind fühlen mussten und die nun durch das eigene Kind wieder zum Vorschein kommen. Es gibt aber natürlich auch Menschen, die das eigene Schicksal nicht wiederholen und tatsächlich ein besseres Elternteil für ihre eigenen Kinder sind, als es ihre Eltern für sie waren.

Eine Mutter, die als Kind gelernt hat, ihren Teller immer aufzuessen, egal ob sie schon satt war oder nicht, kann sich zu einer Mutter entwickeln, die ihrem eigenen Kind das Essen aufzwingt und nicht auf dessen Gefühle oder Wünsche hören kann. Abgesehen davon, dass solche Erziehungsmethoden schwerwiegende Folgen für die Psyche des Kindes haben können und Ess- oder Angststörungen begünstigen, bieten sie eine Möglichkeit für diejenigen, die sich hier ertappt fühlen, einmal nachzudenken, ob diese Erziehungsmethode wirklich einen Nutzen hat oder eher dazu dient, eigene Machtbedürfnisse auszuleben. Wenn du an deine Kindheit zurückdenkst, gibt es Erziehungsmethoden, die deine Eltern bei dir anwandten, die du aber im Nachhinein jedoch nicht nachvollziehen kannst? Wenn du die Möglichkeit hast, nutze Gespräche mit deinen Eltern, um über diese Erfahrungen und ihre Beweggründe zu erfahren. Wenn deine Eltern in der Lage sind, sich selbst und ihr Verhalten objektiv zu reflektieren, dann können solche Gespräche für beide Seiten hilfreich sein, um Mitgefühl und Verständnis für das Gegenüber zu entwickeln.

Indem du lernst, ein unangenehmes Gefühl wahrzunehmen und analysierst, welche ungeheilte Wunde oder welches ungestillte Bedürfnis dieses Gefühl verursacht hat, wirst du den Groll gegen deine Vergangenheit in Dankbarkeit und Hoffnung verwandeln können. Gleichzeitig gibt dir diese Verwandlung die Möglichkeit, alternative und positivere Gedanken zu entwickeln. Indem du lernst, vor schwierigen Gefühlen nicht wegzulaufen, sondern genau hinzuschauen und ihren Ursachen auf den Grund zu gehen, minimierst du gleichzeitig das Risiko, dass du deine aufgestaute Wut auf deine Kinder oder Mitmenschen projizierst.

Umgang mit Einsamkeit, Enttäuschung und Ärger – Die Kraft des Reparenting

Als Kinder befinden wir uns in einem Abhängigkeitsverhältnis zu unseren Bezugspersonen, egal ob diese uns gut oder schlecht behandeln. Unser Überleben ist von ihnen abhängig. Bereits in unserer Kindheit verfügen wir über die psychologischen Bedürfnisse nach Liebe, Nähe und Aufmerksamkeit. Wir wünschen uns gesehen, gehört und akzeptiert zu werden, wie wir wahrhaftig sind. Und selbst wenn wir erwachsen werden, bleiben diese psychologischen Bedürfnisse bestehen, sie verschwinden nicht einfach, nicht einmal, wenn wir uns schon erfolgreich von unseren Eltern abgelöst haben. Schauen wir der Wahrheit ins Auge: Selbst wenn unsere Eltern stets gute Absichten uns gegenüber haben, können sie uns nicht immer das geben, was wir brauchen. Es ist ohnehin so gut wie unmöglich, immer und überall die vielfältigen und einzigartigen Bedürfnisse eines Menschen zu stillen.

Reparenting ist ein Konzept aus der Integrativen Therapie und der Gestalttherapie und wurde von dem Psychologen Hilarion Petzold entwickelt.[44] Mithilfe dieser Technik schlüpft der Therapeut oder die Therapeutin in eine stellvertretende elterliche Rolle bzw. nimmt diese Haltung ein, um dem Patienten oder der Patientin nachträglich elterliche Fürsorge zukommen zu lassen, wenn diese in der Kindheit zu kurz kam. Reparenting findet dann Anwendung, wenn ein psychisches Leiden aufgrund von Mangelerfahrungen aus fehlender Empathie und Zuwendung wichtiger Bezugspersonen in der Kindheit des Patienten oder der Patientin vorliegt. Mittels dieser Methode kann eine sichere Beziehung zwischen Therapeut und Patient aufgebaut werden und somit auch den Therapieerfolg positiv beeinflussen.

Das Reparenting kannst du auch selbst anwenden, wenn du nicht das Privileg oder den Zugang zu einer Psychotherapie hast. Du weißt am besten, was du brauchst und wie du deine Bedürfnisse am besten stillen kannst. Innerhalb einer Therapie kann ein Therapeut oder eine Therapeutin auch nur so weit gehen, dass er oder sie dir den Weg zeigt, der zu deinem Ziel führt, jedoch bist du selbst es, der oder die den Weg gehen muss. Du erschließt deine Stärken und Schwächen, gehst durch Höhen und Tiefen, um eine tiefere Verbindung zu deinem Selbst zu finden. Nichtsdestotrotz empfehle ich dir, diese Methode im besten Fall innerhalb einer Therapie anzuwenden. Um die Methode des Reparenting selbst anwenden zu können, empfehle ich dir, nach den folgenden Schritten vorzugehen.

Bevor du mit dem Reparenting beginnst, sei dir bitte bewusst, dass du in deinem Umfeld auf Widerstand stoßen kannst. Besonders Menschen, die deine Grenzen bisher nicht respektierten, werden sich schwer damit tun, deine Wesensänderung zu verstehen. Erinnere dich daran, dass du dich nicht für dein Verhalten rechtfertigen musst, wenn du etwas für dich tust.

Deine Gefühle, Gedanken und Bedürfnisse haben eine Daseinsberechtigung.

Wenn jemand ein Problem damit hat, dass du dir selbst etwas Gutes tun möchtest, dann solltest du überlegen, ob du diesen

Menschen weiterhin in dein Leben lassen möchtest. Solche Menschen zeigen Widerstand und versuchen dein Verhalten zu verurteilen oder dich mit Schuldzuweisungen zu bombardieren, anstatt deine Grenzen zu respektieren und dich deinen Weg gehen zu lassen. Reparenting kann dazu führen, dass sich manche Menschen von dir abwenden oder du dich gezwungen fühlst, diese Menschen gehen zu lassen. Das ist okay. Lass es zu.

Reparenting kann dazu führen, dass du dich einsam fühlst. Insbesondere wenn du dich von Menschen trennst, die dir zwar nicht guttun, dir aber bis jetzt paradoxerweise ein Gefühl der Sicherheit oder Gewohnheit gegeben haben. Steht man plötzlich allein da, kann es passieren, dass man von Gefühlen der Einsamkeit überwältigt wird. Doch dank des Reparenting wirst du lernen, für dich selbst da zu sein, denn allein sein bedeutet nicht zwangsweise, dass man auch einsam ist. Der Weg der Heilung ist ein Weg ins Ungewisse, und das kann sich unsicher oder sogar bedrohlich anfühlen. Es kann dir Angst einjagen oder dich dazu bewegen, alles abzubrechen und wieder in alte Gewohnheiten zurückzufallen. Mach dir bewusst, dass du die Methode des Reparenting nur dann erfolgreich anwenden kannst, wenn du dir selbst bewusst bist und alle Gefühle zulässt, die währenddessen aufkommen. Versuche nicht, unangenehme Gefühle wegzuschieben, dich von ihnen abzulenken oder sie zu verdrängen. Schreibe am besten alle Gefühle und Gedanken auf, suche dir professionelle Hilfe oder eine Person deines Vertrauens, die dich auf deinem neuen Weg unterstützen kann. Die Arbeit mit der Reparenting-Methode kann nicht nur Gefühle der Einsamkeit in dir auslösen, sondern auch unterdrückten Ärger hervorholen, vor allem Ärger über all die Male, in denen du im Stich gelassen, zurückgewiesen oder gar traumatisiert wurdest. Die Versuchung wird groß sein, mit dem Finger auf die (vermeintlich) Schuldigen zu zeigen (wir wissen ja nie genau, wo das Trauma in der Familie eigentlich begonnen hat). Vielleicht wünschst du dir auch eine Entschuldigung der Personen, gegenüber denen du Ärger empfindest. Konzentriere dich bei der Reparenting-Methode zunächst auf dich selbst. Über das Thema Vergebung wirst du im dritten Teil des Buches mehr erfahren. Vergiss bitte nicht, dass sich deine Bedürfnisse von Tag zu Tag ändern können. Lass dich davon nicht verunsichern und versuche, das Reparenting auf deine sich verändernden Bedürfnisse anzupassen.

Der erste Schritt des Reparenting liegt in der *Emotionsregulation*. Da du auf deiner Reise der Heilung auch mit unangenehmen Gefühlen in Kontakt kommen wirst, ist es von enormer Bedeutung, dass du lernst, mit diesen emotionalen Zuständen umzugehen. Dein Ziel sollte es sein, dein dysreguliertes Nervensystem, das beim kleinsten Zeichen von Gefahr oder Stress sofort anspringt, zu regulieren. Das bedeutet in der Praxis, Strategien zu finden, die dir helfen, deine bisherigen Reaktionen auf Stress zu verändern und dein Nervensystem wieder ins Gleichgewicht zu bringen. Vielleicht hast du in deiner Geschichte Muster erkannt, die sich immer und immer wieder wiederholen. Ob es nun toxische Beziehungen sind, in denen du dich wiederfindest, Süchte, in die du immer wieder reinrutschst, oder andere Dinge, zu denen du dich aus irgendeinem Grund hingezogen fühlst, auch wenn sie dir nicht guttun. Wenn das auf dich zutrifft, dann ist dies ein Zeichen, dass dein autonomes Nervensystem nicht im Gleichgewicht ist. Welche Übungen dir hierbei konkret helfen können, erfährst du im nächsten Kapitel. Praktiziere diese regelmäßig, um dein Nervensystem wieder in Balance zu bringen. Ein gut ausbalanciertes Nervensystem bildet die Basis für die weiteren Schritte.

Der zweite Schritt, der für die Reparenting-Methode essenziell ist, ist *Disziplin*. Überlege, mit welchen Gefühlen du das Wort Disziplin verbindest. Ist es für dich ein positiv besetztes Wort oder etwas, das negative Gefühle in dir auslöst? Vielleicht ist Disziplin auch ein schambesetztes Thema aus deiner Jugend oder Kindheit, weil deine Eltern dich immer als »undiszipliniert« bezeichnet haben und Undiszipliniertheit bedeutete, dass du schlecht, böse oder nicht gehorsam warst? Die Diszipliniertheit, die wir in unserer Jugend zeigten oder eben nicht, bezieht sich häufig auf Dinge, die wir tun mussten, aber nicht wollten. Ich z. B. war immer sehr diszipliniert, weil ich in einem Haushalt aufgewachsen bin, in dem Selbstständigkeit gelobt und geschätzt wurde. Ich war selbst bei Dingen wie meinen geliebten Mathe-Hausaufgaben (Achtung: Ironie!) diszipliniert, auch wenn ich dazu keine Lust hatte. Es war eine Eigenschaft, die ich mir über Jahre antrainiert habe. Aus diesem Grund fällt es mir auch heute nicht schwer, diszipliniert zu sein.

Früher haben wir Diszipliniertheit gezeigt, weil wir in einem Abhängigkeitsverhältnis standen. Wir waren auf die Aufmerksamkeit und das Lob unserer Eltern angewiesen, um unser Bedürfnis danach gestillt zu bekommen. Oder wir haben aus verschiedenen Gründen keine Diszipliniertheit zeigen können, weil wir den Eindruck hatten, dass wir ohnehin »schlecht« sind, egal wie sehr wir uns anstrengen. Doch nun sind wir erwachsen. Die allermeisten von uns stecken in keinem direkten Abhängigkeitsverhältnis mehr und können daher selbst entscheiden, ob sie diszipliniert sein wollen oder nicht.

Bei deiner Reise zur Heilung geht es vor allem darum, neue Gewohnheiten einzuüben.

Um diese Gewohnheiten auch langfristig festigen zu können, ist es wichtig, ein liebevolles Verhältnis zur Disziplin zu entwickeln (vor allem, wenn Disziplin für dich bisher ein negativ besetztes Wort war). Begegne deinen neuen Routinen mit Mitgefühl dir selbst gegenüber. Sei flexibel, weil es deine Bedürfnisse auch sind. Neue Gewohnheiten sollten regelmäßig eingeübt werden. Du solltest sie daher an deine ständig wechselnden Bedürfnisse anpassen. Behalte immer im Hinterkopf, dass du mit diesen neuen Gewohnheiten etwas für dich und deinen Körper tust und nicht *gegen* etwas handelst. Konzentriere dich darauf, was du durch diese neuen Gewohnheiten gewinnen möchtest und nicht darauf, was du aus deinem Leben wegschieben oder verbannen möchtest. Solche Gewohnheiten können kleine Versprechen sein. Beispielsweise könntest du deinen Tag mit einer fünfminütigen Meditation beginnen, anstatt gleich dein Handy zu zücken und die sozialen Medien zu checken. Kleine Verhaltensänderungen lassen sich immer leichter umsetzen als große. Hast du diese neue Gewohnheit erfolgreich in deinen Alltag integriert, kannst du sie erweitern, z. B. indem du mehr Zeit in deine morgendliche Meditation investierst oder abends vor dem Schlafengehen noch eine kurze Meditation machst. Wichtig ist, dass du jeden Tag etwas Bestimmtes tust, um dein Verhalten langfristig zum Positiven zu wandeln. Bleibe beharrlich, um dein Vertrauen zu dir selbst aufzubauen. Erinnere dich bitte immer daran, dass diese täglichen Handlungen der Veränderung aus einer Haltung der liebevollen Zuwendung heraus erfolgen sollten und nicht, um jemand anderem etwas zu beweisen. Wenn du jemandem etwas beweisen möchtest, dann bitte dir selbst.

Der dritte Schritt des Reparenting geht eng einher mit dem zweiten Schritt. Hier soll es darum gehen, *Selbstfürsorge* zu praktizieren. Und damit meine ich selbstverständlich nicht, dass du dich von nun an nur noch um dich selbst kümmern und alle anderen Verpflichtungen in deinem Leben vergessen solltest. Mit Selbstfürsorge meine ich, dass du lernst, dich um deine Bedürfnisse zu kümmern. Dies beinhaltet deine Grundbedürfnisse, sprich deine körperlichen (Nahrung, Kleidung, Trinken usw.) als auch deine emotionalen bzw. psychologischen Bedürfnisse (Autonomie, Kontrolle, Fürsorge, Nähe, Bindung usw.). Letztere solltest du vor allem dann erfüllen, wenn sie in deiner Kindheit von deinen Bezugspersonen nicht ausreichend gestillt werden konnten. Ein Beispiel für einen Akt der Selbstfürsorge wäre eine Meditation. Aber wie genau du für dich selbst sorgen kannst und was dir guttut, weißt du selbst natürlich am besten. Und falls du es nicht weißt, dann finde es heraus. Sei offen für Neues und nimm dir bewusst jeden Tag Zeit für dich und deine Bedürfnisse. Das wird sich langfristig positiv auf dein Wohlbefinden auswirken.

Der vierte und letzte Schritt der Reparenting-Methode besteht in der *Inneren-Kind-Arbeit*, über die du schon einiges in den vorherigen Kapiteln erfahren konntest. Vielleicht hast du bereits ausprobiert, mit deinem Inneren Kind in Kontakt zu treten. Falls nicht, ist spätestens jetzt der Zeitpunkt, an dem du damit anfangen solltest. Dein Inneres Kind kann dir dabei helfen, dein kindliches Staunen, deine Leichtigkeit, Flexibilität, Spontanität und Freude zurückzuerobern. Der Psychiater Stuart Brown untersuchte die Lebensläufe von jungen Männern, die wegen Mordes verurteilt wurden. Er versuchte eine Gemeinsamkeit zwischen den Straftätern und ihrer Kindheit zu finden. Tatsächlich wurde er fündig. Ihm fiel auf, dass jeder dieser Männer von einer Kindheit ohne Spiel und Spaß berichtete. Ihnen wurde teilweise verboten zu spielen, so wie Kinder es normalerweise tun. Stattdessen mussten die meisten von ihnen schon früh erwachsen werden. Brown schloss daraus, dass sich ein Leben ohne Spiel negativ auf das psychische Wohlbefinden auswirken kann und sogar Depression und kriminelles Verhalten fördert.

Leider sind viele von uns in einem Umfeld aufgewachsen, in dem kindliches Verhalten nicht geschätzt oder gefördert wurde. Ganz im Gegenteil: Zeigt ein Kind ein reifes Verhalten für sein Alter, wird es gelobt und mehr akzeptiert als in Momenten, in denen es sich als Kind zeigt. Es ist wirklich schade, dass kindliche Talente wie Zeichnen oder Musizieren nicht gefördert werden, weil man »damit später kein Geld verdienen kann«. Warum wachsen viele von uns in einem Umfeld auf, in dem kreative Anteile nicht als vollwertige Anteile gesehen werden, sondern als Zeitverschwendung betitelt oder bestraft werden? Wenn du so aufgewachsen bist, wird es dir wahrscheinlich schwerfallen, deine kindlichen Anteile im Erwachsenenalter zuzulassen. Mach dir bewusst, dass nun niemand mehr da ist, der dich dafür verurteilen, bestrafen oder auslachen kann, dass du deine kindlichen Anteile lebst. Die einzige Person, die dich kritisch beurteilen kann, bist du selbst. Und du entscheidest selbst, ob du weiterhin ein Leben leben möchtest, in dem Spiel und Spaß als etwas Kindisches angesehen werden, oder ein Leben, in dem diese zwei Dinge ein fester Bestandteil deiner täglichen Routine werden. Entscheidest du dich für den zweiten Weg, dann wirst du in kürzester Zeit feststellen, wie frei du dich fühlen kannst. Mach dir die Hände im Garten schmutzig, spring durch die Regenpfützen, mach einem wildfremden Menschen auf der Straße ein Kompliment oder lauf tanzend durch deine Wohnung. Ganz egal, wie du deine kindlichen Anteile ausleben magst, tu es mit Freude und Liebe zu dir selbst.

Letztens lag ich auf meinem Bett und las ein Buch. Dabei hatte ich das Fenster weit geöffnet, um etwas zu lüften. Plötzlich hörte ich auf der Straße einen Mann, der fröhlich vor sich hinsang. Es war kein einfaches Pfeifen oder ein leises Vor-sich-Hinsingen. Es war Gesang, der aus voller Leidenschaft aus ihm heraussprudelte. Der Mann weckte meine Neugier, also sprang ich auf, um aus dem Fenster zu gucken. Und da sah ich ihn auf seinem Fahrrad die Straße langradeln. Er hatte Kopfhörer auf und sang einen Song, den ich nicht kannte, laut vor sich hin. Dabei bewegte sich sein Kopf im Takt der Musik hin und her. Als ich ihn wegfahren sah, kam mir sofort der Gedanke: »Oh Mann, warum kann ich nicht so unbeschwert auf der Straße langradeln und laut vor mich hinsingen?« Warum wäre mir das unangenehm? Ich wäre viel zu sehr damit beschäftigt, mich zu fragen, was andere Menschen wohl von mir halten könnten, wenn ich einfach auf der Straße anfange zu singen. In diesem Moment habe ich mir nichts sehnlicher gewünscht, als so zu sein wie dieser Mann – unbeschwert und glücklich. Ihm war es egal, was andere von ihm denken könnten. Er hat einfach sein Leben gelebt. Wie du siehst, fällt es mir selbst auch noch schwer, meine kindlichen Anteile auszuleben und mich nicht von meinen sozialphobischen Tendenzen einkriegen zu lassen. Es ist ein langer, schwieriger Prozess. Doch ich bin mir sicher, dass es sich für uns alle lohnt, wenn wir lernen, unsere Seriosität und Ängste abzulegen und einfach mal wieder Kind zu sein.

Übungen für den Vagusnerv – So beruhigst du dein Nervensystem

Durch chronischen Stress, Chaos und Trauma kann das autonome Nervensystem aus dem Gleichgewicht geraten. In der Psychologie spricht man in diesem Fall von einer »Dysregulation«. Sie kann dazu führen, dass wir in einem Überlebensmodus (Kampf, Flucht oder Starre) verharren und Gefahren dort sehen, wo überhaupt keine sind. All diese Reaktionen befinden sich in unserem sympathischen Nervensystem, das Blut in unsere Muskeln befördert und schnelles Handeln ermöglicht. Wenn ein Mensch in einer chaotischen und unvorhersehbaren Umgebung aufwächst, ist sein Nervensystem höchstwahrscheinlich nicht im Gleichgewicht. Aus diesem Grund ist es umso wichtiger, dass nicht nur mental daran gearbeitet wird, die Traumata zu verarbeiten, sondern auch körperlich, denn der Körper vergisst nichts. Falls du schon einmal Yoga ausprobiert hast, hat dich dein Yogalehrer oder deine Yogalehrerin bestimmt darauf hingewiesen, dass du besonders lange und tief ausatmen sollst. Ein bewusstes und tiefes Ausatmen aktiviert das periphere Nervensystem und wirkt beruhigend, während das Einatmen das sympathische Nervensystem aktiviert und den Herzschlag beschleunigt. Das ist ganz normal. Das Zeitintervall dazwischen wird auch als *Herzratenvariabilität* bezeichnet. Generell gilt: Umso besser du bewusst ein- und ausatmest, d. h. je besser deine Herzratenvariabilität ist, desto besser kann dein Arousalsystem im Gehirn funktionieren und in Balance bleiben.

Vielleicht hast du schon mal etwas vom Vagusnerv gehört. Der Vagus ist für unser Nervensystem enorm wichtig, denn er ist maßgeblich daran beteiligt, wie gut oder weniger gut wir mit Herausforderungen umgehen können. Den Vagusnerv zu regulieren, ist gar nicht schwer. Laut Bessel van der Kolk sind 80 Prozent der Fasern des Vagusnervs afferent – das bedeutet, sie laufen vom Körper zum Gehirn und verbinden somit viele Organe mit dem Gehirn.[3] Demnach können sich Übungen für den Vagusnerv hervorragend eignen, um ein dysreguliertes Nervensystem und Symptome der Hypervigilanz positiv zu beeinflussen. Generell gilt: Alles, was du auf positive Art und Weise mit deinem Atem, deiner Stimme und deiner Bewegung tun kannst, wird sich positiv auf dein psychisches und physisches Wohlbefinden auswirken. Ich habe dir hier ein paar einfache Übungen zusammengestellt, die du in deinen Alltag integrieren kannst, um dein Nervensystem zu beruhigen.

♥ *Übung 1: Bauchatmung* Mithilfe einer speziellen Bauchatmung kannst du wunderbar deinen Vagusnerv aktivieren. Lege dich dafür am besten hin. Wenn es dir lieber ist, die Übung im Sitzen durchzuführen, kannst du dich alternativ auch hinsetzen. Lege dich auf ein Sofa oder auf den Boden (mit einer Decke darunter, damit es nicht zu hart ist). Versuche zunächst deinen Körper zu entspannen. Lass dabei alle Muskeln locker und nimm dir so viel Zeit, wie du brauchst. Konzentriere dich nun auf deinen Atem. Atme langsam tief ein und wieder aus. Folge gedanklich deinem Atem für einige Züge, ohne zu versuchen, ihn zu beeinflussen. Lege nun deine Hände auf den Bauch zwischen Nabel und Brustbein. Konzentriere dich auf deinen Bauch und deine Hände, die auf ihm liegen. Spüre, wie sich dein Bauch beim Einatmen ausdehnt und beim Ausatmen flacher wird. Atme bewusst gegen deine Hände ein und aus. Wiederhole diese Bauchatmung ein paar Mal, bis du dich entspannt genug fühlst.

- *Übung 2: Progressive Muskelentspannung nach Jacobson* Setze oder lege dich bequem hin und schließe deine Augen. Atme langsam tief ein und aus. Tu dies ein paar Mal, bis du merkst, dass du deutlich entspannter bist. Beginne bei deinen Füßen. Spanne die Muskeln in deinen Zehen und Füßen für etwa 5–10 Sekunden lang an. Konzentriere dich dabei auf die Anspannung. Lass nun die Anspannung plötzlich los und spüre, wie sich deine Muskeln wieder entspannen. Atme die ganze Zeit über ruhig weiter. Gehe dann über zu deinen Waden. Spanne die Muskeln in deinen Waden für 5–10 Sekunden an und lass die Anspannung dann wieder plötzlich los. Spüre auch hier wieder, wie sich deine Muskeln aus der Anspannung lösen. Arbeite dich langsam nach oben, von den Füßen bis zum Kopf. Spanne die verschiedenen Muskelgruppen deines Körpers an, halte die Spannung und lass sie dann wieder los. Konzentriere dich auf den Übergang von Anspannung zu Entspannung. Während du die Übung durchführst, achte darauf, wie sich die Spannung in den verschiedenen Muskelgruppen anfühlt und spüre bewusst die Empfindungen deines Körpers. Wenn du bei deinem Kopf angelangt bist, vergiss nicht, deine Gesichtsmuskeln (Kiefer, Stirn, Augenbrauen) anzuspannen und dann dein Gesicht wieder vollständig zu entspannen. Wenn du alle Muskelgruppen durchgegangen bist, nimm dir einen Moment Zeit, um die Entspannung in deinem gesamten Körper zu spüren. Öffne nun langsam wieder deine Augen und bleibe noch einen Moment ruhig liegen oder sitzen, um den Effekt der Entspannung zu bewahren.

- *Übung 3: Yogaübungen für den Vagusnerv* Yoga ist eine wunderbare Möglichkeit, sowohl deinen Körper als auch deinen Geist ins Gleichgewicht zu bringen. Dies konnten bereits zahlreiche Studien bestätigen. Eine spezielle Yogaübung für den Vagusnerv sieht z. B. so aus: Lege dich auf den Rücken und winkle dabei deine Beine an. Deine Füße sollten hüftbreit auseinanderstehen. Deine Hände kannst du entspannt neben deinen Körper legen. Hebe nun dein Becken langsam an, sodass deine Oberschenkel eine Linie mit deinem Oberkörper bilden. Spanne dabei deine Oberschenkel, Knie, Waden und dein Gesäß an und versuche gleichzeitig deine Bauchmuskeln locker zu lassen. Halte diese Position für 10–15 Sekunden und senke anschließend wieder deine Hüfte auf den Boden. Wiederhole diese Übung dreimal. Achte auch auf deine Atmung. Atme ein, während du dein Becken anhebst und wieder aus, während du in deiner angespannten Haltung verweilst. Sobald du die Anspannung löst, atmest du wieder langsam ein. Weitere Yogaübungen für den Vagusnerv findest du kostenlos auf YouTube.
- *Übung 4: Wechselduschen* Eine Dusche am Morgen oder am Abend gehört hoffentlich zu jedermanns Routine. Doch hast du schon mal Wechselduschen ausprobiert? Vielleicht bleibt dir bei der Vorstellung des kalten Wassers gleich die Luft weg? Das ist eine normale Reaktion deines Körpers auf Kälte. Tatsächlich ist es aber so, dass dein Vagusnerv durch die Kälte aktiviert wird, denn er reagiert stark auf Temperaturreize. Aber keine Sorge, er reagiert auch auf Wärme. Du musst also

nicht auf deine heißen Schaumbäder oder Duschen verzichten. Regelmäßige Saunagänge zum Beispiel können deinen Vagusnerv aktivieren (achte aber hierbei bitte auf die gesundheitlichen Voraussetzungen, die bei der Saunanutzung erfüllt sein sollten). Wechselduschen kann sich positiv auf deine Stimmung auswirken, sorgt für mehr Energie, baut Stress ab, fördert die Hautgesundheit sowie Durchblutung, kann Schmerzen lindern, Muskeln entspannen und stärkt zudem noch dein Immunsystem.

- *Übung 5: Bhramari (Bienensummen)* Diese Übung stammt ursprünglich auch aus dem Yoga und verbindet Stimme mit Atmung. Der Vagusnerv ist an deinen Kehlkopf sowie deine Stimmbänder gebunden, weshalb sich diese Übung hervorragend eignet, um deinen Parasympathikus zu aktivieren. Setze dich hierfür aufrecht hin und atme ein paar Mal tief ein und aus. Verschließe nun deine Ohren mit deinen Fingern und atme mit einem langen, ruhigen Summton aus. Versuche dabei so lange wie möglich auszuatmen und den Summton langsam ausklingen zu lassen. Wiederhole diese Übung mehrmals, bis du dich deutlich entspannter fühlst.

Selbstverständlich gibt es zahlreiche weitere Übungen für den Vagusnerv. Viele davon findest du kostenlos bei Google oder auf YouTube. Ich wünsche dir viel Spaß beim Ausprobieren.

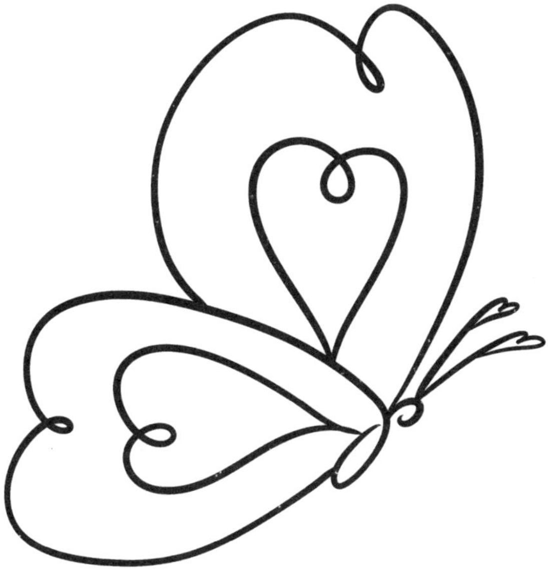

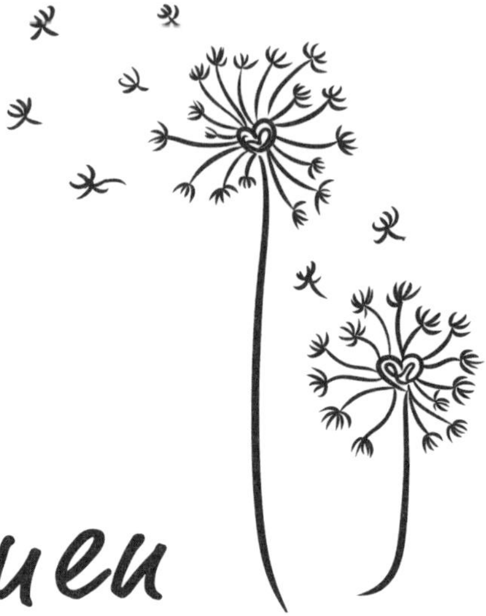

Teil drei:

Vertrauen

In der Blüte der Selbstliebe findest du die Kraft,
das Licht in deiner Seele zu entfachen
und erleuchtest so nicht nur deinen Weg,
sondern auch das Leben derer um dich herum.

Lerne dich selbst zu lieben

Wenn du zu diesem Buch gegriffen hast, bist du wahrscheinlich ein Mensch, der Schwierigkeiten hat, sich selbst zu lieben und zu akzeptieren – vielleicht nicht immer, aber zeitweise. Ein niedriger Selbstwert kann viele unterschiedliche Gründe haben, beruht aber auf der Angst, keine Daseinsberechtigung zu haben. Selbstunsicherheit äußert sich oft in einer großen Angst, Fehler zu begehen oder falsche Entscheidungen zu treffen. Kritische Bemerkungen deiner Arbeitskollegin oder ein verletzender Spruch deiner Mutter und *zack* hat jemand wieder Salz in die offene Wunde gestreut. Um sich vor diesen und weiteren Verletzungen zu schützen, neigen selbstunsichere Menschen dazu, ein stark ausgeprägtes Harmoniebedürfnis zu entwickeln. Sie tun alles, um keine Angriffsfläche zu bieten und werden zu People Pleasern, die tief im Inneren unglücklich mit sich selbst und ihrem Leben sind, weil sie versuchen, es allen anderen recht zu machen, nur sich selbst nicht. Frage dich an dieser Stelle: Bin ich vollkommen mit mir im Reinen? Oder werde ich von dem ständigen Gefühl begleitet, dass mir etwas zu meinem Glück fehlt (Geld, Freiheit, der richtige Partner oder die richtige Partnerin)? Im letzten Kapitel dieses Buches zeige ich dir, wovon deine Zufriedenheit abhängt, und gebe dir Einblicke in (vielleicht für dich neue) Sichtweisen, um dauerhaft dein Selbstwertgefühl und Selbstbewusstsein zu stärken, Selbstliebe aufzubauen und ganz auf dich zu vertrauen.

Wenn du zu den Menschen gehörst, die versuchen, um jeden Preis einen Fehler zu vermeiden und alles perfekt zu machen, dann ist es spätestens jetzt an der Zeit, dass du dir über die Konsequenzen deines Verhaltens Gedanken machst. Ein Streben nach Perfektion fördert kein perfektes Leben, sondern vielmehr deine Defizitwahrnehmung. Das bedeutet, du schenkst nur noch dem Aufmerksamkeit, was eben nicht perfekt ist, fehlt oder misslingt. Und dabei verlierst du zwei wichtige Dinge aus den Augen: dein wahres Potenzial und deine Erfolge. Vielleicht findest du dich öfter in Situationen wieder, in denen du dich zutiefst über deine Mitmenschen ärgerst, die vermeintlich klüger, schlanker, schneller oder erfolgreicher sind als du. Du siehst sie an dir vorbeiziehen und bist unzufrieden, weil diese Welt so ungerecht ist. Wahrscheinlich bist du nach all den Jahren der Überzeugung, dass nur die Harten in den Garten kommen und Erfolg nur auf Ungerechtigkeit, Ellenbogenmentalität und Rücksichtslosigkeit beruht. Egal, was du versuchst, du fühlst dich unterlegen.

Jetzt ist es an der Zeit, aufzuwachen! Deine Unzufriedenheit bringt dich nicht weiter. Du weißt, dass du etwas ändern musst. Doch womit anfangen? Ich empfehle immer, Selbstliebe zu praktizieren. Ich bin der Auffassung, dass Selbstliebe der Schlüssel zu einem erfüllten Leben ist. Sie fördert nicht nur deinen Selbstwert, sprich mit welchen Augen du dich selbst siehst, sondern auch deinen Blick auf die Welt und deine Mitmenschen. Wenn du lernst, dich selbst wahrhaftig zu lieben, wie du bist, dann wird sich dein Leben harmonischer, gerechter und freier anfühlen als je zuvor. Wer sich selbst liebt, kann auch andere lieben – ohne Erwartungen.

Schritt Nummer 1: Akzeptiere, was ist

Nun gehörst du vielleicht auch zu den Menschen, die sich eher der selbstunsicheren Partie zuordnen würden. Viele selbstunsichere Menschen werden von dem Irrglauben geleitet, dass Selbstsicherheit das komplette Gegenteil von Selbstunsicherheit bedeutet, sprich, dass selbstsichere Menschen jeden Morgen ihr Spiegelbild küssen. Doch die Wahrheit sieht anders aus. Der erste Schritt auf deiner Reise zur Selbstliebe liegt in der Selbstannahme.

Selbstsicherheit bedeutet, dass sich ein Mensch selbst gut kennt, und zwar nicht nur seine Stärken, sondern auch seine Schwächen. Ich selbst zum Beispiel bin sehr schlecht in Mathe. Ich konnte so viel lernen, wie ich wollte, doch letztendlich hat es gerade einmal für eine 5 gereicht (Immerhin keine 6! Positiv denken kann ich mittlerweile ganz gut.). Mathe ist eine Schwäche, die einfach zu mir gehört und die ich als einen Teil von mir schon lange akzeptiert habe. In der Schulzeit hat mich meine Selbstunsicherheit viele Tränen gekostet. Die Stimme meines inneren Kritikers wurde immer lauter, bis sie mich irgendwann anschrie: »Sophie, du bist einfach zu dumm! Gib's auf!« Doch ich habe gelernt, dieser Stimme keine Aufmerksamkeit mehr zu schenken. Ich habe über die Jahre hinweg an meiner Selbstunsicherheit gearbeitet und mich weiterentwickelt. Eine wichtige Erkenntnis, die ich auf meinem Weg der Heilung gewonnen habe: Es ist okay, nicht in allem hervorragend zu sein. Statt mir selbst Vorwürfe zu machen, dass ich »zu dumm« bin, eine einfache Aufgabe zu lösen, nehme ich mir bewusst einen Moment Zeit, um mich wieder zu besinnen. Ich sage meinem inneren Kritiker dann so etwas wie: »Ich bin nicht dumm, sondern einfach nicht gut in Mathe. Frag doch jemanden um Hilfe!« Und allein die Tatsache, dass ich meine Matheschwäche anerkenne und wahrnehme, was sie ist, nämlich nur eine Matheschwäche und kein Zeichen für »Dummheit«, kann ich sämtliche Selbstzweifel in mir auflösen. Folgende Fragen können dir einen Überblick verschaffen und dir helfen, deine versteckten Überzeugungen über dich als Person zu entdecken.

- Welche tiefen Überzeugungen über mich als Person hege ich schon sehr lange?
- Warum genau denke ich, nicht gut genug zu sein? Welche Argumente sprechen dagegen?
- Gibt es Momente in meiner Kindheit, in denen ich genau diese Überzeugungen über mich aufgeschnappt habe, z. B. durch meine Bezugspersonen, Lehrer etc.?
- Welche Stärken und Schwächen habe ich? Was davon kann ich bereits gut als einen Teil von mir akzeptieren?
- Welche konkreten Schwächen möchte ich lernen, als einen Teil von mir zu akzeptieren?

Aus deinen Antworten wird deutlich, wo deine Baustellen liegen, und damit kommen wir zu einem wesentlichen Aspekt in der Arbeit mit dir selbst. Ein niedriges Selbstwertgefühl taucht nicht einfach aus dem Nichts auf. Es ist in den meisten Fällen das Resultat einer falschen Grundüberzeugung über dich selbst und deinen Wert als Person. Wurde dir als Kind oft gesagt, dass du nicht gut genug bist? Wurdest du häufig mit anderen verglichen und schlechtgemacht? Falls nein, hast du dich selbst vielleicht oft verglichen und dich anderen unterlegen gefühlt? Wenn wir bereits in der Kindheit von Selbstzweifeln kontrolliert wurden, dann ist es nicht verwunderlich, dass wir als Erwachsene in tiefer Unzufriedenheit leben. Lerne also, deine Schwächen anzunehmen und höre auf, dich selbst schlechtzureden.

Schritt Nummer 2: Das Gesetz der Anziehung

Hast du schon mal vom Gesetz der Anziehung gehört? Du kannst dir dieses Gesetz wie einen unsichtbaren Faden vorstellen, der deine Gedanken, Emotionen und Handlungen lenkt und miteinander verbindet. Das Gesetz besagt, dass Gleiches sich anzieht. Positive Gedanken und Gefühle ziehen positive Ereignisse an und negative Gedanken und Gefühle können negative Ereignisse anziehen.

Deine Zweifel, Ängste und negativen Gedanken wirken wie kleine Risse, wie Blockaden, die den Fluss der positiven Energie unterbrechen. Wenn du Zweifel hegst, dass du das, was du dir wünschst, erreichen kannst, sendest du widersprüchliche Signale aus. Deine Gedanken sagen »Ja«, aber deine Zweifel flüstern »Nein«. Deine Gedanken beeinflussen deine Realität, weshalb es von großer Bedeutung ist, dass sie keine widersprüchlichen Signale aussenden.

Mach dir bewusst, dass das Gesetz der Anziehung nicht immer funktioniert. Selbst der positivste Mensch auf Erden wird einmal Tage haben, an denen er nicht aufstehen will. Es kann hilfreich sein, das Gesetz an dieser Stelle ein wenig umzuformulieren. Im Leben sollte es nicht darum gehen, dass du immer das bekommst, was du dir wünschst und dir gleichzeitig alle anderen um dich herum egal sind, richtig? Wir alle wissen, dass glückliche Menschen nicht glücklich sind, weil ihnen alle Wünsche erfüllt werden, sondern weil sie sich unter anderem auch mit Menschen umgeben, die Lebensfreude ausstrahlen. Um sich mit Menschen zu umgeben, die in einer positiven Schwingung leben, ist eines notwendig: Du selbst musst dir deiner Verantwortung bewusst werden, dass alles, was du sagst, tust und denkst eine Einladung für das darstellt, was dich umgibt. Das bedeutet: Wenn du selbst Lebensfreude und Zufriedenheit ausstrahlst, wirst du merken, dass du Menschen in dein Leben ziehst, die genau dasselbe tun.

In erster Linie solltest du also genau darauf achten, was du tagtäglich über dich selbst und die Welt um dich herum denkst und fühlst. Nun fragst du dich vielleicht, wie du es schaffst, diese Lebensfreude und Zufriedenheit zu empfinden, um somit positive Ereignisse in deinem Leben zu schaffen? Hierfür ist der nächste Schritt von wesentlicher Bedeutung.

Schritt Nummer 3: Umgib dich mit positiven Menschen

Hast du dich schon mal in der Gegenwart eines Miesepeters wohlgefühlt? Bist du schon mal gut gelaunt aus einem Gespräch mit einer Person gegangen, die sich ständig darüber beklagt, wie schlecht es ihr geht und wie unfair die Welt doch ist? Wahrscheinlich nicht. Es wird immer Menschen in deinem Leben geben, die deinen Energietank leeren. Die dich ausgelaugt und entmutigt fühlen lassen. Vielleicht brauchst du gar nicht lange, um zu überlegen, wer diese Personen in deinem Leben sind oder waren.

In einer negativen Umgebung ist es unmöglich, deinen Energietank aufzuladen.

Um dir das Gesetz der Anziehung zu Nutze zu machen und gleichzeitig dein Selbstbewusstsein aufzubauen, ist es von enormer Bedeutung, dass du dir anschaust, mit welchen Menschen du Zeit verbringst. Genau wie andere Lebewesen oder sogar Pflanzen nehmen wir Energie von anderen Menschen und unserer Umgebung auf. Menschen sind soziale Wesen und neigen dazu, die Emotionen und Stimmungen unserer Mitmenschen zu spiegeln. Versuche dich an eine Zeit zu erinnern, in der du mit Menschen Zeit verbracht hast, die Liebe und Lebensfreude ausgestrahlt und die dich glücklich gemacht haben. Versuche dich daran zu erinnern, wie du dich nach den Treffen mit solchen Menschen gefühlt hast. Psychologisch gesehen macht es durchaus Sinn, sich mit Menschen zu umgeben, die positiv eingestellt sind. Wenn du dir bewusst aussuchst, mit welchen Menschen du Zeit verbringst, steigt die Wahrscheinlichkeit, dass du selbst glücklicher und zufriedener wirst. Zudem aktivieren diese positiven Beziehungen unser Belohnungssystem im Gehirn. Umgeben wir uns mit fröhlichen Menschen, sprechen über Dinge, die uns Freude bereiten und erhalten positive Reaktionen auf das, was wir tun, reagiert unser Gehirn sofort mit Dopamin. Und Dopamin sorgt dafür, dass du dich gut fühlst. Hierin liegt also ein weiterer Faktor, der langfristig gesehen dein Selbstbewusstsein und dein Selbstwertgefühl stärken kann.

Als ich begonnen habe, psychologische Tipps auf TikTok und Instagram zu posten, war ich im Vergleich zu heute ein ziemlich selbstunsicherer Mensch. Eigentlich war ich das fast mein ganzes Leben lang, es sei denn, ich rutschte in die Rolle der »coolen Sophie«, die eine Schutzmauer um sich herum gebaut hat, um mit dem Mobbing in der Schule fertig zu werden. Als Instagram mehr und mehr die Runde machte, fing der ganze Spaß so richtig an. Ich sah die ganzen Models und anderen Creators, die ich als so viel schöner, intelligenter und erfolgreicher empfand als mich selbst. Wie du dir denken kannst, hat mich diese Einstellung nicht dahin gebracht, wo ich jetzt stehe. Ich bin mir sicher, dass ich früher oder später aufgehört hätte, Videos zu machen, wenn ich meinen Selbstzweifeln zu viel Bedeutung geschenkt hätte. Doch was genau hat mich zu dem Menschen gemacht, der ich jetzt bin? Nun, zunächst einmal habe ich angefangen, an mir selbst zu arbeiten. Ich habe genau darauf geachtet, was ich denke, warum ich mich vergleiche und vor allem – welchen Gedanken ich Bedeutung schenke. An dieser Stelle möchte ich dazu sagen, dass ich einen wundervollen Partner habe, der mich auf dieser Reise von Tag eins unterstützt hat und dafür bin ich ihm zutiefst dankbar.

Wie du in diesem Buch bereits lesen konntest, war ich eigentlich mein ganzes Leben lang ein ziemlicher Einzelgänger. Ich hatte nur wenige Freunde, dafür aber sehr gute. Und so ist es heute auch noch. Ich habe nie Wert darauf gelegt, einen großen Freundeskreis zu haben. Ich habe lieber zwei echte Freunde als 100 falsche. Doch eine Sache mache ich nun anders. Als ich ein Leben mit Selbstzweifeln geführt habe, fiel es mir sehr schwer, neue Bekanntschaften zu machen. Ich hatte so große Angst vor Ablehnung, dass ich mich verschlossen und niemanden mehr an mich rangelassen habe. Zurückblickend lag das vor allem an meiner negativen Einstellung. Ich war der festen Überzeugung, dass man keinem Menschen trauen kann. Als ich begonnen habe, an dieser falschen Grundüberzeugung zu arbeiten und mich selbst zu lieben, habe ich gemerkt, wie viel leichter und freier sich mein Leben anfühlen kann und vor allem, wie viel glücklicher ich sein kann. Ich habe begonnen, Bekanntschaften mit Menschen zu machen, die sich für die gleichen Themen wie ich interessieren. Die meisten von ihnen habe ich tatsächlich über Instagram kennengelernt. Mit der Zeit konnte ich die positiven Auswirkungen dieser neuen Bekanntschaften spüren. Wir tauschten uns über unsere Probleme und Sorgen aus und konnten uns gegenseitig dabei helfen, eine neue, optimistische Sichtweise auf unsere Problemchen zu entwickeln. Wir gaben uns gegenseitig Tipps, um mit den alltäglichen Schwierigkeiten umzugehen, die mit der Arbeit als Psychologe, Psychologin oder eben auch mit dem Leben als Mutter oder Vater einhergehen. Diese Gespräche haben mir viel Kraft gegeben, in schwierigen Zeiten nicht aufzugeben und mir so mein Selbstvertrauen zurückgegeben.

Vielleicht wird dir durch meine Geschichte bewusst, wie wichtig es ist, nicht nur mit sich selbst und den eigenen Dämonen zu arbeiten, sondern auch offen für die Welt zu sein und dafür, welche Möglichkeiten sie für dich bereithält. Ich als introvertierter und damals sehr misstrauischer Mensch sage dir: Geh raus und lerne die Menschen kennen. Du kennst noch nicht alle Menschen, die dich einmal lieben werden!

Schritt Nummer 4: Nutze die Kraft der Meditationen

Meditationen sind kraftvolle Quellen, die dir helfen, dein Innerstes aufzuräumen und Verstrickungen deiner Vergangenheit aufzulösen. Meditationen können dir nicht nur zu mehr Achtsamkeit und Ruhe verhelfen, sondern erschaffen Klarheit, Frieden und Freiheit zwischen dir und deiner Vergangenheit. Jeder Mensch ist in der Lage zu meditieren, selbst diejenigen, die sagen, sie schaffen es nicht, mit ihrer Aufmerksamkeit bei sich zu bleiben oder Bilder vor dem geistigen Auge zu erzeugen. Das ist nicht schlimm. Der Sinn hinter Meditationen für mehr Selbstliebe ist nicht, eine bunte Fantasiewelt zu erschaffen, sondern wahrzunehmen, was dein Körper an Empfindungen signalisiert. Jeder ist in der Lage zu spüren, ob er Ruhe oder Unruhe, Schwere oder Leichtigkeit, Angespanntheit oder Entspanntheit empfindet und kann zudem lernen, bewusst zu atmen.

Jede Meditation ist ein Geschenk, ein Akt der Selbstliebe, denn du entscheidest dich dafür, dir selbst etwas Gutes zu tun. Du bist es wert, dich selbst kennen und noch mehr lieben zu lernen. Und das ist ein lebenslanger Prozess. Du veränderst dich von Tag zu Tag, du wächst und entwickelst dich weiter, manchmal machst du vielleicht sogar einen Schritt zurück. Meditationen sind ein wunderbares Mittel, um herauszufinden, warum du gerade so handelst, wie du handelst. Im Folgenden wirst du hilfreiche Affirmationen lesen, die du während einer Meditation deiner Wahl nutzen kannst, um dein Selbstbewusstsein zu stärken und somit mehr Selbstliebe in dein Leben zu bringen.

- Ich erschaffe mir ein Leben, das mich glücklich macht.
- Indem ich mich auf meine Stärken konzentriere, nähre ich sie und werde jeden Tag stärker.
- Ich behandle mich selbst mit Liebe und schenke mir die Zuneigung, die ich auch anderen geliebten Menschen schenke.
- Ich habe Vertrauen in mich und meine Fähigkeiten.
- Alles in meinem Leben passiert aus einem Grund. Ich weiß, dass ich den richtigen Weg finden werde.
- Ich liebe und achte meinen Körper und nehme mir täglich Zeit, ihn mit positiven Gedanken zu nähren.
- Alles in mir darf jetzt da sein.
- Ich ziehe wunderschöne Dinge in mein Leben.
- Ich darf neue Dinge ausprobieren und mich täglich weiterentwickeln.
- Ich verzeihe mir selbst und weiß, dass ich stets mein Bestes gebe.

Vergebung als Weg zum inneren Frieden

Die Kraft der Vergebung ist wie ein befreiender Wind, der die Wolken der Vergangenheit vertreibt und den Himmel für ein helles, neues Morgen öffnet. Oft begegnen wir Situationen und Menschen, die uns verletzen oder enttäuschen, und manchmal tun wir uns selbst Unrecht. Doch das Geheimnis der wahren Transformation liegt in der Fähigkeit der Vergebung. Selbstvergebung ist kein Akt der Schwäche, sondern ein Akt der Stärke und des Wachstums. Das Gleiche gilt für den Akt der Vergebung vergangener oder bestehender Beziehungen. Es ist der Schlüssel zur Heilung und zur Befreiung von der Last vergangener Versäumnisse. Wenn wir lernen, uns selbst zu vergeben, schenken wir uns die Freiheit, uns neu zu erfinden und unser volles Potenzial zu entfalten. In diesem Kapitel erkunden wir die Bedeutung der Vergebung, welche Rolle Schuldgefühle dabei spielen und wie du dich von ihnen befreist und mit deiner Vergangenheit Frieden schließt.

Befreie dich aus den Fesseln der Schuldgefühle.

Wenn ich ein Problem nennen müsste, das ich am häufigsten von meinen Zuschauern und Zuschauerinnen höre, sind es die Schuldgefühle, von denen sie förmlich zerfressen werden, wenn sie eine Grenze gegenüber geliebten Menschen (häufig sind es die Eltern) setzen und ihren eigenen Weg gehen wollen. »Ich würde gern mein Ding machen, aber ich weiß, dass es meine Mutter traurig machen würde, also bleibe ich bei ihr, weil ich mich schuldig fühle, selbst wenn mich diese zu enge Bindung in den Wahnsinn treibt«, meinte neulich eine Zuschauerin zu mir. Aber wie können wir es schaffen, Gefühle der Schuld nicht mehr wie eine dunkle Gewitterwolke über uns herziehen zu lassen und einen eigenen Weg zu gehen?

Schuldgefühle sind meistens das Ergebnis einer ausweglosen Verquickung der Generationen, die aus transgenerationalen, unglücklichen, familiären Bräuchen besteht, welche zwar eine Familie zusammenschweißen, aber einen ungesunden Beigeschmack hinterlassen. »Bis dass der Tod uns scheidet« – diesen Satz hört man üblicherweise auf Hochzeiten. Doch auch in Familien findet man diesen Glaubenssatz, der sich zu einer ungesunden Dynamik entwickeln kann. Schuldgefühle, wenn diese transgenerational weitergegeben werden, bleiben häufig im Verborgenen und kommen erst dann zum Vorschein, wenn eine Person es wagt, ihre Stimme gegen den Brauch der Familie zu erheben. Wenn Kinder sich als Erwachsene entscheiden, die Verbindung zu kappen, machen sich auf der Seite der Familie Empörung und auf der Seite des Ausreißers oder der Ausreißerin Schuldgefühle breit. »Du bringst großes Unglück über die gesamte Familie! Schämst du dich denn nicht?«, müssen sich Betroffene häufig anhören, wenn sie sich aus den Fängen einer schädlichen Familiendynamik befreien wollen.

Warum empfinden so viele Menschen innerhalb der Familie Schuldgefühle? Fast alle Eltern, die am Brauch einer Schuldgefühlsdynamik über Generationen hinweg festhalten, haben eines gemeinsam: Sie geben ihren Kindern eine starre Rollen- oder Auftragsverteilung. Sie sehen ihr Kind in solch starren Rollen, dass sie dabei ganz vergessen, wer ihre Kinder in Wirklichkeit sind. Solche Aufträge können sich unterschiedlich äußern, zum Beispiel:

- »Sei immer bedürftig (damit ich mich um dich kümmern kann).«
- »Bringe stets gute Leistungen (weil ich es selbst nicht geschafft habe).«
- »Störe nicht und tu das, was ich dir sage (weil ich mit allem überfordert bin).«

So unterschiedlich die Aufträge an die eigenen Kinder auch sein mögen, sie halten alle an unrealistischen, familiären Vorschriften fest, so wie es ihre Auftraggeber einst tun mussten. Eltern, die ihre Kinder in starre Rollen zwängen, sind versehrt mit ungeheilten Wunden aus ihrer eigenen Kindheit. Sie selbst sind meist mit strengen familiären Regeln aufgewachsen, wurden schmerzhaft bestraft und haben zu wenig Liebe und Zuneigung von ihren Bezugspersonen erfahren. Vielleicht fragst du dich jetzt: »Welches Elternteil würde bitte sein Kind in das gleiche Unglück stürzen?« So unverständlich diese Vorgehensweise auch sein mag, macht sie gleichzeitig durchaus Sinn, wenn man sie aus einer transgenerationalen Sichtweise betrachtet. Wir alle sind die Kinder unserer Eltern. Es gibt jene, die eine schöne Kindheit hatten, die viel Liebe, Zuwendung und Lob erfahren haben. Und es gibt jene, die von all dem zu wenig hatten. Wir alle tragen bis zu unserem Tod ein Inneres Kind in uns, welches sich nach Liebe, Anerkennung oder auch Versöhnung mit den eigenen Eltern sehnt. Menschen, die ihre Kinder in starre Rollen zwängen, identifizieren sich mit ihrer machtvollen Position als Elternfiguren, weil es für sie als die einzige Möglichkeit erscheint, die Macht über das eigene Leben zurückzugewinnen. Sie selbst haben sich als Kinder machtlos, hilflos und ohnmächtig gefühlt. Diese ungeheilte Wunde führt dazu, dass sich all die selbst erlebten Grausamkeiten über Generationen hinweg wiederholen. Ein Elternteil, das in seiner Kindheit selbst zu wenig Liebe erfahren hat, kann sich zu einem Menschen entwickeln, der diese Leere versucht zu füllen, und meistens geschieht das durch eine erzeugte Abhängigkeit zwischen ihm und dem eigenen Kind. Nicht selten wird ein Kind zum einzigen Grund, warum Mama und Papa sich nicht trennen oder es wird zum Sorgenkind gemacht, um das sich Mama und Papa ständig kümmern müssen. Eltern, die versuchen, eine innere Leere zu füllen, geben ihrem Kind einen unausgesprochenen Auftrag mit ins Leben, meist mit dem Ziel, dass sich das Kind niemals von den Eltern trennen soll. Ein Kind soll möglichst bedürftig sein, selbst wenn es schon erwachsen ist, denn nur so haben die Eltern das Gefühl, die eigene Einsamkeit, Sinnlosigkeit des Lebens oder Ehekrisen überdecken zu können.

Betroffene, die den Schritt in ein freies Leben wagen wollen, befinden sich nicht selten in einem Dilemma. Einerseits verspüren sie die starke Sehnsucht nach einem selbstbestimmten, freien Leben, andererseits möchten sie die Bindung zu ihren Eltern beibehalten. Welche Gefühle machen sich dann breit? Du hast es wahrscheinlich schon erraten – Schuldgefühle.

Ein Schuldgefühl ist etwas Existenzielles und betrifft in den meisten Fällen die Beziehung zwischen dir und der Person, gegenüber der du dich schuldig fühlst. Schuld gibt dir das Gefühl, dass jemand anderes durch dein Handeln zum Opfer wurde oder leidet. Sie zeigt sich häufig in Beziehungen zu Menschen, die wir als schwächer wahrnehmen oder objektiv gesehen auch schwächer sind, wie z. B. ein chronisch krankes Geschwisterkind, das mehr Aufmerksamkeit und Pflege der Eltern benötigt. Ein Kind, das sein Leben lang und gezwungenermaßen die zweite Geige spielen musste, wird enorme Schuldgefühle entwickeln, wenn es die Sehnsucht verspürt, nur einmal mehr gesehen zu werden als das kranke Geschwisterchen. Schuldgefühle können jedoch auch in die andere Richtung gehen, beispielsweise wenn ein Kind mit einem Geschwisterteil aufwächst, das als Sündenbock der Familie häufiger bestraft wurde als man selbst. Schuldgefühle kennen wir nicht nur aus der Kindheit. Sie zeigen sich auch im Erwachsenenalter, manchmal sogar gegenüber den eigenen Kindern, beispielsweise weil man Angst hat, die unverarbeiteten Traumata an die eigenen Kinder weiterzugeben. Besonders People Pleaser werden häufig von Schuldgefühlen geplagt, sobald sie eine Grenze setzen oder für ihre Bedürfnisse, Wünsche und Wertvorstellungen einstehen.

»Ich fühle mich schuldig.« ist ein Satz, den Menschen häufig sagen, wenn sie beginnen, eigene Entscheidungen zu treffen, vor allem, wenn es Entscheidungen sind, die von geliebten Menschen nicht gutgeheißen werden. In Familien, die sich vor der Autonomie des Kindes fürchten oder diese sogar als Loyalitätsverletzung ansehen, stellt die Ablösung des Kindes von den Eltern eine besonders schwierige Herausforderung dar. In diesen Fällen kommen tief verankerte Glaubenssätze wie »Wenn ich gehe, geht es meinen Eltern schlecht. Ohne mich können sie nicht glücklich sein.« zum Vorschein und verursachen nicht nur Leid, sondern auch Pflicht- und Schuldgefühle den Eltern gegenüber. An dieser Stelle ist es wichtig zu betonen, dass die Quelle von unangemessenen Schuldgefühlen fast immer in der Beziehung zwischen Kind und Bezugspersonen liegt. Wer als Kind nie eine eigene Entscheidung treffen durfte, wird sich vielleicht unwohl dabei fühlen oder sogar wütend werden, wenn das eigene Kind es tut. Wie du siehst, sind Schuldgefühle häufig etwas, das transgenerational weitergegeben wird und schon lange vor deiner Zeit seinen Ursprung findet.

Wer dieses schwere Gefühl wandeln möchte, muss lernen, Verantwortung zu übernehmen. Vergiss an dieser Stelle bitte nicht, dass der Weg zur vollständigen Heilung kein einfacher ist. Suche dir Unterstützung von außen, zum Beispiel durch einen Psychotherapeuten oder eine Psychotherapeutin oder durch eine Person deines Vertrauens, die dir dabei helfen kann, dich um dich selbst zu kümmern, vor allem um diejenigen Anteile in dir, die dazu beitragen, dass du dich anderen gegenüber schuldig fühlst.

Mach dir bewusst, dass Schuldgefühle dich in einer Opferrolle feststecken lassen, mit der du automatisch den anderen die Macht gibst, über das Schicksal eurer Beziehung zu entscheiden. Vielleicht hast du Angst, einer bestimmten Person gegenüber Grenzen zu setzen, weil du befürchtest, dass diese Grenze eure Beziehung zerstören könnte. Insbesondere Menschen, die in einem sehr engen Verhältnis zu ihren Eltern stehen und Schwierigkeiten haben, gewisse Grenzen zu ziehen, werden von solchen Sorgen begleitet, die sie letztendlich daran hindern, ihre gewünschten Grenzen zu setzen. Es ist wichtig, dass du verstehst, dass eine Grenze einer Beziehung nicht schaden kann, wenn die Bindung zwischen zwei Personen auf einer soliden, starken Basis beruht. Nur du kannst Verantwortung für dein Handeln übernehmen, wenn du dich aus der Opferrolle herausbegibst. Für den Frieden in deinem Leben darfst du verstehen, dass du alleinige Macht über deine Gedanken, Handlungen und die daraus resultierenden Gefühle hast.

Wie kann das Ganze nun in der Praxis aussehen? Nehmen wir mal an, du setzt einer geliebten Person eine Grenze, deren Verhalten du bereits jahrelang toleriert hast, doch jetzt ist der Zeitpunkt gekommen, an dem du für dich selbst einstehen musst. Nimm wahr, was passiert. Nimm nicht nur wahr, was in dir passiert, sondern auch welche Gedanken und Gefühle dein Gegenüber spürt. Nimm wahr, dass er oder sie verletzt ist durch dein Verhalten. Es hört sich vielleicht paradox an, dass du ausgerechnet spüren sollst, wie sehr du eine geliebte Person verletzt, um dich von deinen Schuldgefühlen zu befreien, doch genau das ist es, was dir die Macht über deine Gefühle wieder zurückgibt. So übernimmst du Verantwortung und transformierst deine Schuldgefühle in Verantwortung. Mach einen großen Schritt in Richtung der Verantwortung und nimm wahr, wie sich deine Schuldgefühle Schritt für Schritt in ein Gefühl der Freiheit und Macht verwandeln.

Ich stimme dem, was geschehen ist, zu,
ohne es verändern zu wollen.
Jedoch verändere ich, was daraus entstanden ist.

Indem du Verantwortung übernimmst, schaffst du es nicht nur, dich aus der Opferrolle zu befreien, sondern trägst auch etwas zu deiner Heilung bei, indem du lernst, dir selbst zu vergeben. In der Kraft der Vergebung finden wir die Freiheit, unsere Herzen von der Last vergangener Verletzungen zu befreien und den Weg zu einem erfüllten und friedvollen Leben zu ebnen. Mithilfe der Vergebung fügst du etwas Heilsames zu einer Situation hinzu, die momentan schwierig für dich ist. Wenn du es schaffst, statt Schuldgefühlen ein Verantwortungsbewusstsein zu schaffen, geschieht Vergebung automatisch in deinem Innern und in der Beziehung zu der Person, gegenüber der du dich schuldig fühlst. Schuldgefühle schwächen diese Verbindung. Verantwortungsbewusstsein dagegen ist ein Zeichen von Stärke, denn dadurch übernimmst du wieder die Macht, das zu verändern, was aus ihnen entstanden ist.

Wenn Menschen sich mit ihrer eigenen Familiengeschichte auseinandersetzen, kommen sie häufig zu dem Entschluss, dass eine bestimmte Person aus ihrer Familie für ihre Schuldgefühle verantwortlich ist. Es besteht der Glaube, dass diese Person doch nur hätte Verantwortung für ihr eigenes Leben übernehmen müssen, um die nächste Generation von der Schuld freizusprechen. Es ist jedoch wichtig zu wissen, dass es einen wesentlichen Unterschied gibt zwischen Schuld und Schuldgefühlen. Es steht außer Frage, dass du schuldig bist, wenn du geplant und bewusst einen anderen Menschen verletzt. Schuldgefühle dagegen können entstehen, ohne dass du etwas Falsches getan haben musst. Nehmen wir als Beispiel ein Kind, das von seinem Vater missbraucht wurde. Redet der Vater nun oft genug auf sein Kind ein und macht ihm klar, dass es daran schuld sei, wenn sein Vater ins Gefängnis kommt, falls jemals jemand davon erfahren wird, kann das Kind sich schuldig fühlen, obwohl es das Opfer ist. Es ist also häufig eine abgewehrte Schuld der Eltern, durch die Kinder ungerechtfertigte Schuldgefühle entwickeln. Schuldgefühle lähmen, sie nehmen uns die Macht, eigene Entscheidungen zu treffen und vergiften unseren Körper und unsere Beziehungen. Wenn du ein Mensch bist, der von ungerechtfertigten Schuldgefühlen begleitet wird, dann ist es wichtig zu verstehen, dass du dafür Kompromisse eingehen musst. Du musst neue Wege einschlagen, die frei sind von Loyalitätskonflikten, familiären Gesetzen, die nur funktionieren, wenn du schweigst. Wenn du das nächste Mal ein Schuldgefühl empfindest, stelle dir folgende Fragen:

- Bin ich wirklich schuldig im Sinne von: Ich habe jemanden absichtlich verletzt?

- Gibt es innere Glaubenssätze in mir, die diese Schuldgefühle verursachen (z. B. »Ich darf erst glücklich sein, wenn Person XY es auch ist.«)?
- Hatte ich in dieser Situation eine wirkliche Wahl oder ein Mitspracherecht?
- Was genau hat mich dazu gebracht, eine bestimmte Regel zu brechen? Ist diese Regel noch mit meinen Werten vereinbar?
- Was hat mich bisher davon abgehalten, mit Person XY offen darüber zu sprechen und gegebenenfalls neue Regeln aufzustellen?

Wenn ich mir die Antworten meiner Zuschauer auf diese Fragen anhöre, bekomme ich in fast allen Fällen die Antwort: »Ich habe Angst, meine Eltern zu enttäuschen. Ich möchte nicht, dass sie wütend auf mich sind.« Vielleicht schwirren diese Ängste auch in deinem Kopf herum, wenn du dir die obigen Fragen durchliest. Das ist völlig normal. Menschen, die Angst vor einer unangenehmen Reaktion der Eltern (oder anderer Personen, gegenüber denen sie Schuldgefühle empfinden) haben, werden von ihren kindlichen, nicht abgelösten Anteilen geleitet, welche sich stets unterwerfen und dann völlig frustriert und passiv-aggressiv diese elterlichen Regeln brechen. Wenn du an diesem Punkt stehst und eine Regel gebrochen hast, stelle dir nun folgende Fragen:

- Wenn Person XY auf meinen Regelbruch wütend oder enttäuscht reagiert, stehen seine Vorwürfe tatsächlich in Relation mit meinem »Regelbruch«?
- War es mir möglich, mich aufrichtig zu entschuldigen? Aus welchem Grund habe ich mich entschuldigt? Aus echter Reue oder um meine Schuldgefühle zu mindern?
- Wurde meine Entschuldigung angenommen?
- Wie reagierte meine Familie in der Vergangenheit grundsätzlich auf Entschuldigungen? Waren sie in der

Lage zu verzeihen oder hegten sie noch lange einen Groll gegen denjenigen? Ist diese Vorgehensweise etwas, was ich weiterhin dulden möchte?

- Wurden die Wünsche des Einzelnen in meiner Familie immer akzeptiert oder standen die elterlichen Wünsche an erster Stelle? Welche Sichtweise ist nun für mich von Bedeutung?

Für ein freies Leben musst du verstehen, dass es eine gesunde Ablösung zu den Personen erfordert, gegenüber denen du unberechtigte Schuldgefühle empfindest. Um dich wahrhaftig ablösen zu können, musst du einen langen, schmerzhaften Weg der Heilung gehen. Du wirst vieles, was du gelernt und getan hast, infrage stellen. Du wirst aber auch neue Antworten finden, mit denen du deine Unsicherheit, Ängste und Sorgen ablegen und dich von lähmenden Schuldgefühlen befreien kannst. Wenn du verstehst, dass deine Schuldgefühle z. B. auf unausgesprochene Aufträge in deiner Familiengeschichte zurückzuführen sind, wirst du wahrscheinlich viel Wut empfinden. Wut darüber, dass du es so lange nicht bemerkt hast und Wut darüber, dass deine Bezugspersonen ihre Schuld auf dich abgeladen haben. Wenn dich also weiterhin Ängste plagen, dass deine Eltern wütend auf deine selbstständigen Entscheidungen reagieren könnten, dann frage dich: Was würde passieren, wenn du sie einfach wütend sein lässt? Was würde passieren, wenn du nicht mehr versuchst, sie zu schonen, sondern sie einfach ihre unangenehmen Gefühle fühlen lässt? Wären deine Eltern in der Lage, mit diesen Gefühlen allein zurechtzukommen? Würde durch diese eine Entscheidung eine Bindung zwischen dir und deinen Eltern tatsächlich zerbrechen? Wie würdest du dich fühlen, wenn du eines Tages frei von Schuldgefühlen wärst und ohne Bedenken deine eigenen Entscheidungen treffen könntest?

Sandra Konrad, systemische Einzel-, Paar- und Familientherapeutin aus Hamburg, sagt hierzu auch: »Keine

Konflikte anzusprechen, immer einer Meinung zu sein oder sich so zu verhalten, wie die Eltern es sich wünschen, ist […] kein Gütekriterium für eine gute, funktionierende Beziehung oder eine heile Familie, im Gegenteil: Es zeigt, dass wir uns nicht sicher (genug) fühlen, etwas anzusprechen, was uns nicht gefällt«.[45] Nun kann es gut sein, dass du dir bei der Beantwortung der vorangegangenen Fragen schwertust. Das liegt wahrscheinlich daran, dass du dich noch von deiner inneren Stimme leiten lässt, die wenig Vertrauen in deine Entscheidungen und die Kraft der Bindungen hat. Erinnere dich an dieser Stelle bitte noch einmal an die Kraft der Bindungen. Eine starke Bindung wird durch eine, oder mehrere, Grenzen nicht zerstört, sie machen sie noch stärker. Eine Beziehung, die auf gegenseitigen Abhängigkeiten beruht, ist nicht gesund und verursacht früher oder später Schuldgefühle. Es ist die Stimme in dir, die glaubt, dass du nicht liebenswert, nicht stark genug, nicht klug genug oder nicht selbstbewusst genug bist, um eigene Entscheidungen zu treffen. Mach dir bewusst, dass du, wenn du auf diese Stimme weiterhin hörst, nicht in der Lage sein wirst zu fühlen, was wirklich ist. Diese Stimme wird dich daran hindern, deine Situation aus einer objektiven Perspektive zu betrachten und deine Gefühle und Bedenken anzunehmen. Wenn du weiterhin auf diese Stimme hörst, wirst du auch weiterhin schweigen, verdrängen und verleugnen. Statt gesunde Grenzen zu setzen, die beiden Parteien in der Beziehung guttun, wirst du die Verstrickung weiter fortsetzen.

Schließe Frieden mit deiner Vergangenheit

Es gibt Menschen, denen so viel Schreckliches in ihrem Leben widerfahren ist oder von ihren eigenen Eltern angetan wurde, dass Vergebung das Letzte ist, was sie sich vorstellen können. Für manche geht es sogar so weit, dass sie erst inneren Frieden schließen können, wenn ihre Eltern im Grab liegen. Andererseits gibt es auch Menschen, die die Verletzungen, die ihnen zugefügt wurden, hinter sich lassen wollen und dies nur schaffen, indem sie den Tätern und Täterinnen verzeihen. Doch was wäre, wenn es einen Weg gäbe, die Vergangenheit hinter sich zu lassen – ohne den Anspruch, den Eltern zu verzeihen oder sich zu versöhnen? Dein nächstes Ziel auf deiner Reise der Heilung sollte es sein, genau diesen Frieden in dir zu finden, indem du Frieden mit deiner Vergangenheit schließt. Indem du alte Wunden heilst und diese behutsam mit dir trägst und sie als einen Teil deiner Geschichte ansiehst. Jeder weise Prophet, der einst auf dieser Erde gelebt hat, hätte dir genau das gesagt: Was vergangen ist, ist bereits geschehen. Du kannst es nicht mehr ändern. Aber du kannst ändern, wie du auf deine Vergangenheit blickst und wie du deine Gegenwart und Zukunft formst.

Ich weiß, dass es viele Befürworter der Vergebung gibt. Viele Psychotherapeuten und Psychotherapeutinnen sehen in der Vergebung die ultimative Kraft, mit der sich ihre Klienten und Klientinnen weiterentwickeln und mit einer schlimmen Erfahrung abschließen können. Jedoch gibt es Menschen, die ihren Eltern nicht verzeihen können. Das sind meist Menschen, die viele schlimme Dinge durch ihre Eltern erfahren mussten, von Missbrauch bis hin zur Folter, von reiner Ignoranz bis hin zur Vernachlässigung. Wenn du deinen Eltern nicht vergeben kannst oder willst, weil sie dir Schlimmes angetan haben und nicht in der Lage sind, Verantwortung für ihre Taten zu übernehmen, sich zu entschuldigen oder gar Reue zu zeigen, dann musst du ihnen selbstverständlich nicht verzeihen. Eine erzwungene Vergebung ist keine richtige Vergebung, weil sie nicht von Herzen kommt und dir aus diesem Grund kein persönliches Wachstum ermöglicht.

Natürlich hat Vergebung viele positive Effekte. Das konnten zahlreiche Studien zeigen. Vergebung kann dich von deiner aufgestauten Wut, deinem Groll oder deiner Verbitterung befreien. Sie kann dich aus der Opferrolle holen, in der du jahrelang festgesteckt hast und dir helfen, die Macht über dein Leben zurückzubekommen. Kurz gesagt: Wer verzeiht, ist nachweislich weniger gestresst und zufriedener im Leben.[46] Verzeihen kann zu einem tiefen inneren Frieden führen und wahrhaftig dein Leben verändern. Doch Verzeihen ist immer ein Prozess, der in deinem Inneren stattfindet und nicht durch äußere Umstände verordnet oder erzwungen werden kann.

Doch kommen wir zurück zu den Eltern, die ihre Kinder vernachlässigt und dazu beigetragen haben, dass diese durch das elterliche Fehlverhalten schwerwiegende psychische (oder körperliche) Probleme oder Schäden mit sich tragen. Sprechen wir über die Eltern, die ihre Kinder bis heute entwerten, mit Schuldzuweisungen bombardieren oder gar mit dem Ausschluss aus der Familie drohen, wenn das Kind sich jemals entscheiden sollte, ein eigenes, selbstständiges Leben zu führen. Macht es in solchen Fällen wirklich Sinn, seinen Eltern zu vergeben?

Wer mit solchen Eltern aufgewachsen ist und nicht bereit dazu ist, ihnen zu vergeben, es dann aber gezwungenermaßen trotzdem tut (weil er dazu gedrängt wird oder denkt es sei ein nötiger Schritt der Heilung), läuft Gefahr, die Anteile in sich abzuspalten, die sich strikt gegen diese Versöhnung wehren. Was bedeutet das? Das Abspalten von Ich-Anteilen stammt aus der Ego-State-Therapie. In diesen Ich-Anteilen sind Gefühle und Energien gespeichert, unter ihnen befinden sich auch Anteile, die mit traumatischen Situationen und Erinnerungen versetzt sind. Wenn diese Anteile aufgrund einer erzwungenen Vergebung Dinge tun, zu denen sie mental nicht bereit sind, kann es zur Entfremdung kommen, was wiederum zu schweren psychischen Krisen wie Psychosen, Suizidgedanken oder -handlungen führen kann. Um die Wichtigkeit der Thematik noch einmal kurz zusammenzufassen: Niemand muss seinen Eltern verzeihen, wenn er nicht bereit dazu ist. Niemand muss sich versöhnen mit irgendjemandem, wenn er nicht bereit dazu ist. Vergebung ist also etwas, was einem wahrhaftigen Wunsch unterliegt. Es ist ein Prozess, der gegebenenfalls ein ganzes Leben lang andauern kann. Nichtsdestotrotz möchte ich dir in diesem Kapitel aufzeigen, wie du konkret vorgehen kannst, wenn du zur Vergebung bereit bist. Der Psychologe Robert Enright hat jahrelang den Prozess und die Effekte des Vergebens erforscht und seine Ergebnisse in vier Phasen zusammengefasst.[47]

In der ersten Phase geht es darum, die Folgen deiner emotionalen Wunde, d. h. die damit verbundenen Gefühle wie Angst, Hass, Wut oder Trauer bewusst zu fühlen und zu durchleben. Die erste Phase ist für den Vergebungsprozess entscheidend und essenziell, da ohne sie eine echte Vergebung unmöglich wäre. Das bewusste Durchleben und Spüren unangenehmer (und vor allem aufgestauter) Emotionen ermöglicht es dir, mit deiner Vergangenheit abzuschließen und loszulassen.

In der zweiten Phase geht es darum, sich bewusst auf die Vergebung einzulassen. Hierbei ist es wichtig, dass du deinen Fokus auf die Vorteile legst, die damit verbunden sind. Zum Beispiel kannst du dich darauf konzentrieren, wie dir das Verzeihen helfen wird, dich aus alten Verstrickungen und Rollenbildern zu lösen, positive Energien freizusetzen und den bisherigen Hass und Groll gegen bestimmte Personen endlich gehen zu lassen. Es nicht darum, das Verhalten der Täter oder Täterinnen zu entschuldigen oder eine Rechtfertigung zu finden, sondern vielmehr darum, dein Ziel im Auge zu behalten, dein Selbstwertgefühl zu steigern und dir auszumalen, wie du dich fühlen wirst, wenn du erfolgreich verziehen hast.

Wenn du diese Phase erfolgreich abgeschlossen hast, kannst du zur dritten Phase übergehen. Im Kapitel »Einen neuen Blickwinkel einnehmen« hast du bereits gelesen, wie wichtig es ist, seine Eltern in ihren verschiedenen Facetten wahrnehmen zu können. Lies dir an dieser Stelle gern das

Kapitel noch einmal durch, um dein Gedächtnis aufzufrischen. In der dritten Phase des Verzeihens soll es nämlich genau darum gehen. Versuche deine Eltern in einem anderen Licht zu betrachten. Stelle dir vor, du wärst für einen Moment nicht du selbst, sondern eine unbeteiligte, dritte Person, die von oben auf das Leben deiner Eltern schaut. Das wird dir helfen, deine Eltern mit einem erwachsenen Abstand zu betrachten. Wenn es dir hilft, kannst du die Lebensgeschichte deiner Eltern (oder anderer Personen, denen du verzeihen möchtest) auch aufmalen oder aufschreiben, um dir einen besseren Überblick zu verschaffen. Wichtig ist wieder, dass du das Verhalten deiner Eltern nicht entschuldigen sollst. Versuche zu verstehen, welche Dinge in ihrem Leben dazu geführt haben, dass sie zu dem Menschen geworden sind, der sie jetzt sind. Welche Erfahrungen haben sie gemacht? Welches Leid haben sie selbst ertragen? Welche Lebensumstände haben sie umgeben? Bist du in der Lage, Empathie für deine Eltern zu empfinden? In dieser Phase ist es von großer Bedeutung, dass du lernst, deine Vergangenheit als unumkehrbar zu akzeptieren.

Die vierte Phase geht direkt einher mit der vorherigen Phase. Hier soll es darum gehen, zu akzeptieren, was geschehen ist. Du kannst dich erfolgreich von dem Unrecht, das dir widerfahren ist, lösen, indem du deine ursprüngliche Haltung und deine damit verbundenen Reaktionen wie Hass, Rückzug, Angriff oder Rachegedanken aufgibst. Durch das bewusste Loslassen dieser Reaktionen kannst du über die Zeit hinweg lernen, Mitgefühl, Großzügigkeit und Wohlwollen zu entwickeln.

Nun klingen diese vier Phasen wie eine klare Schritt-für-Schritt-Anleitung. Doch Robert Enright betont, dass Vergebung ein langer, harter Prozess ist und sich diese Phasen miteinander vermischen können. Natürlich wäre es toll, wenn man eine schmerzhafte Erfahrung mit Menschen, die uns sehr nahestehen, einfach anhand einer Schritt-für-

Schritt-Anleitung auslöschen könnte. Doch wir alle wissen, das Leben hat keine Bedienungsanleitung.

Nehmen wir einmal an, du möchtest deinen Eltern verzeihen, doch diese zeigen sich nach wie vor uneinsichtig, möchten sich weder entschuldigen noch ihr Verhalten ändern. Vielleicht musst du dir auch Sprüche anhören wie: »Sei doch nicht so sensibel!« oder »Jetzt stell dich doch nicht immer so an. Es war doch nicht so gemeint!«. Wenn eine tiefe Verletzung vorliegt, dann können sich solche Sprüche wie ein Stich ins Herz anfühlen. Viele Menschen sehnen sich sehr danach, dass ihre Eltern das eigene Fehlverhalten endlich einsehen und sich nachhaltig zum Positiven verändern. Manche sind sogar bereit dazu, die ganze Schuld auf sich zu nehmen, weil eine echte Konfrontation mit den Eltern zu viel Angst und Unbehagen verursacht. Robert Enright ist der Meinung, dass selbst in solchen Fällen ein bewusstes Verzeihen möglich sei. Er verbindet den Prozess des Verzeihens mit dem Streben nach innerem Frieden und nicht nach Gerechtigkeit. Mach dir immer wieder bewusst, dass du nicht die Tat an sich verzeihst, sondern deinen Eltern (oder anderen Personen, denen du verzeihen möchtest). Es geht also darum, demjenigen zu verzeihen, der das Unrecht begangen hat, was natürlich nichts an dem Unrecht an sich ändert oder es bagatellisiert.

Abschließend möchte ich noch einmal betonen, dass zu verzeihen oder eben nicht zu verzeihen Entscheidungen sind, die du für dich selbst treffen solltest. Zögere bitte nicht, dir professionelle Hilfe zu suchen, vor allem dann, wenn du eine traumatische Vergangenheit hast. Wenn du in deiner Kindheit gelernt hast, die Schuld und die Verantwortung für die Handlungen anderer stets auf dich zu nehmen, dann kann es passieren, dass du nach wie vor dazu neigst, deine Gefühle zu übergehen. Deshalb ist es von enormer Bedeutung, dass du lernst, deine aufgestauten, unangenehmen Emotionen endlich anzunehmen und bewusst zu spüren. Wer stets versucht, sich von seinen unangenehmen Gefühlen abzuwenden, läuft Gefahr, diese Belastungen auf andere Personen zu projizieren, z. B. indem man seine Wut auf den Partner, die Partnerin, Freunde oder Arbeitskollegen ablädt, sich in Machtkämpfe verwickelt oder mit einer ungestillten Sehnsucht lebt, alles bekommen zu wollen, weil man immer zu wenig hatte.

Mitgefühl, Wut und Trauer – drei Gefühle, die du bewusst spüren solltest

Ein wichtiger Punkt, der in deinem Heilungsprozess eine enorme Rolle spielt, ist dein Mitgefühl. Damit du deine Vergangenheit auch Vergangenheit sein lassen kannst, solltest du lernen, sie ganzheitlich zu betrachten. In Anbetracht der familiären Vergangenheit, in der deine Ahnen und Ahninnen sowie vielleicht auch deine Eltern Schreckliches erleben mussten, kannst du zu der Erkenntnis gelangen, dass die Umstände dazu geführt haben, dass sich all deine Vorfahren und deine Eltern nicht anders hätten verhalten können. Du bist vielleicht die oder der Einzige, der die familiären Traumata aufdecken und aus dem Teufelskreis der transgenerationalen Weitergabe aussteigen kann. Um dies zu tun, ist es wichtig, Mitgefühl dafür zu entwickeln, was geschehen ist. Das bedeutet nicht, dass du alles blind verzeihen und entschuldigen sollst, was dir angetan wurde. Mitgefühl bedeutet, ein Verständnis dafür zu entwickeln, dass deine Eltern nicht in der Lage waren, dir das zu geben, was du gebraucht hättest, du nun aber in keinem Abhängigkeitsverhältnis mehr zu ihnen stehst und dir somit selbst ein liebevoller Erwachsener sein kannst.

Natürlich solltest du nicht nur mit deiner Vergangenheit Frieden schließen, sondern auch mit dir selbst. Das kannst du schaffen, indem du nicht mehr versuchst, die unangenehmen Gefühle in dir zu bekämpfen. Darüber hatten wir ja bereits im Kapitel »Time to shine – Jetzt lerne ich mich mal richtig kennen« gesprochen. Diesen Schritt kannst du als ersten Schritt deiner Reise zum inneren Frieden sehen. Der zweite Schritt besteht darin, deine Eltern und ihre Geschichte aus einer anderen, objektiveren Perspektive zu betrachten. Es ist wichtig, dass du dich zuerst darin übst, Mitgefühl für dich selbst, deine Mangelerfahrungen und deine ungestillten Bedürfnisse zu empfinden. Denn nur wer Mitgefühl für sich selbst entwickelt, kann auch seine Eltern mit anderen Augen betrachten. Und nochmal: Hier geht es nicht darum, den eigenen Schmerz zu verleugnen oder ein unfaires Verhalten eines anderen zu entschuldigen. Es geht darum, sowohl den Schmerz der eigenen Wunden als auch den Schmerz der Wunden deiner Eltern wahrzunehmen und die Auswirkungen der Vergangenheit auf dich anzuerkennen. Erst wenn du lernst, dich deinen Wunden und belastenden Gefühlen zuzuwenden, wirst du sehen, wie du mit der Zeit besser damit umgehen kannst. Wer seine eigenen unangenehmen Gefühle unterdrückt, läuft Gefahr, sie gegen sich selbst oder andere zu richten. Das zu erkennen erfordert viel Mut und Übung. Es ist ein langer Prozess, der nicht von heute auf morgen geschieht.

Anstatt also deine Wut zu bekämpfen, solltest du lernen sie anzunehmen, denn sie übergibt dir eine wichtige Botschaft. Hinter der Wut steckt in den meisten Fällen unser verletztes Inneres Kind, das uns sagt: »Hey. Hör mal hin. Da war doch mal was! Erinnerst du dich etwas nicht?« Dreckige Socken neben dem Wäschekorb sind – wie du bereits weißt – nicht einfach nur dreckige Socken. Du reagierst mit Wut auf die dreckigen Socken, weil sie in dir eine alte Wunde aufreißen, die dir wie damals in deiner Kindheit das Gefühl geben, nicht gesehen zu werden. Wer diese Momente im Alltag erkennt und Schlüsse ziehen kann, wo genau die Verletzung des Inneren Kindes liegt, hat einen wichtigen Schritt geschafft.

Nach der Wut folgt oft die Traurigkeit. Vielleicht hast du nun erkannt, warum ein bestimmtes Verhalten deines Partners, deiner Partnerin oder eines anderen Menschen so eine Wut in dir auslöst und welche Wunde dahintersteckt. Nun kann es sein, dass du von Gefühlen der Traurigkeit überschwemmt wirst. Du bedauerst das, was du damals zu wenig hattest. Du bist traurig darüber, dass deine Eltern dich nicht sahen und du dich schon dein ganzes Leben wie das unsichtbare, ungewollte Kind gefühlt hast. Was nun? Genau das Gleiche, was du mit deiner Wut tun sollst, tust du bitte auch mit deiner Trauer. Nimm sie an, spüre sie, lass sie zu. Weine, so viel du magst, ziehe dich zurück, wenn es dir hilft, und mach dir bewusst, dass das kein Dauerzustand sein wird. Deine Trauer wird irgendwann vergehen und du wirst stärker sein, als du es jemals warst und das nur, weil du dir erlaubt hast zu trauern. Genauso wie wir über einen geliebten Menschen trauern sollten, wenn er uns verlässt oder stirbt, dürfen wir auch über eine alte Wunde aus unserer Vergangenheit trauern, die uns nach wie vor noch das Herz zerreißt.

»Was soll mir all dieses Gefühlefühlen bringen?«, magst du dich nun fragen. Deine Gefühle zu erlauben und bewusst zu spüren, wird dir helfen, eine Nähe und Verbindung zu dir selbst herzustellen. Und nur wer sich selbst nah ist, Mitgefühl für sich zeigt und sich so liebt, wie er ist, kann auch anderen Menschen gegenüber nah sein, Mitgefühl zeigen und wahrhaftig, bedingungslos lieben. Wenn du bewusst in dich hineinhörst, bevor du reagierst, wirst du zu wahrer Weisheit gelangen, indem du siehst, wo genau deine ungeheilten Wunden liegen und was es braucht, um diese zu heilen.

Mein Notfallkoffer

Mach dir bewusst, dass dein Weg zur Heilung auch bedeutet, dass es Momente in deinem Leben geben wird, die dich gedanklich in unangenehme Situationen zurückversetzen, insbesondere wenn du unter einer Traumafolgestörung leidest und bestimmte Trigger Flashbacks in dir auslösen. An dieser Stelle möchte ich dir noch einmal empfehlen, den Schritt in eine Therapie zu wagen (falls du dies noch nicht getan hast). Aber auch Menschen, die nicht unter einer Traumafolgestörung leiden, zeigen häufig dissoziative Zustände im Alltag. Situationen, in denen man abdriftet und sich Sekunden oder Minuten später wiederfindet und nicht weiß, was gerade passiert ist. Diese dissoziativen Zustände, das Abspalten vom Körper, sind eine über Jahre antrainierte Verhaltensweise, die wir bis jetzt vollkommen unbewusst und zum Selbstschutz angewendet haben. Ein Geruch, ein Wort, eine Situation oder das einprägsame Lachen eines Freundes kann plötzlich etwas in uns bewegen. Reize, die uns in einen dissoziativen Zustand versetzen, sind völlig individuell. Was kannst du also tun, wenn du merkst, dass du langsam abdriftest oder sich unangenehme Gefühle oder Erinnerungen nähern? Die folgenden Übungen werden häufig Patienten und Patientinnen mit Selbstregulationsproblemen an die Hand gegeben, um sie auf die Zeit nach der Therapie und auf den Umgang mit Flashbacks oder Dissoziation vorzubereiten. Sie können für dich und deinen Alltag ebenfalls sehr hilfreich sein. Zusätzlich findest du in diesem Kapitel noch Übungen, die einen gesunden Umgang mit Gedankenkreisen, Grübeln und Wut schaffen können.

Die Schmetterlingsumarmung

Art der Übung: körperlich, gedanklich
Ziel der Übung: Bewältigung von unangenehmen Gefühlen wie Angst oder Nervosität
Themen der Übung: Atemübung, Bilaterale Stimulation, Selbstberuhigung
Benötigtes Material: nichts
Triggerpotenzial: null

Die folgende Übung stammt ursprünglich aus der EMDR-Therapie und wurde von Lucy Artigas und Ignacio Jarero im Jahr 1997 ins Leben gerufen. Diese Therapiemethode kann dir helfen, dich mittels bilateraler Stimulation selbst zu beruhigen. Du kannst diese Methode jederzeit und überall anwenden und sie auch nutzen, wenn du positive Erfahrungen und Glaubenssätze tiefer verankern möchtest. Was du dafür tun musst, ist, deine beiden Oberarme abwechselnd abzuklopfen, entweder mit der Handfläche oder mit den Fingerspitzen. Kreuze dabei beide Arme über der Brust, sodass deine linke Hand deinen rechten Oberarm berührt und umgekehrt. Achte darauf, dass du immer abwechselnd und dabei nicht zu stark, aber auch nicht zu sanft, auf deine Oberarme klopfst. Der Rhythmus des Klopfens spielt keine große Rolle. Wichtig ist, dass du dich wohl mit deinem gewählten Rhythmus fühlst. Mache diese Übung so lange, bis du dich besser fühlst und spürbar entspannter bist. Das Gute ist: Du kannst diese Übung auch vorbeugend anwenden, wenn du kurz davorstehst, einer angsteinflößenden Situation zu begegnen, z. B. einem Arztbesuch, vor dem du dich fürchtest.

Aber warum kann diese einfache Übung so eine positive Wirkung erzielen? Mittels des abwechselnden Klopfens werden beide deiner Gehirnhälften stimuliert. Das passiert übrigens auch, während du schläfst – um genauer zu sein während der REM-Schlaf-Phase, wenn sich deine Augen schnell hin und her bewegen. Durch die Stimulation beider Gehirnhälften werden Emotionen und Erlebtes verarbeitet. Das gilt sowohl für negative als auch für positive Emotionen.

Tresorübung

Art der Übung: hypnotisch, gedanklich
Ziel der Übung: Bewältigung von unangenehmen oder traumatischen Erinnerungen
Themen der Übung: Vergangenheit, Emotionen, Erinnerungen
Benötigtes Material: ein ruhiger Raum, wenn gewünscht Meditationsmusik
Triggerpotenzial: *

Diese Übung wird üblicherweise bei Traumapatienten und -patientinnen angewandt, kann aber auch eine unterstützende Strategie für dich darstellen. Bei der Tresorübung handelt es sich um eine Imaginationsübung, die innerhalb kürzester Zeit und an vielen Orten durchgeführt werden kann. Du führst diese Übung am besten durch, wenn du von unangenehmen Erinnerungen überwältigt bist. Ich würde dir allerdings empfehlen, ein paar Mal zu üben, damit du ein Gefühl für den Ablauf bekommst und nicht im Buch nachschauen musst, wie die nächsten Schritte lauten.

Schließe die Augen. Achte bewusst auf deine Atmung und nimm ein paar tiefe Atemzüge, bevor du mit der Übung beginnst. Stelle dir bitte einen Tresor vor deinem geistigen Auge vor. Ist dein Tresor groß und breit? Oder doch eher klein und handlich? Ganz egal, wie du dir deinen Tresor vorstellst, wichtig ist, dass er für dich einen sicheren Verwahrungsort darstellt, in den du alle Gedanken, Bilder, Erinnerungen, die sich aufdrängen wollen, hineingeben kannst. Wenn du das getan hast, kannst du deinen Tresor sicher verschließen. Hast du deinen Tresor mit einem Zahlenschloss verschossen? Vielleicht hast du dir aber auch einen klassischen Schlüssel vorgestellt. Vielleicht aber hast du auch einen ganz modernen Tresor, den du nur mit einem Kommando deiner Stimme öffnen kannst. Zusätzlich kannst du deinen Tresor an einen sicheren Ort bringen, zu dem nur du Zugang hast. Versuche dir möglichst detailliert vorzustellen, wie dein Tresor aussieht und an welchem Ort er steht. Welches Gefühl gibt dir dieser Ort? Ist es ein geschlossener Raum? Oder steht dein Tresor draußen auf einer großen Blumenwiese, zu der nur du Zutritt hast? Hier sind deiner Fantasie keine Grenzen gesetzt. Schaffe dir einen Tresor, vielleicht auch eine Kiste oder einen Schrank als sicheren Ort, an dem du bestimmte Gedanken und Erinnerungen in Form von Bildern (z. B. als Fotos) oder Filmen (z. B. als Kassette oder DVD) ablegen kannst, vor allem wenn diese sich ungewollt aufdrängen. Das Gute ist: Du kannst alles in diesen Tresor packen, was gerade zu aufwühlend für dich ist oder womit du dich im Moment einfach noch nicht beschäftigen möchtest. Wichtig ist, dass du diesen Dingen mit deiner inneren Stimme sagst, dass du sie nicht für immer wegpackst, sondern nur so lange, bis du dich bereit dafür fühlst, stark und stabil genug bist, um dich mit ihnen auseinanderzusetzen. Nach jedem Öffnen solltest du sicherstellen, dass du deinen Tresor auch wieder verschließt. Zusätzlich kannst du natürlich noch weitere Sicherungsmaßnahmen durchführen, um deinen Tresor noch fester zu verschließen.

Nun geht es den meisten Menschen so, dass die Erinnerungen oder unangenehmen Gefühle nach zwei bis drei Sekunden wieder auftauchen, nachdem sie im Tresor verschlossen wurden. Wenn es dir so geht, dann mach dir bitte keine Sorgen. Das ist völlig normal. Diese Übung braucht etwas Training. In diesem Fall ist es sinnvoll, die Gedanken oder Gefühle erneut im Tresor zu verschließen. Bei dieser Übung musst du wirklich geduldig sein. Ich bin mir sicher, dass es dir irgendwann gelingen wird. Letztendlich geht es bei dieser Übung ja nicht darum, Gedanken oder Erinnerungen zu unterdrücken oder für immer wegzusperren. Vielmehr geht es darum, dass du die Kontrolle darüber übernimmst, wann und wo du dich mit bestimmten Gedanken auseinandersetzen möchtest. Wiederhole die Übung mehrmals, bis es dir leichter gelingt, die Gedanken und Erinnerungen für eine längere Zeit wegzuschließen, ohne dass sie gleich wieder auftauchen. Wenn du das geschafft hast, kannst du die Übung in akuten Situationen anwenden und somit als hilfreiche Strategie nutzen.

Die Affektbrücke

Art der Übung: hypnotisch
Ziel der Übung: kontext- und stimulusabhängig früh geprägte, wenig entwickelte und dysfunktionale Ich-Zustände aktualisieren und ggf. pathologische Erlebens- und Verhaltensweisen nahelegen
Themen der Übung: Vergangenheit, Emotionen, Erinnerungen
Benötigtes Material: Meditationsmusik, eine Person des Vertrauens oder ein/e Therapeut/in
Triggerpotenzial: ***

Die folgende Übung stammt ursprünglich aus der Ego-State-Therapie von John und Helen Watkins und wird normalerweise für die Behandlung stark dissoziierter Patienten angewendet. In einer abgemilderten Form eignet sich diese Übung jedoch auch für andere psychische Störungen oder einfach für diejenigen, die versuchen, die Verbindung zwischen der eigenen Vergangenheit und einer aktuellen Problematik zu finden. Die Technik nutzt Erinnerungen und Trance-Zustände, um die mit der Problematik einhergehenden körperlichen und emotionalen Wahrnehmungen herauszufiltern.

Suche dir zu Beginn der Übung eine passende Musik aus, bei der du dich voll und ganz entspannen kannst. Bevor du mit der Meditation startest, solltest du dir eine aktuelle Situation aus deinem Leben aussuchen, die dich gerade mental beschäftigt. Schalte nun die Musik ein (sie sollte nicht zu laut, aber auch nicht zu leise sein) und setze dich aufrecht hin – am besten so, dass deine Füße den Boden berühren. Lausche dem Klang der Musik und nimm ein paar tiefe Atemzüge. Konzentriere dich darauf, wie deine Brust und dein Bauch sich auf und ab bewegen. Sobald du so weit bist, möchte ich, dass du deine Aufmerksamkeit auf deine aktuelle Problematik bewegst. Konzentriere dich dabei nicht auf einzelne Szenen aus der Situation, sondern vielmehr auf die körperlichen und emotionalen Anteile dieser Imagination. Wo im Körper spürst du das Problem? Spürst du es im Hals, weil du jemandem nicht sagen konntest, was du wirklich denkst? Oder spürst du, wie dir etwas schwer im Magen liegt oder wie du eine schwere Last auf deinen Schultern trägst? Bleibt das unangenehme Gefühl in dieser Körperregion oder bewegt es sich? Wo hört es körperlich auf? Wo genau ist das Zentrum dieser Empfindung? Nimm dir einige Minuten Zeit, um dich voll und ganz auf deine körperlichen Empfindungen zu konzentrieren, bevor du zum nächsten Schritt übergehst. Stelle dir nun eine Brücke vor. Wie diese Brücke aussieht, ist völlig egal. Sie kann alt und klapprig sein und im Wind hin und her schwingen. Sie kann aber auch sehr robust und aus Stein gemeißelt sein. Die Brücke, die du dir vorstellst, ist jedoch keine gewöhnliche Brücke, denn diese Brücke besteht voll und ganz aus dem Gefühl, das du gerade empfindest. Du stehst nun am Beginn der Brücke. Der Beginn symbolisiert das Hier und Jetzt. Wenn du nach vorne schaust, siehst du in der Ferne das Ende der Brücke, das deine Vergangenheit symbolisiert. Das Ende ist aber nicht einfach nur deine gesamte Vergangenheit, sondern steht für etwas Bedeutsames, eine besondere Situation aus deiner Vergangenheit, mit deren Hilfe du etwas Wichtiges über dein aktuelles Thema oder deine aktuelle Problematik gelernt hast. Vielleicht ist es sogar die Situation, in der das Problem erstmals entstanden ist?

Beginne nun langsam über diese Brücke zu gehen. Zunächst bist du noch ganz nahe am Beginn der Brücke, im Hier und Jetzt. Je weiter du voranschreitest, desto näher kommst du deiner Vergangenheit. Nimm dir hierbei Zeit und gehe langsam über die Brücke. Nimm alles ganz bewusst wahr. Schließlich befindest du dich ganz in der Nähe der anderen Seite. Vielleicht gibt es auf dieser Brücke auch mehrere Gabelungen? Wenn ja, nimm die, auf die du neugierig bist.

Wo bist du nun angekommen? In welcher Situation deines Lebens stehst du? Um welches Jahr handelt es sich? In welcher Lebensphase befindest du dich gerade? Wer ist alles bei dir? Ist es nur dein jüngeres Selbst oder sind noch andere Personen anwesend? Gibt es eine Person, die aus irgendeinem Grund da sein sollte, aber nun fehlt?

Den weiteren Verlauf dieser Meditation kannst du individuell gestalten, je nachdem mit welcher Intention du dich in diese Meditation begibst. Zum Beispiel könntest du deinem jüngeren Selbst in einer bestimmten Situation raten, selbstbewusster zu reagieren oder dein jüngeres Selbst in das Hier und Jetzt führen und ihm zeigen, wie die Welt heute aussieht und was sich verändert hat.

Der Gedanken-Mülleimer

Art der Übung: gedanklich
Ziel der Übung: Grübeln stoppen
Themen der Übung: Vergangenheit, Emotionen, aufdringliche Gedanken
Benötigtes Material: ein Blatt Papier oder Notizbuch, ein Stift
Triggerpotenzial: null

Wenn du ein Mensch bist, der zum Grübeln neigt oder dich Gedankenkreise nachts wachhalten, kann dir diese Übung helfen, deinem Kopf mehr Freiraum zu geben.

Setze dir zunächst einen Timer auf deinem Handy zwischen 5 und 15 Minuten. Ist dir bereits ein erster Gedanke eingefallen? Sehr gut! Starte nun deinen Timer. Nimm jetzt dein Blatt Papier oder Notizbuch und einen Stift zur Hand und schreibe alles auf, was dich gerade beschäftigt. Es ist egal, ob es Dinge sind, die bereits geschehen sind oder Dinge, die erst in Zukunft geschehen werden. Wie du deine Gedanken aufschreibst, ist auch ganz dir überlassen. Du kannst in Stichpunkten oder in ganzen Sätzen schreiben. Achte dabei nicht auf Rechtschreibung, Grammatik oder Zeichensetzung. Das spielt bei dieser Übung überhaupt keine Rolle. Lass also deinen inneren Perfektionisten mal eine Pause machen. Wichtig ist nur, dass du dir vorstellst, dass deine Gedanken, nachdem du sie niedergeschrieben hast, aus deinem Kopf verschwinden. Sollten sich Gedanken wieder in deinen Kopf drängen, schreibe sie noch einmal auf. Höre erst auf zu schreiben, wenn dein Timer abgelaufen ist. Wenn du fertig bist, kannst du selbst entscheiden, ob du das Blatt Papier zerreißen, zerknüllen oder verbrennen willst. Schmeiß die Reste anschließend in den Mülleimer.

Anschließend würde ich dir empfehlen, eine Tätigkeit zu suchen, die dich auf andere Gedanken bringt. Gehe spazieren, schau einen Film oder mach ein kurzes Workout. Ganz egal, was du machst, wichtig ist nur, dass du dich nach der Übung mit etwas Anderem beschäftigst. Das wird dir helfen, gedanklich besser mit dem, was du gerade aufgeschrieben hast, abzuschließen.

Die Tour-de-Force-Übung

Art der Übung: körperlich
Ziel der Übung: aus dem Kampfmodus befreien, den Körper entspannen
Themen der Übung: Wut
Benötigtes Material: dein Körper, eine Wand
Triggerpotenzial: null

Die folgende Übung ist besonders wirksam für diejenigen, die sich häufig im Kampfmodus befinden, d. h. wütend werden, wenn jemand nicht sofort auf ihre Nachricht antwortet, sich angegriffen fühlen, wenn sie kritisiert werden oder dem Partner oder der Partnerin gleich mit der Trennung drohen, weil man ja »sowieso alles alleine schafft und auf niemanden angewiesen ist«. Die Übung ist also besonders gut für dich geeignet, wenn du jemand bist, der schnell wütend wird oder sich angegriffen fühlt. Dein Körper steckt im Kampfmodus fest und nimmt selbst da Bedrohungen wahr, wo objektiv gesehen gar keine sind. Somit schüttet dein Gehirn Adrenalin und Cortisol aus, das deinen Körper und deine Muskeln in eine Anspannung versetzt, sodass es sich für dich anfühlt, als würdest du gleich vor Wut platzen. Die Tour-de-Force-Übung geht wie folgt:

Stelle dich vor eine Wand und strecke dabei die Arme so aus, dass deine Handflächen auf der Wand liegen. Nutze nun die ganze Kraft aus deinem Körper und stemme dich gegen die Wand, so als würdest du versuchen, sie von dir weg zu schieben. Sei hier bitte vorsichtig, dass du dich nicht verletzt. Sobald du einen körperlichen Schmerz spürst, höre bitte sofort mit der Übung auf. Ansonsten kannst du für 10–15 Sekunden in dieser Position verharren. Lasse nun ruckartig von der Wand ab und schüttle deine Gliedmaßen einmal durch. Stelle dir dabei vor, dass du die Anspannung von dir abschüttelst. Spüre in dich hinein. Fühlst du dich entspannter? Hat die Wut nachgelassen? Wenn ja, dann kannst du die Übung beenden. Wenn nein, wiederhole die Übung, bis du deutlich spüren kannst, wie sich Entspannung einstellt.

Die Gedanken-S.T.O.P.-Technik

Vermutlich jeder von uns kennt diese Momente, in denen wir einfach nicht aufhören können, über eine bestimmte Sache zu grübeln. Teilweise beschäftigen wir uns so sehr mit dem Grübeln, dass wir alles andere ausblenden. Wenn sich deine Gedanken immer und immer wieder um ein und dieselbe Sache drehen, dann kann dir die Gedanken-S.T.O.P.-Technik vielleicht helfen. S.T.O.P. steht für:

- Stopp
- Tief ein- und ausatmen
- Orientierung im Raum
- Punkte setzen im Raum

Wenn du das nächste Mal merkst, dass du wieder zu grübeln beginnst, sage dir gedanklich STOPP. Du kannst es auch laut aussprechen. Danach solltest du dich zunächst auf deine Atmung konzentrieren. Bewusstes Ein- und Ausatmen reguliert dein sympathisches Nervensystem und kann dir helfen, dich zu beruhigen. Stelle dir nun gedanklich eine Figur vor. Das kann ein Kreis, ein Quadrat, ein Rechteck, ein Dreieck oder eine andere Figur sein. Stelle dir vor, dass du diese Figur vor dir siehst. Suche dir gedanklich im Raum Punkte, sodass sie genau die Form ergeben, die du dir vorstellen möchtest. Wandere nun mit deinen Augen alle Punkte dieser Figur ab. Bevor du zum nächsten Punkt übergehst, zähle bitte alle Dinge auf, die sich an einem Eckpunkt befinden. Diese Übung wird dir helfen, deine Aufmerksamkeit und Gedanken besser kontrollieren zu können und das Grübeln zu stoppen.

Übungen, die mich auf meiner Reise unterstützen

Für eine langfristige Besserung deiner Symptome ist es wichtig, dass du gut für dich selbst sorgst. Selfcare-Rituale nenne ich sie auch gern, sprich Übungen, die du nur für dich machst, um dich wohl in deinem Körper zu fühlen und deine Resilienz dauerhaft zu stärken. Die Übungen werden dir helfen, ein besseres Körpergefühl zu entwickeln, sodass du früher merkst, wann etwas zu viel wird, wann du vielleicht persönliche Grenzen überschreitest oder wann du ein Gefühl nicht siehst bzw. ein Bedürfnis nicht versorgst. In diesem letzten Kapitel gebe ich dir ein paar Werkzeuge an die Hand, die sich bereits für viele Menschen bewährt haben. Vielleicht scheinen einige dieser Übungen für dich auf den ersten Blick nichts Besonderes zu sein. Dennoch empfehle ich dir, wenigstens ein paar dieser Übungen in deinen Alltag zu integrieren. Ich verspreche dir, dass du die positive Wirkung zeitnah spüren wirst.

Drei-Minuten-Kurzmeditation

Die folgende Meditation ist wahrscheinlich die einfachste Meditation, die du je gemacht hast oder machen wirst. Sie dauert – wie der Name schon sagt – nur drei Minuten. Alles, was du dafür brauchst, ist Stille. Das Gute an dieser Meditation ist, dass du sie zu jeder Tageszeit durchführen kannst. Ich mache sie gern morgens (wenn ich mal früher wach bin als mein Sohn) oder abends, wenn mein Sohn schon schläft. Wichtig ist, dass du wirklich deine Ruhe hast und dich an einem Ort befindest, an dem du dich nicht nur sicher fühlst, sondern der dir auch die Möglichkeit gibt, dich voll und ganz auf dich und deinen Körper zu konzentrieren. Stelle dir einen Wecker auf drei Minuten und setze dich entspannt hin. Schließe nun deine Augen und nimm drei tiefe Atemzüge. Wenn du möchtest, kannst du zusätzlich noch entspannende Musik anmachen. Bringe deine Aufmerksamkeit nun auf deinen Körper und nimm bewusst wahr, was er dir sagen möchte. Versuche dabei nicht, irgendetwas zu erwarten oder eine bestimmte körperliche Reaktion zu erzwingen. Vielleicht wirst du am Anfang auch gar nichts merken. Wiederhole die Übung am besten jeden Tag und du wirst merken, dass du mit jedem Mal ein besseres Gefühl für dich und deine Bedürfnisse bekommst.

Gefühle im Luftballon

Die folgende Übung kannst du gut am Abend oder vor dem Zubettgehen machen. Wenn du ein Mensch bist, der zum

Grübeln neigt, dann mache diese Übung am besten nicht direkt vorm Schlafengehen. Stattdessen könntest du die vorherige Übung einsetzen, um deinen Geist abzuschalten und den Tag ruhig ausklingen zu lassen. Ansonsten empfehle ich dir diese Übung, wenn du einen anstrengenden Tag hattest und dich nach wie vor noch viele Gedanken und Geschehnisse beschäftigen. Ähnlich wie in der vorherigen Übung ist es wichtig, dass du dir Zeit nimmst, um zur Ruhe zu kommen. Nimm ein paar tiefe Atemzüge. Spüre in dich hinein. Was hat dich heute sehr beschäftigt? Warum hat es dich so beschäftigt? Gibt es ein oder mehrere Gefühle, die jetzt noch nachklingen? Wenn ja, nimm sie bewusst wahr und lass sie zu. Frage dich bei dieser Übung, was du brauchst, wonach du dich sehnst. Vielleicht ist es Sicherheit oder Trost? Vielleicht ist es eine Aufmunterung oder ein Gespräch mit einer Person deines Vertrauens? Stelle dir nun vor, wie du deine Gefühle in einen Luftballon steckst und ihn aufpustet. Wenn du bereit dazu bist, kannst du deinen Luftballon gedanklich zubinden und ihn mitsamt deinen Gefühlen hochsteigen lassen. Schau nach oben und stell dir vor, wie der Ballon weiter und weiter in die Luft steigt und immer kleiner wird. Nimm wahr, wie du nun deine Gefühle leichter loslassen kannst. Vielleicht wirst du sofort merken, dass sich ein Gefühl der Leichtigkeit einstellt. Häufig kommen unsere Gefühle im Laufe des Tages zu kurz, indem wir sie unterdrücken oder ignorieren. Auf Dauer kann das schädlich für unsere mentale Gesundheit sein und Stress sowie plötzliche Wutausbrüche begünstigen. Aus diesem Grund ist diese Übung äußert hilfreich, um unterdrückte oder nachklingende Gefühle bewusst wahrzunehmen und deine Achtsamkeit zu trainieren.

SOS-Atemübung bei Panik und Angst

Da Angst und Panik seit vielen Jahren Begleiter meines Lebens sind und ich weiß, dass viele von meinen Lesern und Leserinnen auch davon betroffen sind, war es mir wichtig, eine Atemübung aufzuzeigen, die mir während meiner Panikattacken sehr geholfen hat. Das Ding bei Panikattacken ist, dass unser Körper in eine extreme Anspannung verfällt. Alles verkrampft sich – unsere Muskeln spannen sich an, unsere Puls- und Atemfrequenz schießen nach oben und wir werden von Stresshormonen überschwemmt. Aus diesem Grund ist es umso wichtiger, dass wir unserem Körper in Momenten der Anspannung eine Möglichkeit geben, sich zu entspannen, denn Entspannung und Anspannung können nicht gleichzeitig auftreten. Wenn du unter einer Angst- oder Panikstörung leidest, empfehle ich dir, für ausreichend Entspannung in deinem Alltag zu sorgen, z. B. durch Yoga, Entspannungsbäder, Meditationen, Atemübungen und ausreichend Schlaf. Koffein, Nikotin und Alkohol solltest du, wenn möglich, meiden oder wenigstens reduzieren.

Wenn du merkst, dass sich eine Panikattacke oder Angst anbahnt, dann warte nicht zu lange, bis die Symptome noch schlimmer werden. Fang am besten sofort mit der Übung an, wenn du die ersten Symptome spürst. Zuallererst möchte ich, dass du dich auf deine Atmung konzentrierst. Atme durch deine Nase ein und zähle dabei bis 4. Atme danach langsam und bewusst durch den Mund aus und zähle dabei bis 7. Währenddessen kannst du die bilaterale Stimulation anwenden (diese Übung findest du im Kapitel »Mein Notfallkoffer« unter »Die Schmetterlingsumarmung«).

Als kleinen Zusatz kannst du währenddessen ein Pfefferminzbonbon lutschen oder Kaugummi kauen. Konzentriere dich auf den Geschmack und die Frische, die sich in deinem Mund breit macht. Ein Bonbon oder Kaugummi mit Pfefferminzgeschmack kann dir helfen, dich von aufdringlichen Angstgedanken abzulenken und Übelkeit zu reduzieren.

Notiz an mich: Ich liebe mich

Selbstfürsorge und Selbstliebe zu praktizieren, sich so anzunehmen und zu lieben, wie man ist, ist manchmal gar nicht so einfach. Gerade dann, wenn wir mit schädlichen Glaubenssätzen aufgewachsen sind und unser Alltag geprägt ist von negativen Gedanken und Ängsten, wird es noch schwieriger, positiv zu bleiben und seine Ziele zu verfolgen. Die folgende Übung kann dir helfen, deine schädlichen Überzeugungen über dich als Person aufzulösen und neuen, positiven Glaubenssätzen und Überzeugungen die Möglichkeit geben, in dein Unterbewusstsein zu gelangen.

Nimm dir ein paar kleine Klebezettel zur Hand und schreibe auf jeden Zettel eine positive Affirmation oder einen Glaubenssatz. Wichtig ist, dass das, was du aufschreibst, zu dem Thema passt, das dich gerade besonders beschäftigt. Vielleicht findest du dich manchmal in Situationen wieder, in denen du dich selbst für etwas, was du in der Vergangenheit getan hast, verurteilst oder kritisierst. Du sagst dir dann Dinge wie: »Wie konnte ich nur so dumm sein?« oder »Warum bist du so schwach?«. Du kannst nun die Möglichkeit nutzen, mit den kritisierenden Selbstgesprächen Schluss zu machen und ab sofort liebevoll mit dir umzugehen. Schreibe zum Beispiel etwas wie »Ich darf auch schwach sein.«, wenn du die schwache Seite in dir ablehnst. Oder schreibe etwas wie »Ich darf auch Fehler machen. Fehler machen mich menschlich.«, wenn du zum Perfektionismus neigst. Wenn du fertig bist, verteile die Klebezettel überall dort in deiner Wohnung oder in deinem Haus, wo du dich oft aufhältst. Jedes Mal, wenn du an einem Zettel vorbeiläufst, kannst du ihn laut oder gedanklich vorlesen und verinnerlichst somit das Geschriebene.

Bye-bye Angst und Panik, Hallo Leben – Den Scheinwerfer bewusst ausrichten

In der Hochphase meiner Panikattacken habe ich einen großen Fehler gemacht: Ich habe meinen Fokus immer auf körperliche Empfindungen gelegt. Ist das etwa ein Grummeln im Magen? Mein Bauch fühlt sich komisch an. Vielleicht sollte ich lieber schnell eine Toilette aufsuchen (nur um sicherzugehen)? War mein Essen zu fettig? Vertrage ich das überhaupt? Was ist, wenn ich Durchfall bekomme – oder noch schlimmer – mein Endgegner, der Magen-Darm-Virus, an die Tür klopft und ich mich übergeben muss? Und was ist, wenn mir das in der Öffentlichkeit passiert? Was sollen die Leute von mir denken? Solche Gedanken haben mich viele Jahre begleitet und vor allem in meiner Hochphase waren meine Tage gefüllt mit solchen angstmachenden Gedanken. Und du kannst dir wahrscheinlich denken, was passiert ist, als ich mich immer weiter in dieses Gedankenkarussell begeben habe. Richtig – die nächste Panikattacke war wieder da.

Das ist eine typische Verhaltensweise, die Menschen zeigen, wenn sie unter Panikattacken leiden. Sie beobachten ihren Körper intensiv und legen ihren Fokus auf die kleinsten körperlichen Empfindungen, die auf eine Panikattacke hindeuten könnten. Das Problem hierbei ist: Die Körpersignale, die Panik- und Angstpatienten angstvoll bewerten, sind in den allermeisten Fällen völlig normale Körperempfindungen. Durchfall muss nicht automatisch bedeuten, dass man sich auch übergeben muss. Ein Grummeln im Magen muss nicht automatisch bedeuten, dass man sein Essen nicht vertragen hat. Vielleicht hast du es selbst schon mal erlebt. Alles, worauf wir unseren Fokus legen, wird stärker. Und dazu gehören auch körperliche Empfindungen. Wenn wir etwas in unserem Körper spüren, das wir nicht richtig einordnen können und diese Empfindung mit angstmachenden Gedanken füttern, schalten wir die Angstzentrale in unserem Gehirn ein, konzentrieren uns noch stärker auf diese eine Körperregion und verursachen damit nicht nur, dass unsere Angst stärker wird, sondern auch das körperliche Empfinden, das Unbehagen verursacht. Es ist also so, als würdest du einen Scheinwerfer auf deinen Körper richten und ihn immer angeschaltet lassen – just in case. Wie kannst du also deinen

Scheinwerfer weg von deinem Körper richten und das Licht auf das strahlen lassen, was dir Freude bereitet?

Zunächst einmal solltest du deine körperlichen Symptome von einem Arzt oder einer Ärztin durchchecken lassen und sichergehen, dass keine physische Ursache für deine Empfindungen vorliegt. Der nächste Schritt liegt darin, dir bewusst zu machen, dass du aufgrund deiner Angst nicht in der Lage bist (zumindest im Moment), deine Körperempfindungen neutral und objektiv zu bewerten. Mach dir also klar, dass es deine Angst ist, die deine Körperempfindungen als bedrohlich einstuft. Wenn du dir dieser Denkweise bewusst wirst, kannst du wie folgt vorgehen:

- *Schritt 1:* Nimm das Körpersignal wahr. Bewerte es nicht. Bleibe neutral. Hier könntest du dir so etwas sagen wie: »Ich spüre ein Grummeln im Magen.«
- *Schritt 2:* Versuche, das Körpersignal einzuordnen als ein Empfinden, welches jeder mal hat und das nur stärken werden wird, wenn du es weiter mit deinen Angstgedanken fütterst. Sage dir: »Dieses Körpersignal gehört zu meiner Angst.« Schaffe eine bewusste Abgrenzung.
- *Schritt 3:* Wenn du merkst, dass deine Angstgedanken dennoch durchdringen, sage dir: »Meine Angst hat eine eigene Sicht auf die Situation. Diese Sicht muss aber nicht der Wahrheit entsprechen.«
- *Schritt 4:* Jedes Körpersignal kommt und geht irgendwann wieder. Mach dir dies bewusst.
- *Schritt 5:* Richte den Scheinwerfer auf etwas, was dir Freude bringt. Mach dir noch einmal klar, dass deine körperlichen Symptome nur stärker werden können, wenn du das Scheinwerferlicht weiterhin darauf richtest. Lege den Fokus also auf etwas außerhalb deines Körpers. Sage dir: »Ich spüre zwar dieses Körpersignal, muss mich jetzt aber nicht damit beschäftigen. Ich

mach jetzt lieber etwas anderes (Haushalt, Sport, spiele mit meinem Kind ...).«

Indem du den Fokus, also deinen Scheinwerfer, umlenkst, passieren zwei magische Dinge. Zum einen wirst du lernen, Körperempfindungen neutral und wertfrei wahrzunehmen als das, was sie sind – körperliche Empfindungen und mehr nicht. Zum anderen nimmst du eine klare Haltung dazu ein. Du lernst, dich nicht mehr weiter mit deinen Körperempfindungen zu beschäftigen, sondern dich bewusst mit etwas anderem auseinanderzusetzen, obwohl das Körpersignal noch da ist. Somit leugnest oder verdrängst du keine Empfindungen, sondern nimmst sie wahr, ordnest sie neutral ein und lenkst dann dein Scheinwerferlicht bewusst auf etwas anderes. Sei nicht entmutigt, wenn diese Vorgehensweise nicht sofort klappt. Sich von Angstgedanken zu befreien und den Fokus auf etwas anderes zu legen, braucht sehr viel Übung und Durchhaltevermögen. Ich kann dir aber versprechen, dass das der beste »Trick« ist, der mir bis dato viele Panikattacken erspart hat.

Pass auf, was du in deinen Garten pflanzt

Das menschliche Gehirn arbeitet stets ressourcenorientiert, damit es möglichst wenig Ressourcen verbraucht. Das bedeutet, dass es dich am liebsten die Wege lang führt, die du bereits kennst. Denn wie du bereits weißt, fühlt sich alles, was du bereits kennst, vertraulich und sicher an. Aus diesem Grund fällt es dir auch so leicht, dich in Angst- und Grübelgedanken zu stürzen, dich sogar richtig reinzusteigern und deinem Kopfkino über den Ausgang des Horrorszenarios die Entscheidung zu überlassen. Wenn dir das bekannt vorkommt, dann ist das ein Zeichen dafür, dass du dich auf Trampelpfaden durch dein Gehirn begibst, die zwar vertraut sind, aber langfristig großen Schaden anrichten, weil du dabei nicht bemerkst, wie du all die schönen Blumen auf dem Weg zertrampelst. Um deinem Gehirn (oder Garten) ein Makeover zu geben, ist es wichtig, dass du wieder zu dir findest. Folgende Fragen können dir dabei helfen:

- ♥ Welche Dinge gehören noch zu mir, wenn die Angst und Selbstzweifel nicht wären? Was macht mich eigentlich aus?
- ♥ Gab es Momente in meiner Vergangenheit, in denen ich weniger Angst gehabt habe? Wie hat sich das angefühlt? Was habe ich damals anders gemacht als heute?
- ♥ Wie sieht das Leben, das ich gern hätte, aus? Welche konkreten Ziele möchte ich im Leben erreichen?
- ♥ Wer möchte ich (wieder) werden?
- ♥ Kümmere ich mich ausreichend um mich und meine Bedürfnisse? Wenn ja, wie schaffe ich das? Wenn nein, warum schaffe ich es nicht? Was spricht eigentlich dagegen, mich um mich zu kümmern?
- ♥ Welche Gedanken möchte ich statt meiner Angstgedanken haben?
- ♥ Mit welchen Gedanken, die mir tatsächlich Freude bringen, beschäftige ich mich täglich?

Du kannst dir dein Gehirn wie einen wunderschönen Garten vorstellen. Und all die Synapsen, also Verbindungen, die dein Gehirn knüpft, sind wunderschöne Blumen. Wie diese Blumen aussehen oder welche Arten von Pflanzen es sind, ist ganz dir überlassen. Wenn du dich nicht ausreichend um deinen Garten kümmerst und immer weiter die Wege gehst, die du schon kennst, wirst du nicht nur die Blumen, die schon da sind, zertrampeln, sondern lässt zu, dass statt wunderschöner Blumen Unkraut in deinem Garten wächst. Wer einen schönen Garten haben möchte, muss ihn pflegen, gießen und düngen. Kommt jetzt noch Sonne (z. B. positive Gedanken oder Menschen, die du liebst) dazu, sind alle Voraussetzun-

überlassen, welche Blumen, sprich welche Gedanken du in deinem Garten pflanzen willst. Mach dir bewusst, was du tun musst, damit deine Blumen blühen und sei geduldig. Genauso wie Blumen Zeit brauchen, um zu wachsen, brauchen auch deine neuen Gedanken viel Liebe, Aufmerksamkeit und Durchhaltevermögen, damit dein Gehirn neue Verknüpfungen schafft. Vielleicht war dir gar nicht bewusst, wie viel Unkraut du bereits in deinem Leben gepflanzt hast, indem du dich nur auf das konzentriert hast, was du nicht hast, was dir nicht gelungen ist oder wovor du dich fürchtest. Nun ist es an der Zeit, deinen Garten umzupflanzen und einen neuen Nährboden für einen wunderschönen Garten zu schaffen.

Nun bist du am Ende des Buches angekommen. Wenn du es bis hierhin geschafft hast, kannst du extrem stolz auf dich sein. Und wenn du dazu noch die Übungen aus diesem Buch ausprobiert hast, kannst du dir selbst noch eine Medaille für deine harte Arbeit verleihen. Ich möchte mich von ganzem Herzen bei dir persönlich bedanken, dass du nicht nur mich und meine Arbeit unterstützt, sondern auch den Teufelskreis der transgenerationalen Weitergabe durchbrechen möchtest, um unsere nachfolgenden Generationen nachhaltig zum Positiven zu verändern. Du tust damit also nicht nur etwas für dich und deine Heilung, sondern auch für deine Kinder und alle Generationen, die unsere Zukunft sein werden. Danke für deinen Einsatz!

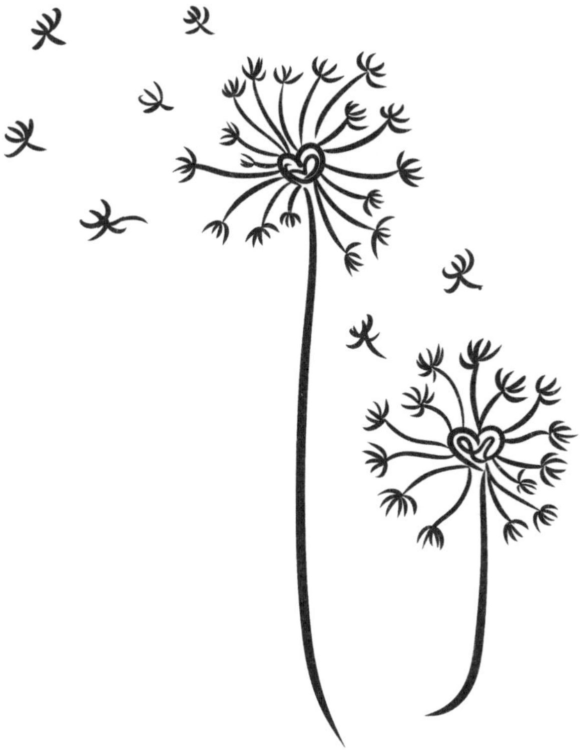

Anmerkungen

1 Solomon, Z. (2016). The Effect of Combat-relates Posttraumatic Stress Disorder on the Family. Psychiatry. 323–329.

2 Goodman, S. H., & Gotlib, I. H. (1999). Risk for psychopathology in the children of depressed mothers: A developmental model for understanding mechanisms of transmission. Psychological Review, 106 (3), 458–490. https://doi.org/10.1037/0033-295X.106.3.458

3 Van der Kolk, B. (2023). Das Trauma in dir – Wie der Körper den Schrecken festhält und wie wir heilen können. Ullstein: Berlin.

4 Loftus, Garry, and Feldman (1994). Journal of Consulting and Clinical Psychology, 62 (6), 1182–1186. https://doi.org/10.1037/0022-006X.62.6.1182

5 Williams, L. M. (1994). Recall of childhood trauma: A Prospective study of women's memories of child sexual abuse. Journal of consulting and clinical psychology, 62 (6): 1167–76.

6 Williams, L. M. (1995). Recovered Memories of Abuse in Women with Documented Child Sexual Victimization Histories. Journal of Traumatic Stress 8 (4): 649–73.

7 Van der Kolk, B. (2023). Das Trauma in dir – Wie der Körper den Schrecken festhält und wie wir heilen können. Ullstein: Berlin.

8 Solomon, R. J. (1980). The Opponent Process Theory of Acquired Motivation: The costs of pleasure and the benefits of pain. American Psychologist 35. 691–712.

9 Siehe FN 3.

10 Van der Kolk, B. (2023). Das Trauma in dir – Wie der Körper den Schrecken festhält und wie wir heilen können. Ullstein: Berlin.

11 Nazarkiewicz, K. & Bourquin, P. (2018). Einflüsse der Welt – individuelles Schicksal im kollektiven Kontext: Praxis der Systemaufstellung. Vandenhoeck & Ruprecht.

12 Lück, S. (2023). Vererbtes Schicksal – Wie wir belastende Familienmuster überwinden und unser wahres Potenzial befreien. Kailash Verlag: München.

13 Huizink, A. C. et al. (2003). Stress during pregnancy is associated with developmental outcome in infancy. Child Psychology and Psychiatry, (44) Issue 6: 810–818.

14 Glover, V. (2014). Maternal depression, anxiety and stress during pregnancy and child outcome; what needs to be done. Best Practice & Research Clinical Obstetrics & Gynecology, (28): Issue 1: 25–35.

15 Rutter, M. & Quinton, D. (2009). Parental psychiatric disorder: effects on children. Psychological Medicine: (14) Issue 4: 853–880. doi.10.1017/S0033291700019838.

16 Claudia Frank / Heinz Weiß (Hrsg.): Projektive Identifizierung. Ein Schlüsselkonzept der psychoanalytischen Therapie. Klett-Cotta, Stuttgart 2007, ISBN 978-3-608-94408-2.

17 Lück, S. (2023). Vererbtes Schicksal – Wie wir belastende Familienmuster überwinden und unser wahres Potenzial befreien. Kailash Verlag: München.

18 Hillebrand, D. (Urheber): Soziokulturelles Modell (Stand: März 2018). https://www.pschyrembel.de/Soziokulturelles%20Modell/P0227. [19. September 2023].

19 Kellermann, N. P. F. (2011). Geerbtes Trauma: Die Konzeptualisieren der Transgenerationalen Weitergabe von Traumata. Tel Aviver Jahrbuch für deutsche Geschichte 39: Göttingen: Wallstein. 137–160.

20 Lück, S. (2023). Vererbtes Schicksal – Wie wir belastende Familienmuster überwinden und unser wahres Potenzial befreien. Kailash Verlag: München.

21 Janet, P. (1889). L'automatisme psychologique. Paris: Felix Alcan.

22 Bradshaw, J. (1992). Das Kind in uns. Wie finde ich zu mir selbst. Droemersche Verlagsanstalt: München.

23 Main, M. & Hesse, E. (1990): Parents' unresolved traumatic experiences are related to infant disorganized attachment status. Is frightend and/or frigh tening parental behavior the linking mechanism? In M. T. Greenberg, D. Ciccetti & E. M. Cummings (Hrsg.), Attachment in the preschool years (pp. 161–182). Chicago: University Chicago Press.

24 Lück, S. (2023). Vererbtes Schicksal – Wie wir belastende Familienmuster überwinden und unser wahres Potenzial befreien. Kailash Verlag: München.

25 Dehner-Rau, C. & Reddemann, L. (2010). Gefühle besser verstehen: Wie sie entstehen – Was sie uns sagen – Wie sie uns stärken. Georg Thieme Verlag.

26 Firestone, R., Firestone, L. & Catlett, J., Conquer Your Critical Inner Voice. Oakland, 2007.

27 Chopich, E. & Paul, M. (2009). Aussöhnung mit dem inneren Kind. Ullstein-Taschenbuch; Markus, H., Nurius, P. (1986): Possible selves. In: American Psychologist, Band 41, Heft 9, S. 955.

28 Chopich, E. & Paul, M. (2009). Aussöhnung mit dem inneren Kind. Ullstein-Taschenbuch.

29 Chopich, E. & Paul, M. (2009). Aussöhnung mit dem inneren Kind. Ullstein-Taschenbuch.

30 Lück, S. (2023). Vererbtes Schicksal – Wie wir belastende Familienmuster überwinden und unser wahres Potenzial befreien. Kailash Verlag: München.

31 Beutel, S., Hinz, R. (2008): Schulanfang im Wandel: Selbstkonzepte der Kinder als pädagogische Aufgabe. Berlin: Lit, S. 37.

32 Hakemulder, F. (2000). The Moral Laboratory: Experiments examining the effects of reading literature on social perception and moral self-concept. Philadelphia: John Benjamins Publishing Company, S. 84–85.

33 Markus, H., Nurius, P. (1986). Possible selves. In: American Psychologist, Band 41, Heft 9, S. 954–969.

34 Siehe Endnoten 32 und 33.

gen für einen traumhaften Garten erfüllt. Es bleibt also dir

35 Horn, A., et al. (2013). The structural-functional connectome and the default mode network of the human brain. NeuroImage. doi.10.1016/j.neuroimage.2013.09.069

36 LePera, N. (2023). Heile dich selbst – Warum auch kleinste seelische Verletzungen große Folgen haben – und wie du dich davon befreien kannst – Traumaheilung mit The Holistic Psychologist. Penguin Random House Verlagsgruppe: München.

37 Kast, V. (2023). Vom Sinn der Angst. Wie Ängste sich festsetzen und wie sie sich verwandeln lassen. Verlag Herder (spektrum): Berlin.

38 Ebenda.

39 Conroy, Pat (1998). Die Herren der Insel. Lübbe.

40 Chopich, E. & Paul, M. (2009). Aussöhnung mit dem inneren Kind. Ullstein-Taschenbuch.

41 Reddemann, L. (2005). Psychodynamisch Imaginative Traumatherapie (3. überarbeitete Auflage). Klett-Cotta: Stuttgart.

42 Konrad, S. (2023). Nicht ohne meine Eltern. Wie gesunde Ablösung all unsere Beziehungen verbessert. Piper Verlag: München.

43 Betz, R. (2017). Jetzt reicht's mir aber! Der Weg durch Ärger und Wut zum Frieden mit dir und den anderen. Wilhelm Heyne Verlag: München.

44 Petzold, Hilarion (1993): Integrative Therapie. Modelle, Theorien und Methoden für eine schulenübergreifende Psychotherapie. Bände 1–3. Junfermann, Paderborn, S. 1120.

45 Konrad, S. Nicht ohne meine Eltern – Wie gesunde Ablösung all unsere Beziehungen verbessert, auch die zu unseren Eltern. Piper.

46 Toussaint et al. (2014). Forgiveness, Stress, and Health: a 5-Week Dynamic Parallel Process Study. Ann Behave Med. 2016, 50 (5): 727–735.

47 Enright, Robert D. (2006). Vergebung als Chance: Neuen Mut fürs Leben finden. Hogreve AG, Versmold.